Prof. Dr. Andreas Menke
Depression – wissen, was hilft

Prof. Dr. Andreas Menke

DEPRESSION – wissen, was hilft

Neueste Erkenntnisse und wirksame Therapien, um die Krankheit zu überwinden

Mit 24 Grafiken und Abbildungen

PIPER

Mehr über unsere Autorinnen, Autoren und Bücher:
www.piper.de

Die in der vorliegenden Arbeit verwendeten Personenbezeichnungen beziehen sich gleichermaßen auf weibliche, männliche und diverse Personen. Auf eine Doppelnennung oder gegenderte Bezeichnungen wird zugunsten einer besseren Lesbarkeit verzichtet.

Die Namen und Orte der Personen in den Fallbeispielen wurden aus persönlichkeitsrechtlichen Gründen verändert.

ISBN 978-3-492-07287-8
3. Auflage 2026

Georgenstraße 4, 80799 München, *www.piper.de*
Für einen direkten Kontakt und Fragen zum Produkt wenden Sie sich bitte an: *info@piper.de*
Satz: Tobias Wantzen, Bremen
Gesetzt aus der Calluna
Litho: Lorenz & Zeller, Inning am Ammersee
Druck und Bindung: GGP Media GmbH, Pößneck
Printed in Germany

Für meine Eltern Siegrun und Klaus

Inhalt

Vorwort

Wieso braucht es ein weiteres Buch über Depression? Gibt es nicht schon genug davon?, werden Sie sich vielleicht fragen. Während ich im November 2023 an diesem Buch schrieb, wurden die Suizidzahlen für 2022 veröffentlicht. Es war zu einem deutlichen Anstieg der Suizide in Deutschland gekommen, mit 10119 Toten sind es fast 10% mehr als im Jahr zuvor. Die Suizidrate war seit 1980, von 18451 ausgehend, stetig mit jeweils nur kleinen Rückschritten gesunken, seit damals gab es keinen so deutlichen Anstieg mehr. Der stetige Rückgang reflektierte die verbesserten Behandlungsoptionen, aber auch das gestiegene Bewusstsein um die Depression und die wachsende Entstigmatisierung der Depression und Suizidalität. Wieso haben wir aber jetzt diesen starken Anstieg der Suizidalität zu verzeichnen?

Wir waren schon sehr weit gekommen; viele bekannte Persönlichkeiten wie Wincent Weiss, Bruce Springsteen, Ed Sheeran, Katty Salié, Nora Tschirner, Kurt Krömer, Lewis Hamilton, Hazel Brugger, Sarah Connor, Stefanie Giesinger, Gesine Schwan, Clara Louise, Torsten Sträter und noch viele mehr haben über ihre Depression gesprochen. Aber offensichtlich reicht dies nicht. Es gibt immer noch eine Stigmatisierung. Immer noch werden Patienten mit einem Herzinfarkt anders behandelt als mit einer Depression.

Die Depression ist in gewisser Hinsicht wie ein zweischneidiges Schwert: auf der einen Seite die Krankheitsbelastung durch die Symptome, die ein normales Leben nahezu unmöglich macht, auf der anderen Seite die Stigmatisierung durch die Gesellschaft, die Vorurteile und Ängste, die Menschen mit einer Depression diskriminieren und von vielen Möglichkeiten des Lebens, seien es berufliche oder gesellschaftliche, ausschließen [1, 2].

Die Stigmatisierung führt sogar so weit, dass Behandlungsmöglichkeiten nicht ausreichend angeboten, zu spät aufgesucht oder gar nicht aufgesucht werden. Manche Behandlungsmöglichkeiten, wie zum Beispiel die Antidepressiva, werden ebenfalls stigmatisiert. Zudem werden wirksame Medikamente, die eine Krankheit in letzter Konsequenz sogar heilen können, von manchen regelrecht verteufelt. Bei Betablockern, die nach einem Herzinfarkt helfen, konnte man so eine Abneigung noch nie beobachten.

Manche Betroffene mit einer Depression vertrauen sich selbst ihren Nächsten nicht an, weil sie befürchten, von ihnen missverstanden zu werden. Ähnlich verhält es sich am Arbeitsplatz, kaum jemand möchte offen vor seinen Vorgesetzten oder seinen Kollegen über Depression sprechen. Ein Patient von mir, eine Führungskraft auf Direktorenebene in einem weltweit agierenden, allseits bekannten Konzern, zitierte seinen Vorstand: »Sagen Sie niemandem, dass Sie eine Depression haben. Erzählen Sie etwas von einer Kur, und nehmen Sie sich eine Auszeit …«

Nun frage ich Sie: Würden Sie nach einem Herzinfarkt zögern, Ihren Kollegen und Ihrem Vorgesetzten davon zu berichten? Wenn ja, warum? Da ist also wirklich noch einiges zu tun. Immerhin gibt es schon verschiedene, von der Weltgesundheitsorganisation (WHO) und auch von anderen initiierte Programme, um die Entstigmatisierung voranzubringen [3–5].

Was sind nun die Fakten? Etwa jeder Fünfte erleidet mindestens eine depressive Episode in seinem Leben. Wir gehen davon aus, dass in einem Jahr etwa 8,2% der erwachsenen Bevölkerung in Deutschland an einer Depression leiden, das

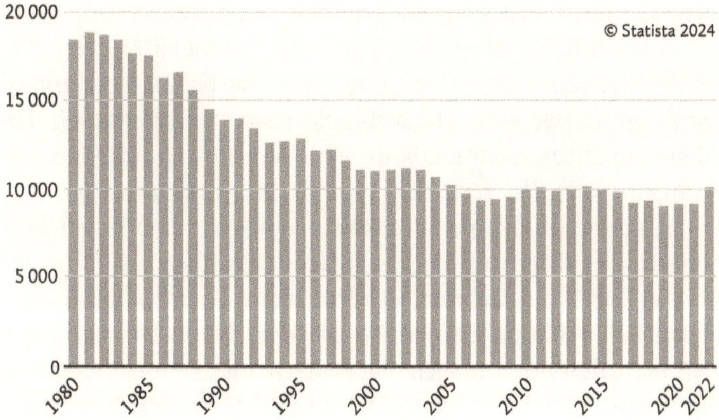

Anzahl der Suizide in Deutschland seit 1980 [6].

sind 5,3 Millionen Menschen [7, 8]. In dieser Zahl sind allerdings Kinder und Jugendliche sowie Menschen über 79 Jahre nicht berücksichtigt. Depression ist also eine Volkserkrankung, die wirklich jeden treffen kann, und stellt eine massive Belastung in allen Lebensbereichen dar.

Lange waren Herz-Kreislauf-Erkrankungen als Ursache für eine Frühberentung führend, dann wurden die medizinischen Behandlungsmöglichkeiten des Herz-Kreislauf-Systems immer besser, und so lösten Muskel-Skelett-Erkrankungen, also der klassische »Rücken«, die Herzerkrankungen ab. Mittlerweile ist mit die Depression 16,2% die führende Ursache bei Frühberentungen [9, 10]. Bei der Arbeitsunfähigkeit liegt sie zwar noch auf dem zweiten Platz, allerdings führt sie mit riesigem Abstand bei der Erkrankungsdauer je Fall mit durchschnittlich mehr als 39 Tagen [11, 12]. Und laut der Global-Burden-of-Disease-Studie ist Depression weltweit ebenfalls auf dem zweiten Platz, diesmal aber bezogen auf die gesunden Lebensjahre, die durch die Erkrankung verloren werden, also noch vor Herzinfarkten, Schlaganfällen oder Krebserkrankung [13].

Es gehen aber nicht nur Jahre an gesundem Leben, mit Teilnahme am gesellschaftlichen und beruflichen Leben, verloren, sondern auch Lebensjahre überhaupt. Die Sterblichkeit ist durch Suizide, aber auch durch die Entwicklung oder Verschlechterung von vielen anderen körperlichen Erkrankungen erhöht, wie etwa Herzerkrankungen, Schlaganfällen, Diabetes mellitus, das Metabolische Syndrom und Krebserkrankungen [14, 15]. Bei schweren psychischen Erkrankungen wie einer schweren Depression kostet es Betroffene möglicherweise mehr als zehn Jahre, die sie früher sterben [16].

Das durch die Depression verursachte Leid lässt sich aber eigentlich nicht in Zahlen ausdrücken. Der wirtschaftliche Schaden, den sie verursacht, lässt sich jedoch schon errechnen. In Europa, so schätzt man, sind etwa 30 Millionen Menschen von der Depression betroffen, was geschätzt 92 Milliarden Euro kostet [17]. Die Allianz-Versicherung hat in Zusammenarbeit mit dem Wirtschaftsinstitut RWI für das Jahr 2008 berechnet, welche Kosten genau durch die Depression entstehen. Dies sind zum einen die direkten Krankheitskosten, die für ambulante, teilstationäre und stationäre Behandlungen sowie medizinische Heil-, Präventions- und Rehabilitationsbehandlungen zu entrichten sind [18].

Es entstehen aber auch indirekte Kosten, insbesondere durch Präsentismus und Absentismus bei der Arbeit. Präsentismus ist ein Maß für das Arbeiten mit eingeschränkter Leistungsfähigkeit, zum Beispiel durch Konzentrations- und Merkfähigkeitsstörungen. Absentismus sind die Fehlzeiten, die typischerweise bei einer Depression mehrere Wochen bis Monate betragen können. Somit gehen dem Unternehmen das Wissen und die Kompetenz der Mitarbeitenden, zumindest für eine gewisse Dauer, verloren. Im Report der Allianz werden die direkten Krankheitskosten mit 5,2 Milliarden Euro angegeben, was sich zusammensetzt aus 1,8 Milliarden Euro für den ambulanten und 2,9 Milliarden für den stationären einschließlich teilstationären Bereich.

Die indirekten Kosten sind weit schwieriger zu berechnen, sie ergeben sich aus Mortalität und Morbidität, also aus der Sterblichkeit und den erkrankungsbedingten Folgen auf die

Arbeit, hier werden im Report der Allianz 1,3 Milliarden Euro angegeben. Weitere Komponenten der indirekten Kosten sind die Arbeitsunfähigkeit mit 1,6 Milliarden Euro, die Erwerbsunfähigkeit, also Frühberentung, mit 4,6 Milliarden Euro, und der Präsentismus lässt sich auf 9,3 Milliarden Euro schätzen, wenn man von einem Produktivitätsverlust von etwa 1,8 Stunden pro Tag ausgeht. Somit kam es im Jahr 2008 zu geschätzten Gesamtkosten von etwa 22 Milliarden Euro [18].

Lassen Sie mich ein paar weitere Zahlen hinzufügen. Die Stiftung Deutsche Depressionshilfe und Suizidprävention untersucht jährlich in einer repräsentativen Umfrage die Einstellungen und Erfahrungen zur Depression und zu deren Behandlungssituation in der erwachsenen Bevölkerung in Deutschland. Das Barometer Depression hat im Jahr 2022 ermittelt, dass im Durchschnitt 20 Monate vergehen, bis sich Menschen mit einer Depression Hilfe suchen [19].

Die Gründe liegen in der erkrankungsbedingten Antriebslosigkeit, aber auch in der Stigmatisierung durch die Gesellschaft und in den Versorgungsengpässen. Die Befragten gaben an, dass sie, wenn sie sich Hilfe gesucht hatten, etwa acht Wochen auf einen Termin beim Facharzt und etwa zehn Wochen auf ein psychotherapeutisches Erstgespräch warten mussten. Für dieses Erstgespräch mussten die Betroffenen durchschnittlich fünf Psychotherapeuten kontaktieren [19]. Nach dem Erstgespräch geht es aber leider weiter mit der Warterei. Die Bundespsychotherapeutenkammer hat sich die Abrechnungsdaten der Kassenärztlichen Bundesvereinigung angeschaut, daraus wurde offensichtlich, dass die durchschnittliche Wartezeit vom Erstgespräch bis zum Therapiebeginn im Jahr 2019 mehr als 20 Wochen betrug [20].

Stellen Sie sich vor, Sie sind massiv belastet durch Traurigkeit oder Gefühllosigkeit, durch Ängste, Unruhe und Anspannung, können sich nicht mehr konzentrieren und nicht mehr richtig schlafen. Und dann müssen Sie diese Wartezeit in Kauf nehmen, bis Sie Hilfe bekommen …

Wir sehen also, dass es leider immer noch eine gesellschaftliche Stigmatisierung gibt, sodass es Betroffenen nicht leichtfällt, sich Hilfe zu suchen und Hilfe zu bekommen. Ebenfalls sehen wir, dass es in ihrem unmittelbaren Umfeld zu Hause zu Schwierigkeiten kommt. Und leider sehen wir auch, dass die Suizidrate in Deutschland seit Langem wieder substanziell gestiegen ist. Daher denke ich, dass ein weiteres Buch zur Erkrankung Depression richtig und wichtig ist. Meiner Meinung nach kann es nicht genug Bücher über die Depression geben, von Experten, aber auch Betroffenen. Je mehr Erfahrungs- und Wissensaustausch stattfindet, umso mehr wird sich die Stigmatisierung reduzieren und der Zugang zur Behandlung aber auch die Behandlungsmöglichkeiten sich verbessern.

In diesem Buch werde ich – wie es dem Thema angemessen ist – auch belastende Aspekte wie Traumatisierungen oder suizidspezifische Momente beschreiben. Trotzdem werde ich in den einzelnen Kapiteln **keine Trigger-Warnungen** anzeigen. Warum nicht? In Studien wurde gezeigt, dass Trigger-Warnungen eben nicht die negativen emotionalen Konsequenzen abfangen oder vermindern konnten, auch kam es nicht zu einer Verbesserung der Bewältigungskompetenzen [21]. Somit seien Sie sich bitte bewusst, dass ich auch belastende Aspekte in einzelnen Kapiteln thematisieren werde, ohne dass dies davor angezeigt wird.

Eine weitere Anmerkung ist mir auch noch wichtig. Im Folgenden werde ich Ihnen von verschiedenen Patientinnen und Patienten berichten, um Ihnen ein möglichst umfängliches Bild der Depression vermitteln zu können. Alle Krankheitsgeschichten haben sich so ähnlich zugetragen, aber eben nur so ähnlich. Damit keine Rückschlüsse auf einzelne Personen gezogen werden können, sind die Krankheitsgeschichten grundsätzlich in einzelnen soziodemografischen Angaben verfremdet. Die Namen stimmen nie, aber auch Orts- oder Zeitangaben sowie manche Zusammenhänge entsprechen meistens nicht der wahren Krankheitsgeschichte. Somit ist es unmöglich, mit den Beschreibungen aus diesem Buch Rückschlüsse auf existierende Personen zu ziehen.

Bevor es nun losgeht, möchte ich Ihnen noch eine Frage stellen, die ich auch gerne den Zuhörern meiner Vorträge stelle. Wie viel Stress hatten Sie im letzten Jahr? Keinen, so mäßig viel oder richtig viel? Und wie haben Sie die Stressbelastung empfunden? Haben Sie sich Sorgen um Ihre Gesundheit gemacht? Bitte merken Sie sich Ihre Antwort, die Auflösung gibt es im Kapitel über die psychologische Verwundbarkeit …

Bin ich depressiv?

Warum interessieren Sie sich für dieses Buch über Depression? Machen Sie sich schon länger Sorgen über seltsame Gefühle, die Sie nicht verstehen können? Gefühle, die unangenehm sind und die Sie im Alltag einschränken und belasten? Oder fragen Sie sich, ob eine Freundin oder ein Familienmitglied eine Depression haben könnte?

Im Sprachgebrauch gehen wir sehr leichtfertig mit den Begriffen »Depression« oder »depressiv sein« um. »Heute bin ich deprimiert, gestern hat mein Verein verloren und ist in der Bundesliga abgestiegen«, hört man immer wieder; »Wenn ich diese Schuhe nicht bekomme, dann werde ich depressiv« oder »Das Wetter deprimiert mich heute« sind andere Beispiele. Aber all das hat nichts mit der psychischen Erkrankung Depression zu tun.

Die Symptomatik

Was also ist die Depression? Zugegeben, in manchen Fällen ist es nicht immer leicht zu unterscheiden, ob eine traurige Stimmung »normal« oder schon klinisch relevant ist. Stimmungsschwankungen gehören zum Leben dazu, sind sogar sehr wichtig für ein erfülltes Leben. Ohne Stimmungsschwankungen wäre es fad und eintönig. Wenn ich einen geliebten Menschen oder ein geliebtes Tier verliere, ist es völlig nachvollziehbar, dass ich traurig bin. Wenn ich mich lange auf eine bestimmte Aufgabe vorbereitet habe und diese dann nicht gelingt, ist es ebenso natürlich, dass ich enttäuscht und traurig bin. Das Ende einer wichtigen Beziehung führt auch üblicherweise zu Trauer und vielleicht sogar zu Verzweiflung. Dies zeigt aber nur, dass die jeweiligen Situationen mich berühren und eben nicht kaltlassen. Wer möchte nun festlegen, wie lange ich trauern darf, damit es noch »normal« ist? Schließlich ist der Trauerprozess hochindividuell, wir trauern unterschiedlich lange.

Es ist also nicht immer einfach zu entscheiden, ob ein Stimmungstief noch nachvollziehbar ist oder ob es sich schon um eine psychische Erkrankung handelt. Ein paar Merkmale können bei der Unterscheidung aber helfen:

- Mir geht es so schlecht, dass ich immer wieder in der Schule oder in der Arbeit fehle, und wenn ich nicht fehle, wollen mir die Aufgaben nicht richtig gelingen.
- Die Tätigkeiten des Alltags wie Einkaufen, Öffnen der Post, Kochen und Putzen führen zu Schwierigkeiten.
- Bei positiven Nachrichten kann ich mich nicht mehr freuen, auch nicht, wenn ich geliebte Menschen treffe.
- Ich hatte schon eine depressive Episode.
- Ich habe Verwandte, die schon eine depressive Episode hatten.

Es gibt auch Fragebögen, die bei dem Verdacht »Bin ich depressiv?« helfen können. Zum Beispiel eignet sich der »Patient Health Questionnaire (PHQ-9) dafür [siehe Tabelle 1 im Anhang]. Er enthält neun Fragen zu möglichen depressiven Symptomen, die mit jeweils 0 für »nicht vorhanden« bis 3 für »fast jeden Tag vorhanden« beantwortet werden müssen. Ab einem Punktwert von 10 geht man von einer relevanten depressiven Episode aus [22].

Manche stellen sich nun aber ganz andere Fragen: »Mir geht es schlecht, ich fühle mich furchtbar, aber es gibt keinen Grund dafür. Niemand ist gestorben, es besteht eine wunderbare Partnerschaft, auch Geld ist genug vorhanden, und doch fühlt sich alles sehr miserabel an. Darf ich dann überhaupt depressiv sein?« In dieser Konstellation tauchen häufig Schuldgefühle auf: »Anderen geht es doch so viel schlechter als mir ...« und »Ich müsste mich einfach mal zusammenreißen ...«. Tatsächlich sagen einem das manche: »Schau dich doch an, du hast doch alles, was du brauchst, schlaf doch mal aus, nimm mal Urlaub, und dann reiß dich bitte schön zusammen ...«

Wann aber ist nun die Diagnose zu stellen? Die Kriterien der Depression sind klar definiert. In Deutschland richten wir uns nach dem medizinischen Klassifikationssystem der Weltgesundheitsorganisation (World Health Organization, WHO), das »Internationale statistische Klassifikation der Krankheiten und verwandter Gesundheitsprobleme« genannt wird, oder auf Englisch »International Statistical Classification of Diseases and Related Health Problems«, abgekürzt ICD-10 für die derzeit noch gültige 10. Version [siehe auch Tabelle 1]. Mittlerweile wurde schon eine 11. Version veröffentlicht, also ICD-11, die aber in Deutschland noch nicht umgesetzt wurde [siehe Tabelle 2 im Anhang]. In wissenschaftlichen Studien wird neben der ICD-10 auch häufig das Manual der Amerikanischen Psychiatrischen Gesellschaft (American Psychiatric Association, APA) verwendet, das »Diagnostische und Statistische Manual psychischer Störungen«, auf Englisch »Diagnostic and Statistical Manual of Mental Disorders«, abgekürzt DSM-V [siehe Tabelle 3 im Anhang].

Aber egal, nach welchem Klassifikationssystem man sich richtet, im Zentrum der Erkrankung steht immer die niedergedrückte Stimmung. Das lateinische Wort für »niederdrücken«, *deprimere*, hat der Erkrankung ihren Namen gegeben. Dabei bestehen eine Herabgestimmtheit der Stimmung, eine Traurigkeit und nicht selten eine Verzweiflung. Auch kann die Freudfähigkeit deutlich eingeschränkt sein. Je nach Schweregrad kommt es zudem zu einer kompletten Anhedonie, also Freudlosigkeit. Patienten mit einer schweren Depression können sich z. B. nicht mehr über ein Treffen mit ihren Liebsten, Kindern, Enkeln oder Freunden freuen. Manche beklagen, dass sie gar nichts mehr fühlen, noch nicht einmal mehr Trauer. Sie fühlen sich innerlich leer, gleichgültig, empfinden sich als leeres oder welkes Blatt. Sie reagieren kaum noch auf die Umwelt.

Diese Gefühllosigkeit kennzeichnet eine noch ausgeprägtere Schwere der Depression, als wenn »nur« Traurigkeit besteht. Manche sind hingegen gar nicht traurig, sondern eher gereizt. Gerade bei Männern tritt häufig eine leichte Reizbarkeit und Dünnhäutigkeit auf. Auch das Interesse oder die Motivation, irgendetwas zu tun oder anzufangen, ist häufig reduziert oder sogar aufgehoben. Dies betrifft nicht nur Tätigkeiten, die landläufig ohnehin keine Freude machen, sondern tatsächlich auch angenehme Vorhaben wie Kinobesuche oder mit Freunden essen zu gehen.

Eine weitere Kernsymptomatik ist der reduzierte Antrieb. Depressive Patienten fühlen sich ausgelaugt, haben keine Kraft mehr. Alles, jede noch so kleinste Tätigkeit, kostet enorm viel Kraft, die Akkus sind leer. Je nach Schweregrad verlassen depressive Patienten ihre Wohnung oder ihr Haus nicht mehr, gehen nicht mehr arbeiten, nicht mehr einkaufen, können auch zu Hause keine Aufgabe mehr erledigen oder vernachlässigen sogar die Körperpflege.

Neben dieser Kernsymptomatik gibt es noch ein breites Spektrum an weiteren Symptomen und Beschwerden. Grundsätzlich sind die ersten Symptome häufig Konzentrations-, Merkfähigkeits- und Gedächtnisstörungen. Die Konzentration reicht nicht mehr, die Tageszeitung oder ein Buch zu lesen, einfache Dinge fallen einem nicht mehr ein, man vergisst, wo man das Auto abgestellt hat oder was man im Keller wollte. Während der Arbeit oder in der Schule häufen sich Fehler, es stellen sich immer größere Gedächtnislücken ein, Denken und Sprechen ist gehemmt, langsam und monoton. Häufig wird es einfach als eine Leere im Kopf beschrieben. Einige Patienten fürchten sogar, aufgrund der Schwere dieser kognitiven Defizite an einer Demenz erkrankt zu sein.

Das Denken an sich ist ebenfalls beeinträchtigt. Manchmal ist es verlangsamt, häufig besteht ein Grübeln und Kreisdenken. Wie in einem Karussell drehen sich die Gedanken immer wieder im Kreis, ohne dass sich dabei eine Klärung für irgendein Problem ergibt. Ganz im Gegenteil, häufig treten klassische depressive Denkfehler auf: Die Gedanken kreisen um das Nichtkönnen, Versagen, die eigene Unfähigkeit, es kommt zu einem Schwarz-Weiß-Sehen, zu einem Katastrophisieren, Generalisieren und stets negativen Bewertungen.

Aaron Beck, einer der bekanntesten Psychotherapeuten, der u. a. die kognitive Verhaltenstherapie prägte, hat die kognitive Theorie der Depression beschrieben [23]. Ein wichtiger Bestandteil seiner Theorie ist die kognitive Triade. Nach Beck ist nicht nur ein negatives Ereignis schuld an der Entwicklung an einer Depression, sondern vielmehr die persönliche Bewertung dieses Ereignisses. Bei depressiven Patienten ist die Bewertung oder die Sicht auf die Dinge meist negativ geprägt. Bestandteile der kognitiven Triade sind daher ein negatives Selbstbild, damit einhergehend ein negatives Weltbild und dann konsequenterweise auch eine negative Sicht auf die Zukunft. Die depressiven Patienten fühlen sich wertlos, mangelhaft, als Versager. Die Umwelt wird von ihnen gleichermaßen als negativ wahrgenommen, man fühlt sich nicht verstanden, ungerecht behandelt. Wenn das Selbstbild und das Weltbild schlecht sind, kann die Sicht auf die Zukunft kaum positiv ausfallen. Somit sind depressive Patienten meist hoffnungslos, sehen keinen Ausweg aus der misslichen Lage, kein Licht am Ende des Tunnels.

Zusammenfassend könnte man sagen, die Depression legt sich wie ein schwerer schwarzer Teppich über alles, färbt alles negativ ein. Grundsätzlich bewerten und denken depressive Patienten nicht anders als Menschen ohne Depression, allerdings ist der Schwerpunkt der Bewertung deutlich ins Negative verschoben. Negative Aspekte werden der eigenen Person und dem eigenen unzulänglichen Verhalten zugeschrieben, während positive Aspekte erst einmal nicht gesehen werden, und wenn doch, dann werden sie externen Faktoren oder dem Zufall zugeschrieben.

Gerade bei einer schweren Ausprägung der Depression kommt es manchmal zu Gedanken und Überzeugungen, die zwar unrealistisch sind, aber von den Patienten als richtig und gegeben wahrgenommen werden. Fachlich nennt man dies Wahnerleben. Schuld ist dabei ein sehr häufiges Thema. Die depressiven Patienten sind dabei überzeugt, an etwas oder auch an ihrer Erkrankung selbst schuld zu sein. Sie glauben – und das ist durch Außenstehende nicht korrigierbar –, dass sie Fehler gemacht, sich versündigt haben. Andere glauben, dass sie und ihre Familien verarmen werden; auch wenn es z. B. durch Kontoauszüge leicht belegbar ist, dass es sich um eine eklatante Fehleinschätzung handelt, halten die Patienten an dieser Überzeugung fest. Der nihilistische Wahn ist ein weiteres klassisches Wahnerleben, die Patienten sind fest davon überzeugt, minderwertig zu sein bzw. nicht zu existieren.

Viele Patienten mit einer Depression berichten von einer inneren Unruhe, einer Anspannung oder sogar inneren Getriebenheit. Dies kann besonders belastend sein, wenn auf der einen Seite der Antrieb fehlt, etwas zu tun, auf der anderen Seite aber diese innere Getriebenheit einen dazu auffordert. Das Ergebnis ist ein sehr quälendes Gefühl, aus dem sich Patienten kaum befreien können.

Neben dieser motorischen Unruhe gibt es noch weitere »körperliche« Veränderungen. Die meisten Patienten haben weniger oder gar keinen Appetit mehr, nichts schmeckt mehr, sie haben keine Kraft und keinen Antrieb zum Essen. Folglich nehmen viele Patienten an Gewicht ab. Es gibt aber auch depressive Patienten, die deutlich mehr Appetit haben. Sie verspüren einen Drang, immer mehr zu essen, ständig zu essen, und meist richtet sich dieser Appetit nicht gerade auf gesunde Nahrungsmittel wie Gemüse oder Obst, sondern eher auf zucker- oder fettreiche Nahrung. Diese Patienten nehmen dann nicht selten an Gewicht zu.

Die Betroffenen fühlen sich also unwohl, psychisch und körperlich, sind massiv belastet. Selbstwert und Selbstbewusstsein sind kaum noch vorhanden. Daher verwundert es nicht, dass auch das sexuelle Erleben verändert ist. Häufig berichten depressive Patienten von mangelnder Libido, sprich, sie haben keine Lust auf Sex. Außerdem fehlen der Antrieb und die Kraft dafür, sie wollen sich lieber zurückziehen. Wenn es dann doch zum Sex kommt, leiden männliche Patienten oft unter Erektions- und Ejakulationsstörungen, Patientinnen unter Lubrikationsstörungen und Schmerzen. Nun treten häufig auch Schuldgefühle gegenüber dem Partner oder der Partnerin auf, was die Patienten weiter belastet.

Bei den meisten Patienten beginnt die Depression mit den Konzentrations- und Merkfähigkeitsstörungen, wie oben beschrieben, aber auch mit Ein- und Durchschlafstörungen. Sie brauchen viel länger zum Einschlafen – wenn es früher 15–30 Minuten gedauert hat, brauchen viele nun 1–2 Stunden. Der Schlaf wird unruhiger, die Patienten wachen immer wieder auf, bis hin zum morgendlichen Früherwachen, z. B. um fünf Uhr, und können nicht mehr einschlafen. Aber ähnlich wie beim Appetit gibt es auch hier Patienten, die statt zu wenig zu viel schlafen. Sie sind immer müde, obwohl sie sogar zu viel schlafen, weit mehr als die gewünschten 7–8 Stunden.

Wie bereits erwähnt leiden viele depressive Patienten unter großen Selbstwertproblemen, sie fühlen sich wertlos, sind verzweifelt, hoffnungslos, glauben nicht, dass es wieder besser werden könnte. Sie fühlen sich als Belastung für ihre Umwelt, für ihre Angehörigen und Freunde. Manche haben auch unrealistische, wahnhafte Überzeugungen, dass sie schuld an etwas Schlimmem sind oder verarmen werden. Bei einer so schweren Ausprägung der Depression kommt es nicht selten zu einem Lebensüberdruss. Die Patienten sehen keinen Sinn mehr im Leben, wenn sie morgen nicht mehr aufwachen würden, wäre es in Ordnung für sie. Manche entwickeln dann Suizidgedanken, erst diffuse, dann konkrete. Manchmal entstehen daraufhin Pläne: Wie könnte es gehen, und wann wäre ein guter Zeitpunkt? Leider werden diese Suizidgedanken und Suizidpläne von manchen auch umgesetzt, und es kommt zu einem Suizidversuch bzw. einem Suizid. Suizidalität ist das gefährlichste Symptom der Erkrankung!

Patientin Manuela B., 21 Jahre

Manuela B. war eine meiner ersten Patientinnen. Sie hatte gerade in München mit ihrem Biologiestudium begonnen, davor hatte sie ein freiwilliges soziales Jahr in einem Altenheim absolviert. Sie hatte einen liebevollen Freund, mit dem sie schon drei Jahre zusammen war. Alles lief gut für sie, das Leben machte Spaß, und es schien ihr alles zu gelingen.

Aber irgendwann machte das Leben nicht mehr so viel Spaß. Sie konnte nicht sagen, was sich geändert hatte. Das Studium wurde schwieriger, sie konnte sich nicht mehr richtig auf den Lernstoff konzentrieren. In den Testaten machte sie Fehler, die sie vorher nicht gemacht hatte. Sie konnte nicht mehr richtig einschlafen, lag eineinhalb Stunden wach und dachte über den Tag nach. Sie grübelte, was sie hätte besser machen können.

Zunehmend ging es ihr schlechter. Sie schämte sich, weil ihre Leistungen im Studium immer schlechter wurden, obwohl sie jede freie Minute lernte. Sie wollte sich nicht mehr mit ihren Freundinnen treffen, zog sich zurück und erledigte nur noch das Notwendigste. Ihr Freund verstand sie nicht, er fragte immer, was los sei, aber sie konnte es ihm nicht sagen.

Schließlich hatte sie nicht mal mehr die Kraft, um an die Uni zu gehen, sie besuchte keine Vorlesungen mehr, wollte niemanden mehr sehen. Sie war sehr unruhig, sehr angespannt und innerlich getrieben. Zu Hause konnte sie nicht mehr einfach dasitzen und ein Buch lesen, sie musste immer aufstehen, sich bewegen, damit sie mit der Unruhe einigermaßen umgehen konnte. Sie war sehr verzweifelt, fühlte sich leer, konnte gar nichts mehr fühlen, alles war ihr gleichgültig. Wenn ihr Freund sie besuchte, kam kein Lächeln mehr über ihre Lippen. Sie konnte sich über-

haupt nicht erklären, was mit ihr los war. Noch nie zuvor hatte sie sich so gefühlt. Als ihre Eltern begannen, sich Sorgen zu machen, sagte sie immer nur, im Studium sei es gerade sehr stressig, das gehe bald wieder vorbei.

Doch irgendwann hatte sie keine Hoffnung mehr, dass es besser werden würde. Sie war der festen Überzeugung, dass sie verdammt sei und niemand ihr mehr helfen könne. Sie wollte nicht mehr leben, sie konnte es nicht mehr aushalten. Innerhalb weniger Tage fasste sie den Entschluss, sterben zu wollen. Sie nahm alle Tabletten, die sie in ihrer Wohnung finden konnte, und wartete ab.

Wenige Stunden später kam ihr Freund und fand sie schlafend in ihrer Wohnung. Weil er sie nicht gleich wecken konnte und die leeren Tablettenblister fand, rief er den Notarzt. Sie wurde ins Schwabinger Krankenhaus in München gebracht und in der inneren Nothilfe aufgenommen. Zum Glück hatten die Tabletten keinen größeren Schaden angerichtet, Manuela B. wurde schnell wieder wach. In dieser Nacht hatte ich Bereitschaftsdienst am Max-Planck-Institut für Psychiatrie. Wir versorgten das Schwabinger Krankenhaus konsiliarisch für psychiatrische Fragestellungen, daher wurde ich gerufen.

Manuela B. berichtete mir, wie es ihr die letzten Wochen gegangen war. Aufgrund ihrer Schilderungen war klar, dass sie eine schwere depressive Episode entwickelt und in diesem Rahmen versucht hatte, sich das Leben zu nehmen. Sie war erleichtert, dass ihr Suizidversuch nicht gelungen war, und einverstanden, im Max-Planck-Institut für Psychiatrie weiterbehandelt zu werden.

Nun ist aber Depression nicht gleich Depression. Tatsächlich gibt es mehrere Subtypen oder auch anders gesagt: unterschiedliche Ausprägungen.

Die unterschiedlichen Ausprägungen

Die melancholische Depression

Sie ist sozusagen der Klassiker, im Zentrum stehen eine Freudlosigkeit, niedergedrückte Stimmung und Antriebsverlust. Die Betroffenen können kaum noch schlafen, auch der Appetit hat sich vermindert. Viele haben ein Morgentief, was bedeutet, dass die Symptomatik morgens am schlimmsten ist und sich über den Tag etwas aufhellt. Im Wesentlichen entspricht das Bild der oben bereits beschriebenen Symptomatik.

Die atypische Depression

In manchen Teilen ist sie das Gegenteil der melancholischen Depression. Es kann eine gewisse Auslenkbarkeit bestehen, was bedeutet, dass Betroffene sich über positive Situationen kurz freuen können. Zentral ist zudem eine bleierne Schwere der Arme und Beine, eine erhöhte Empfindlichkeit auf Kritik oder Zurückweisung sowie eine Zunahme von Schlaf und Appetit.

Die agitierte Depression

Sie ist geprägt von einer ängstlichen Getriebenheit und einer Bewegungsunruhe. Betroffene können kaum stillsitzen, sondern müssen sich fast pausenlos bewegen. Auch ein unproduktives und hektisches Verhalten sowie ein ausgeprägtes Klagen und Jammern können das Bild bestimmen.

Die psychotische Depression

Dies ist die schwerste Ausprägung der Depression. Die Beschwerden sind meist die gleichen wie bei dem melancholischen Subtyp. Allerdings kommt es hier zu psychotischen Symptomen in Form von Wahnerleben. Ein Wahn ist eine Vorstellung oder ein Gedanke, der nicht der Wahrheit entspricht. Die Betroffenen sind aber unumstößlich von der Richtigkeit und Wahrheit überzeugt, auch das Vorlegen von Beweisen kann daran nichts ändern.

Typischerweise können bei der Depression ein Verarmungs-, Schuld-, hypochondrischer oder nihilistischer Wahn auftreten. Beim Verarmungswahn ist der Betroffene davon überzeugt, dass das Geld nicht mehr reichen wird, um den Lebensunterhalt zu bestreiten. Beim Schuldwahn besteht die Gewissheit, unermessliche Schuld auf sich geladen zu haben und nun bestraft werden zu müssen. Ein hypochondrischer Wahn kennzeichnet die Gewissheit, an einer Krankheit erkrankt zu sein und möglicherweise bald sterben zu müssen. Beim nihilistischen Wahn ist man der Überzeugung, dass man nicht mehr existiert und alles den Bach runtergeht, hier besteht eine komplette Hoffnungslosigkeit. In seltenen Fällen kann sich die psychotische Symptomatik auch in Form von Sinnestäuschungen/Halluzinationen zeigen. Dann hören die Betroffenen eine oder mehrere Stimmen, die ihnen Befehle geben, sie beschimpfen oder ihr Verhalten negativ kommentieren.

Bei diesem Depressionstyp gilt es zu beachten, dass von allen Subtypen das Suizidalitätsrisiko am höchsten ist. Liegt eine Depression mit Wahnerleben vor, sollte unbedingt eine fachärztliche Behandlung und am besten auch eine stationäre Aufnahme in eine psychiatrische Klinik in die Wege geleitet werden.

Patient Dr. Thomas B., 52 Jahre

Thomas war Zahnarzt und führte mit einem Kollegen eine Praxis auf dem Land. Sie wurden von ihren Patienten sehr geschätzt. Alle waren sehr zufrieden, die Behandlung war stets fachkundig, es gab keine Komplikationen, und beide Zahnärzte waren sehr nett, die Patienten fühlten sich gut aufgehoben und hatten volles Vertrauen. Dementsprechend lief die Praxis gut, und beide Teilhaber hatten keine finanziellen Sorgen.

Allerdings erlitt Thomas' Kollege einen Herzinfarkt, er wurde operiert, bekam zwei Bypässe und musste sich anschließend für mehrere Wochen in eine Rehabilitation begeben. Thomas führte die Praxis allein weiter. Anfänglich ging es gut, aber die Arbeit wurde immer mehr, und er hatte Probleme, alles allein zu schaffen. Erst konnte er sich bei seiner Arbeit nicht mehr gut konzentrieren, dann wurde sein Schlaf schlechter, und zuletzt stand er komplett neben sich. Er fühlte sich ausgebrannt, hatte keine Gefühle mehr, keine Kraft, keine Energie.

Außerdem war er der festen Überzeugung, dass er seine Patienten falsch behandelt habe, dass er bei seinen zahnärztlichen Eingriffen erhebliche Fehler gemacht habe, die zu großem Leid bei seinen Patienten geführt hätten. Allerdings entsprach diese Vorstellung nicht der Realität. Die Mitarbeiter der Praxis bestätigten, dass immer noch alle Patienten hochzufrieden waren, auch in der Zeit, in der Thomas die Praxis allein führte. Dies konnte er aber nicht glauben.

Seine Ehefrau schaffte es immerhin, ihn zu überzeugen, sich in einer psychiatrischen Klinik aufnehmen zu lassen. Eine psychotherapeutische Behandlung war aufgrund des Wahnerlebens nicht möglich, daher stand die Behandlung mit Medikamenten im Vordergrund. Nach etwa neun Wochen zeigte sich eine deutliche Besserung, Thomas konnte die Situation wieder richtig einschätzen, er wusste, dass er keine Fehler gemacht hatte, sondern nur überlastet war und eine Depression entwickelt hatte. Wir konnten ihn entlassen, und er begann eine ambulante Behandlung.

Die somatisierte Depression/larvierte Depression

Wie bislang gezeigt kann die Depression unterschiedliche Ausprägungen haben. Der Subtyp der somatisierten Depression ist sicherlich derjenige, der am spätesten als Depression erkannt wird. Hier stehen nämlich körperliche Beschwerden im Vordergrund. Patienten leiden zum Beispiel unter chronischen Kopfschmerzen, einem mit Spannungsgefühlen verbundenen Schmerz, der immer wieder auftritt. Folgt eine neurologische Abklärung einschließlich Kernspintomogramm des Gehirns, zeigt sich allerdings keine Auffälligkeit. Andere haben chronische Rückenschmerzen, gerade im Lendenbereich. Zunächst wird es auf mangelnde Bewegung, falsches Sitzen und zu wenig Stehen geschoben. Eine orthopädische Abklärung einschließlich Kernspintomogramm der Lendenwirbelsäule zeigt die üblichen altersentsprechenden Verschleißerscheinungen, aber keine Ursache für den Schmerz, insbesondere keinen Bandscheibenvorfall oder auch keine Spinalkanalstenose (Verengung im Wirbelkanal).

Bei anderen stellen sich immer wieder ein Engegefühl im Brustkorb ein, Schmerzen beim Atmen oder ein Globusgefühl im Hals. Andere beklagen chronische Magenschmerzen oder auch Unregelmäßigkeiten beim Stuhlgang. Auch hier zeigt eine differentialdiagnostische Abklärung mit einer Gastroskopie (Magenspiegelung) keinen pathologischen, also krankhaften Befund. Betroffene finden meist erst mit einiger Verspätung nach ein bis zwei Jahren den Weg zur fachärztlichen Behandlung in der Psychiatrie oder Psychosomatik. Diese Latenz ist natürlich verständlich; treten die oben genannten Beschwerden auf, sollten sie zunächst abgeklärt werden. Ohne organische/somatische Abklärung eine psychische Ursache anzunehmen, ist nicht ratsam.

Die Altersdepression

Bei Menschen ab dem 65. Lebensjahr werden Depressionen oft nicht erkannt. Symptome der Depression werden gerne dem natürlichen Alterungsprozess zugeschrieben, gerade Merkfähigkeits- und Konzentrationsstörungen, mangelnder Antrieb und Energie oder auch eine reduzierte Freudfähigkeit. Außerdem zeigt sich die Altersdepression häufig mit körperlichen Beschwerden, mit hypochondrischen Befürchtungen und diffusen Angstsymptomen. Die körperlichen Beschwerden wie z. B. Rückenschmerzen oder Ohrgeräusche (wie Tinnitus) werden stärker wahrgenommen und als unerträglich und bedrohlich empfunden. Die Gedächtnisstörungen sind mit der Angst verbunden, an einer Demenz erkrankt zu sein.

Die Diagnose wird auch erschwert durch eine Multimorbidität, also das Vorliegen mehrerer Erkrankungen einhergehend mit einer Polypharmazie: Ältere Menschen bekommen oft eine Vielzahl an unterschiedlichen Medikamenten, manche müssen bereits in der Frühe eine ganze Handvoll schlucken. Diese Medikamente können in Teilen auch die Nebenwirkungen haben, eine Depression auszulösen. Wichtig zu wissen ist ebenfalls, dass die Suizidalität bei älteren Menschen erhöht ist, gerade bei Männern. Einsamkeit, unzureichende soziale Anbindungen und keine sinnstiftende Tätigkeit sind weitere depressions- und suizidalitätsfördernde Faktoren. Auslöser sind häufig der Eintritt in das Rentenalter, der Auszug der Kinder oder der Tod des Partners.

Die saisonale affektive Störung

Fühlen Sie sich mit Beginn der dunklen Jahreszeit auch schlechter? Wird Ihre Stimmung so dunkel wie das Licht draußen? Möchten Sie am liebsten das Haus nicht mehr verlassen und sich zurückziehen? Bei der saisonalen affektiven

Störung folgt die Symptomatik einem jahreszeitlichen Muster mit Beginn im Herbst/Winter und Ende im Frühjahr.

Die Symptomatik ist gekennzeichnet durch ein erhöhtes Schlafbedürfnis mit gesteigertem Appetit und Gewichtszunahme, durch Energie- und Kraftmangel sowie eine reduzierte Stimmung. Die Symptomatik ist im Allgemeinen etwas leichter ausgeprägt als die anderen Subtypen. Eine Behandlungsmöglichkeit wäre, sich eine Finca auf Mallorca zu kaufen und Deutschland im Winter zu entfliehen. Allerdings würde dies von den meisten Krankenkassen nicht erstattet. Eine dagegen zugelassene Behandlungsmöglichkeit stellt die Lichttherapie dar. Diese beeinflusst den zirkadianen Rhythmus – bildlich gesprochen unsere innere Uhr, die unseren biologischen Rhythmus steuert – mit hellem fluoreszierendem Licht hoher Lichtstärke, die man in den frühen Morgenstunden anwenden sollte.

Die postpartale Depression – Wochenbettdepression

Bei vielen Müttern treten in den Stunden oder Tagen nach der Entbindung Stimmungsschwankungen, scheinbar grundloses Weinen oder ausgeprägte Erschöpfung auf. Diese als »Babyblues« bezeichnete Phase tritt bei 50–70% der Frauen nach der Entbindung auf, sie hat keinen Krankheitswert und klingt nach wenigen Tagen ohne Behandlung wieder ab. Bei etwa 10–15% der Frauen entwickelt sich aber Wochen bis Monate nach der Entbindung eine Depression.

Grundsätzlich unterscheidet sich die Symptomatik nicht von den bereits oben beschriebenen Symptomen. Allerdings zeigen sich bestimmte Besonderheiten. Betroffene haben Schwierigkeiten, Gefühle für ihr Kind zu entwickeln, sie glauben, es nicht zu schaffen, eine gute Mutter zu sein, haben Schuld- und Schamgefühle, übermäßige Angst um das Kind und leiden unter ausgeprägten Stimmungsschwankungen. Manche entwickeln sogar Zwangsgedanken, sie könnten das

Kind schädigen, was natürlich noch zu einer größeren Angst führt. Risikofaktoren für die Entwicklung einer postpartalen Depression können bereits frühere depressive Episoden sein, aber auch Probleme bei der Schwangerschaft oder eine komplizierte Geburt, mangelnde Unterstützung oder partnerschaftliche Probleme. Die hormonelle Umstellung nach der Geburt mit dem Östrogenabfall stellt einen weiteren wichtigen Faktor dar.

Eine unbehandelte postpartale Depression kann schwere Langzeitfolgen nicht nur für die Mutter, sondern auch für das Kind haben. Es ist mir wichtig zu betonen, dass eine postpartale Depression kein persönliches Versagen der jungen Mutter ist, dass sie keineswegs eine schlechte Mutter ist oder ihr Kind nicht liebt. Vielmehr ist eine professionelle Hilfe notwendig. Hier handelt es sich ebenfalls um eine Erkrankung, die gut behandelbar ist.

Die ängstliche Depression

Mit etwa 45–55% Auftreten ist die ängstliche Depression tatsächlich ein häufiger Subtyp, wird allerdings noch nicht als offizieller Subtyp geführt. Die ängstliche Depression ist gekennzeichnet durch eine schwerere Symptomatik [24], schlechteres Ansprechen auf die Behandlung [25, 26] und erhöhte Suizidalität [27].

Die Symptomatik wiederum ist gekennzeichnet durch eine erhöhte Ängstlichkeit bzw. vermehrtes Auftreten von Ängsten, aber auch von körperlichen Korrelaten von Angst, ihr als diagnostisch zugehörigen Befunden wie z. B. Herzklopfen, Diarrhoe oder Engegefühl im Brustkorb [25, 26, 28, 29]. An der psychiatrischen Universitätsklinik in Würzburg, an der ich früher tätig war, konnten wir zeigen, dass die ängstliche Depression auch maßgeblich von Kindheitstraumata beeinflusst wurde und in diesem Rahmen auch das Stress-Hormon-System prägte [28].

Depression bei Kindern

Können Kinder überhaupt depressiv werden? Diese Frage lässt sich leider ganz einfach beantworten: Ja, sie können. Zuletzt wurde dies in der Corona-Pandemie beobachtet, als immer mehr Kinder und Jugendliche depressiv wurden [30, 31]. Bei Vorschulkindern nimmt man eine Depressionsrate von etwa 1% an, im Schulalter sind dann bis zu 2–3% der Kinder betroffen. Bereits 3–10% der Jugendlichen zwischen 12 und 17 Jahren leiden unter einer Depression [32].

Bis zur Pubertät gibt es keine Geschlechtsunterschiede bei den Kindern, danach gleicht es sich dem Verhältnis der Erwachsenen an, sodass Mädchen ungefähr doppelt so häufig betroffen sind wie Jungen. Bei Kindern und Jugendlichen gibt es auch eine hohe Komorbidität, also das gleichzeitige Auftreten anderer psychischer Erkrankungen wie Angststörungen, Essstörungen, Störungen im Sozialverhalten oder die Aufmerksamkeitsdefizit-Hyperaktivitätsstörung (ADHS) [32].

Die Symptomatik bei Kindern und Jugendlichen unterscheidet sich von dem Erscheinungsbild im Erwachsenenalter. Im Vorschulalter bis sechs Jahre weinen die Kinder, sind leichter reizbar, stimmungslabil, haben vermehrt aggressive Durchbrüche. Manche ziehen sich zurück, sind eher passiv, wollen weniger spielen und haben eine verminderte Mimik und Gestik. Auch sind Ein- und Durchschlafstörungen sowie Essstörungen mit Gewichtsverlust zu beobachten. Die jüngeren Schulkinder im Alter bis zwölf Jahre sagen bereits, dass es ihnen nicht gut geht, dass sie traurig und antriebslos sind. Es können auch suizidale Gedanken auftreten, in der Schule zeigt sich häufig ein Leistungsabfall. Körperliche Beschwerden wie Bauch- oder Kopfschmerzen jeden Morgen vor der Schule sind auch keine Seltenheit.

Besonders in der Jugend sind einzelne depressive Symptome nur schwer von den alterstypischen Entwicklungsschwierigkeiten zu unterscheiden und werden daher häufig von Eltern, Lehrern und Ärzten übersehen. Stimmungsschwankungen im Rahmen von sozialen Konflikten oder schulischen Problemen gehören zur Entwicklung dazu, auch Lustlosigkeit, Überforderung oder Selbstzweifel sind häufig und müssen nicht sofort als krankhaft gewertet werden. Auch in diesem Alter kann ein Leistungsabfall in der Schule ein Zeichen für Depression sein, zusammen mit einem verlangsamten Denken, Apathie, Grübeln und Zukunftsängsten.

Grundsätzlich lässt sich beobachten, dass sich die Symptomatik mit zunehmendem Alter von eher körperlichen Symptomen wie Bauchschmerzen zu kognitiven wie Grübeln und Zukunftsangst verschiebt. Bei jüngeren Kindern sollte das Ess- und Spielverhalten beobachtet werden, bei älteren eher die schulischen Leistungen. Empfehlenswert ist dabei auch, alle Bezugspersonen im Elternhaus, in der Schule oder im Kindergarten mit einzubeziehen. An dieser Stelle ist es wichtig zu betonen, dass ein depressives Kind nicht aus bösem Willen die Eltern oder Lehrkräfte ärgern will oder faul ist und sich nicht für die Schule interessiert. Es ist vielmehr psychisch krank und braucht Hilfe.

Eine Depression des Kindes sagt erst einmal nichts über die elterlichen Fähigkeiten aus, daher ist es kein Grund, daran zu zweifeln. Vielmehr ist es ein Grund, professionelle Hilfe in Anspruch zu nehmen. Leider kommt es immer noch in manchen Familien zu einer Stigmatisierung von psychischen Erkrankungen, dies sollte aber auf keinen Fall einer professionellen Behandlung im Wege stehen.

Verlaufsformen

Wie lange dauert eine Depression? Typischerweise verlaufen Depressionen episodisch, die Krankheitsphasen sind zeitlich begrenzt. Eine Depression kann dabei abhängig vom Schweregrad auch ohne therapeutische Maßnahme wieder abklingen, eine durchschnittliche Erkrankungsdauer wird auf sechs bis acht Monate geschätzt [33]. Eine wirksame Behandlung ver-

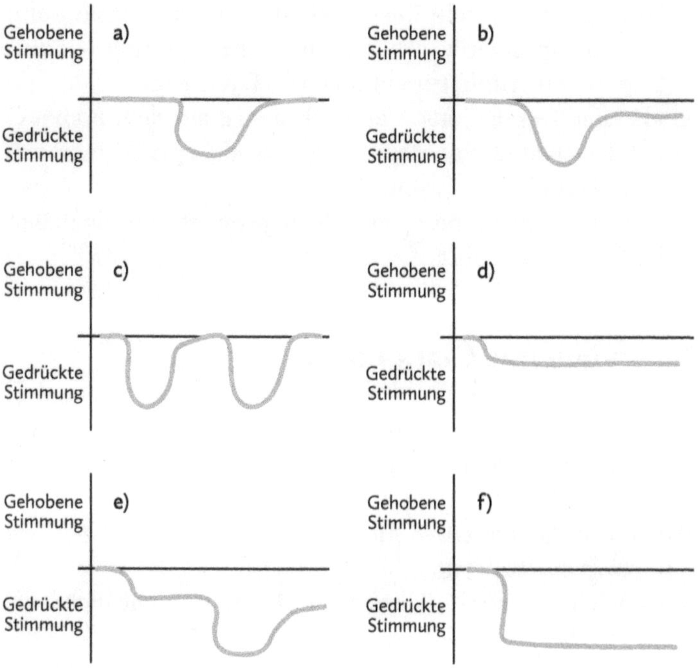

Verlaufsformen der Depression:
a) einzelne Episode mit vollständiger Remission, b) einzelne Episode mit unvollständiger Remission, c) rezidivierende depressive Störung mit mehreren depressiven Episoden, d) Dysthymie, e) Double Depression, f) chronifizierte Depression.

kürzt die Dauer der Depression auf etwa drei Monate [34]. Der individuelle Verlauf kann sehr unterschiedlich sein:

a) Depressive Episode mit vollständiger Remission – die Symptomatik klingt vollständig ab, es bestehen keine Beschwerden mehr.
b) Depressive Episode mit unvollständiger Remission – es kommt zu einer deutlichen Besserung der Symptomatik, es besteht aber eine Restsymptomatik.
c) Rezidivierende Depression – im Verlauf kam es zu mindestens zwei depressiven Episoden.

d) Dysthymie – besteht über zwei Jahre eine depressionsähnliche Symptomatik, die aber nicht die Kriterien für eine Depression erfüllt, spricht man von Dysthymie.
e) »Double Depression« – entwickelt sich auf dem Boden einer Dysthymie eine depressive Episode, spricht man von einer Double Depression.
f) Chronifizierte Depression – die depressive Episode dauert länger als zwei Jahre.

Interview mit Clara Louise

(Clara Louise ist Singer-Songwriterin, Lyrikerin und Schirmherrin unseres Chiemseer Bündnis gegen Depression e.V.)

Wann hast du zum ersten Mal bemerkt, dass etwas anders war, dass etwas nicht stimmte?
Ich war circa dreizehn Jahre alt und konnte nicht mehr viel schlafen, da meine Gedanken und Sorgen mich wach gehalten haben. Ich habe mich mehr zurückgezogen und sehr allein und »seltsam« gefühlt.

Was hatte sich verändert? Was waren die ersten Symptome oder Beschwerden, die du hattest?
Zusätzlich zur ohnehin schwierigen Teenagerphase waren da Probleme mit Freundinnen und der Schule. Zudem gab es auch in meinem familiären Umfeld Vorfälle, die mich irritiert haben. Die Schlafstörungen waren die offensichtlichsten Beschwerden, die dann auch von einem Hausarzt angeschaut wurden. Nachdem ausgeschlossen werden konnte, dass physisch etwas nicht stimmt, wurde mir eine Überweisung für eine Psychotherapie ausgestellt.

Welche Beschwerden hattest du noch?
Ich hatte suizidale Gedanken, da ich keinen Ausweg mehr aus meiner emotionalen Situation gesehen habe. Da dies meine

erste depressive Episode war, konnte ich nicht wissen, dass diese Zeit auch wieder vorübergeht, und wollte so nicht mehr leben, da es zu schmerzhaft war.

Gab es einen Auslöser für die Beschwerden bzw. konntest du einen identifizieren?
Es gab keinen einzelnen Auslöser, es war vermutlich eher eine Kombination aus verschiedenen Schwierigkeiten in meinem Leben und die familiäre Vorbelastung mit psychischen Erkrankungen.

Wo hast du zuerst Hilfe gesucht?
Bei meiner Mutter bezüglich der Schlafstörungen. Daraufhin sind wir zu unserem Hausarzt, der uns dann eine Jugendtherapeutin empfohlen hat.

Hast du Freunden und Familie von deiner Diagnose erzählt?
Nein. Ich habe damals auch selbst die Diagnose nicht erhalten. Meine engsten Freundinnen wussten zwar, dass ich eine Therapie mache, aber nicht, warum. Es wurde auch nicht danach gefragt. Als ich in einer sehr schweren Phase für ein halbes Jahr von der Schule freigestellt wurde, wussten es im Anschluss mehr Schülerinnen und Lehrerinnen, die mich aber nicht direkt darauf angesprochen haben. Ich hatte dadurch das Gefühl, dass man darüber einfach nicht spricht. Da es in meiner Familie bereits psychische Erkrankungen gab, war meine keine Besonderheit und wurde daher auch nicht groß besprochen. Jetzt weiß ich, dass ich großes Glück hatte, dass meine Eltern mir sofort geholfen haben, Hilfe zu finden, und ich nie das Gefühl hatte, mich für diese Erkrankung schämen zu müssen.

Hast du eine Stigmatisierung erlebt?
Jein. Meine Depression wurde in der Jugend von meinen Freundinnen eher ignoriert, was vermutlich auch an dem Alter und der Unwissenheit und der dadurch entstandenen Unsicherheit lag. Bei meiner zweiten depressiven Episode mit Anfang zwan-

zig habe ich ein Antidepressivum verschrieben bekommen. Da gab es große Bedenken in meinem persönlichen Umfeld, und ich musste viele Mythen aufklären. Interessant fand ich, dass ich die meiste Stigmatisierung von Ärztinnen aus anderen Fachbereichen erfahren habe, die es oft infrage gestellt haben, ob ich das Medikament wirklich benötige, obwohl sie mich gar nicht persönlich kannten. Ich hatte auch oft das Gefühl, dass dann auch sofort alles auf die Depression geschoben wurde, was eventuell auch andere Ursachen hatte, wie z. B. eine chronische Gastritis. Der Arzt meinte nach der Magenspiegelung, bei der er auf den ersten Blick nichts Auffälliges finden konnte, ich solle doch zum Entspannen mal Schafe hüten gehen. Beim Laborbefund stellte sich dann heraus, dass ich eine chronische Gastritis Typ C habe. Was ich in den letzten Jahren auch oft gehört habe, ist, dass Depressionen ein Trend seien. Mich persönlich irritiert das glücklicherweise nicht, aber ich finde es fatal für viele andere Menschen, die davon betroffen sind.

Welche Behandlung hast du bisher in Anspruch genommen? Was hat dir bisher geholfen?
Mit dreizehn habe ich drei Jahre lang eine Psychotherapie gemacht. Mit Anfang zwanzig habe ich erneut eine Psychotherapie begonnen, die nach wie vor läuft und mir bereits sehr geholfen hat. Außerdem habe ich für etwa drei Jahre lang ein SSRI genommen [= selektiver Serotonin-Wiederaufnahmehemmer, siehe Kapitel »Hilfe auf Rezept«], welcher mir nach der Einstellung auf die für mich richtige Dosierung gut geholfen hat. Die Arbeit an mir selbst in der Psychotherapie hat für mich persönlich den größten Effekt gezeigt.

Welche Tipps hast du für die Angehörigen von Erkrankten? Wie kann das Umfeld sie am besten unterstützen?
Ich glaube, es ist besonders wichtig, dass man den betroffenen Personen beisteht, ohne sie zu bewerten und in eine Richtung zu drängen. Super ist es, wenn man dabei helfen kann, dass die Person professionelle Hilfe in Anspruch nehmen kann,

wenn sie es möchte. Wichtig ist es auch, dass man sich weiterhin um sich selbst kümmert und sein eigenes Leben nicht vernachlässigt, damit auch weiterhin genügend Kraft vorhanden ist, der betroffenen Person zu helfen und sich dabei nicht selbst völlig aufzuopfern.

Was würdest du anderen Menschen mitgeben, die vermuten, selbst erkrankt zu sein?
Es gab Zeiten in meinem Leben, in denen ich das Licht am Ende des Tunnels nicht mehr gesehen habe. Dann habe ich die Augen trotzdem irgendwie offen gelassen und mich immer wieder an dieses Licht erinnert, bis es irgendwann, auch wenn es oft lange gedauert hat, plötzlich wieder da war und alles wieder einen Sinn ergeben hat. Das »Aushalten« war für mich sehr wichtig, denn es fühlt sich oft so an, als wäre es nie anders gewesen und als würde es nie wieder besser werden, doch das ist eine Verfälschung der Wahrnehmung. Es ist wichtig, sich Hilfe zu nehmen und anderen Menschen zu vertrauen. Wir sind nicht allein, und wir werden es immer wieder schaffen, da es sich immer wieder lohnt, nicht aufzugeben. Und wenn man dann wieder das Licht sieht, versteht man, warum es so wichtig war, nicht aufzugeben. Dann ist alles wieder leicht und richtig.

Vielen Dank für dieses Interview!

Abgrenzung zu anderen Krankheitsbildern

Burnout: Unterschied Depression vs. Burnout

Was ist ein Burnout-Syndrom? Diese Frage ist gar nicht so leicht zu beantworten. Es ist jedenfalls keine klinische Diagnose, die sich in unserem gegenwärtigen Klassifikationssystem der WHO, dem ICD-10, wiederfindet. Es wird als die zusätzliche Angabe »Ausgebranntsein« und »Zustand der totalen Erschöpfung« erfasst und findet sich im übergeordneten Kapitel der »Probleme mit Bezug auf Schwierigkeiten der Lebensbewältigung«. Auch in der neuen Auflage, dem ICD-11, wird das Burnout-Syndrom keine eigenständige Diagnose werden, vielmehr wird es zur zusätzlichen Spezifizierung als Hinweis auf eine Kausalität der primären Diagnose angegeben bzw. als Risikofaktor für psychische Erkrankungen wie Depressionen oder Abhängigkeitserkrankungen. Wenn es also keine Diagnose ist, was ist es dann? Der New Yorker Psychoanalytiker Herbert Freudenberger hat in den siebziger Jahren den Begriff »Burnout« eingeführt [35]. Ausgehend von seinen Beobachtungen bei sozialen Berufen beschrieb er eine Symptomatik, die sich in drei Kernbereiche zusammenfassen lässt:

1. Emotionale Erschöpfung
2. Zynismus und Distanzierung
3. Verringerte Arbeitsleistung

Die Betroffenen sind ausgelaugt, überfordert, fühlen sich müde und niedergeschlagen. Häufig treten Schlafstörungen auf, aber auch körperliche Beschwerden wie Kopf-, Rücken- oder Magenschmerzen. Die vormals als sinnvoll und wichtig erlebte Arbeit wird abgewertet, zynisch beurteilt, und es stellt sich eine Verbitterung gegenüber den Arbeitsbedingungen ein. Dabei wird auch die eigene Arbeitsleistung als fehlerhaft und ineffektiv angesehen.

Wenn es auch bis jetzt keine einheitliche Definition für ein Burnout-Syndrom gibt, so umfassen diese Beschwerden immerhin die Kernsymptomatik. Ein komplexeres Beschwerdebild wird z. B. durch Messinstrumente wie das Maslach-Burnout-Inventar abgefragt [36]. Zunächst galten vor allem die Berufstätigen im Gesundheitssystem, die sich in ihrer Arbeit überengagiert hatten, als gefährdet. Mittlerweile werden auch alle anderen Berufe als gefährdet erachtet. Im Positionspapier der Deutschen Gesellschaft für Psychiatrie und Psychotherapie, Psychosomatik und Nervenheilkunde e. V. (DGPPN) wird ein Konzept zur Burnout-Klassifikation vorgestellt [37]:

1. Vorübergehende Arbeitsüberforderung: Ungewöhnliche Anforderungen im Beruf können typische Stress-Symptome wie Schlafstörung, Anspannung, Unruhe und ein Erschöpfungsgefühl auslösen. Wenn diese Symptome nur zeitlich begrenzt sind und sich in kurzen Erholungsphasen wieder zurückbilden, sollte nicht von einem Burnout-Syndrom gesprochen werden. Normale, routinemäßig bewältigbare Aufgaben des Berufslebens sollten nicht mit Krankheitszuständen in Zusammenhang gebracht werden.
2. Wenn es aber nach kurzen Erholungsphasen nicht zu einer Rückbildung der Symptome kommt, die Erschöpfung vielmehr über längere Zeit anhält und sich eine kritische Distanz zur Arbeit entwickelt, sollte von einem Burnout-Syndrom gesprochen werden. Dabei ist meist die Kombination von arbeitsplatzbezogenen und individuellen Faktoren ursächlich. Solche Faktoren können eine nicht bewältigbare Menge an Arbeit, mangelnde Anerkennung durch Vorgesetzte, aber auch überhöhter eigener Anspruch, Perfektionismus, mangelnde Erholungsphasen oder mangelnde Qualifikation sein. Das Burnout-Syndrom ist nun ein Risikozustand für eine psychische Erkrankung wie Depression oder eine körperliche Erkrankung wie Tinnitus, hohen Blutdruck oder eine Infektion [38].
3. Nach länger bestehender Arbeitsüberlastung kann sich eine psychische Erkrankung wie eine Depression, Abhängigkeitserkrankung oder Angststörung, aber auch eine körperliche Erkrankung wie Tinnitus, Bluthochdruck oder eine Infektionskrankheit entwickeln. Dann ist primär diese Erkrankung zu diagnostizieren, das Burnout-Syndrom kann dann als zusätzliche Codierung angegeben werden.

Grundsätzlich bleibt festzuhalten, dass sich die Symptome der Depression und des Burnout-Syndroms überschneiden. Niedergeschlagenheit, Antriebsprobleme, Reizbarkeit, sozialer Rückzug, Erschöpfung und Energieverlust können in beiden Situationen auftreten. Dabei ist aber ganz klar zu betonen:

Wenn die Diagnosekriterien für eine Depression erfüllt sind, muss die Depression auch diagnostiziert und behandelt werden. Für die Depression gibt es eine evidenzbasierte Leitlinie, unbehandelt kann sie sich chronifizieren oder zu einem Suizid führen. Für das Burnout-Syndrom gibt es dagegen noch keinen evidenzbasierten Behandlungsalgorithmus. Vielmehr besteht die Gefahr, dass die mancherorts vermittelten Methoden wie gesundes Essen, Sport, Entspannungs- und Zeitmanagement-Training oder einfache Empfehlungen zur Umstrukturierung des Arbeitsplatzes ausreichen, um eine psychische Erkrankung zu behandeln, und somit den Patienten die evidenzbasierte spezifische Behandlung vorenthalten wird.

Bipolare Depression im Rahmen einer bipolaren affektiven Störung

Vincent van Gogh, Winston Churchill, Ernest Hemingway, Emily Dickinson, Virginia Woolf, Robert Schumann, Carrie Fisher, Axl Rose, Ben Stiller, Catherine Zeta-Jones, Mariah Carey, Demi Lovato, Kanye West, Britney Spears, Mel Gibson, Russel Brand und noch viele weitere ... Sie alle haben oder hatten eine Gemeinsamkeit: die bipolare affektive Störung. Unbeschreibliche Hochs und miserable Tiefs kennzeichnen diese psychische Erkrankung.

Wenn nicht nur depressive, sondern auch manische Phasen auftreten, spricht man von einer bipolaren affektiven Störung. Was sind nun manische Phasen? Tatsächlich ist es schwer vorstellbar, wenn man es selbst nicht erlebt hat. Die Symptome sind oft das Gegenteil der depressiven Symptome [siehe Tabelle 4 im Anhang]. Die Stimmung ist euphorisch, man fühlt sich großartig, unbesiegbar, kann alles und weiß alles. Diese Großartigkeit möchte man allen mitteilen, man redet sehr viel und sehr schnell, es fallen alle sozialen Hemmungen. Dies führt dazu, dass den Partnern, Kolleginnen oder Vorgesetzten auch unangenehme oder verletzende Dinge gesagt werden.

Denn die Stimmung ist nämlich leider nicht nur euphorisch, sondern auch oft gereizt, mürrisch und verärgert.

In einer manischen Phase schlafen die Patienten fast gar nicht. Aber im Gegensatz zur Depression sind sie trotz des Schlafdefizits fit, haben eine unbegrenzte Energie und Kraft und Tausende Ideen, die sie umsetzen möchten. Sie sind ungeduldig, springen von einem Gedanken zum nächsten. Dabei können die Ideen sehr kreativ und nützlich sein, in solchen Phasen wurden schon herausragende Entdeckungen gemacht, inspirierende Kunstwerke geschaffen oder profitable Unternehmen gegründet. Die Ideen können aber auch sehr riskant und gefährlich sein, zum Beispiel mit 100 Kilometer pro Stunde durch die Münchner Innenstadt zu fahren. Auch werden viele unkritische Einkäufe getätigt, Dinge erstanden, die man sich eigentlich nicht leisten kann, wie etwa einen Porsche, oder überhaupt nicht braucht, wie etwa zehnmal die gleiche Tageszeitung. Ein manischer Patient ist so von sich überzeugt, dass er auch leicht andere zu überzeugen vermag, er kann sehr charmant, überzeugend und mitreißend sein.

In meiner Zeit am Max-Planck-Institut für Psychiatrie in München hatten wir mal einen manischen Patienten, der es geschafft hatte, ohne finanzielle Sicherheit oder Anzahlung drei Porsche in drei verschiedenen Autohäusern zu kaufen – das wäre ohne manische Symptomatik kaum möglich gewesen. Glücklicherweise hatte er die Wagen nicht gefahren, und die Käufe konnten rückabgewickelt werden. Als ich an der psychiatrischen Universitätsklinik in Würzburg tätig war, gab es hingegen einen Patienten, bei dem es nicht so gut ausging: Er hatte sich in einer manischen Phase einen Ferrari gekauft, den er dann beim zu schnellen Fahren unglücklicherweise gecrasht hatte. Da gestaltete sich die Rückabwicklung schwieriger ... Grundsätzlich sind solche Käufe nichtig, da in einer voll ausgeprägten manischen Phase der Patient nicht geschäftsfähig ist.

Auch gibt es Betroffene, die in einer manischen Phase reisen, etwa jener Patient, der einfach nicht mehr zur Arbeit ging, sondern eine Deutschlandtour machte, bei der er von Stadt zu Stadt zog – die Hotelzimmer aber leider in keinem guten Zustand hinterließ. In manischen Phasen ist es tatsächlich nicht unüblich, dass es zu Konflikten mit dem Gesetz kommt, angefangen eben mit zu schnellem Autofahren oder dem Demolieren von Hoteleinrichtungen bis zu Handgreiflichkeiten und ausgewachsenen Schlägereien. Darüber hinaus können auch psychotische Symptome wie Wahnvorstellungen auftreten. Am Max-Planck-Institut für Psychiatrie in München war ein Patient davon überzeugt, der Sohn Gottes zu sein; er ging über die Station und wollte andere Mitpatienten taufen. Schwierig daran war aber, dass er nicht Wasser, sondern heißen Kaffee verwenden wollte.

Wie bereits beschrieben, fallen jegliche soziale Hemmungen, daher kommt es auch häufig zu sexuellen Abenteuern. Ganz gleich, welcher Beziehungsstatus besteht, bahnen sich für Betroffene zahlreiche und wechselnde sexuelle Kontakte über Internetplattformen, in Bars, Clubs oder auch professionellen Etablissements an. In diesem Rahmen kommt es oft auch zum Konsum von Alkohol, Cannabis, Kokain, Ecstasy oder anderen Drogen. Das mag nun alles nach einer Menge Spaß klingen, so wie im Song *Sex & Drugs & Rock & Roll*, den Ian Dury & The Blockheads im Punkjahr 1977 herausbrachten: »Sex, Drogen und Rock 'n' Roll sind alles, was mein Kopf und mein Körper brauchen. Sex, Drogen und Rock 'n' Roll sind wirklich toll.«

Allerdings gibt es auch die dramatischen Schattenseiten. Es ist leicht nachvollziehbar, dass Partnerinnen oder Partner von Betroffenen es nicht gut finden, wenn das ganze Geld ausgegeben wird und es häufige sexuelle Affären gibt, und dass Vorgesetzte es kritisch sehen, wenn sie selbst oder Mitarbeitende beschimpft oder Arbeitsabläufe gestört werden. Daher kommt es bei Erkrankten zu einer deutlich erhöhten Scheidungs- und Kündigungsrate sowie häufigerem Entzug des Führerscheins, ihre Angehörigen sind oft extrem belastet und können auch ein erhöhtes Risiko für Depression haben [39–41].

Die bipolare Erkrankung geht zudem mit einem größeren Risiko für körperliche Erkrankungen einher. Betroffene pflegen häufig einen sehr ungesunden Lebensstil mit schädlichen Ernährungsgewohnheiten und hohem Nikotinkonsum; aber auch andere biologische Faktoren führen zu einem erhöhten Risiko für Fettleibigkeit, metabolisches Syndrom, Diabetes mellitus oder auch kardiovaskuläre Erkrankungen [41].

In der bipolaren Erkrankung ist die Sterblichkeit daher gegenüber der Allgemeinbevölkerung deutlich erhöht [42]; Studien gehen davon aus, dass Patienten mit einer ausgeprägten bipolaren Erkrankung mehr als zwölf Jahre früher sterben [16, 43]. Die ausgeprägten Stimmungswechsel stellen für die Betroffenen eine massive Belastung dar, Gleiches gilt für ihr Bemühen, mit den Folgen der manischen Phase umzugehen. Daher verwundert es nicht, dass Patienten mit einer bipolaren affektiven Störung das höchste Suizidrisiko im Vergleich aller affektiven Erkrankungen haben [44]. Das Risiko ist 20-mal höher als in der Allgemeinbevölkerung, ungefähr ein Drittel bis die Hälfte der Patienten wird im Rahmen ihrer Erkrankung mindestens einen Suizidversuch unternehmen, wobei etwa 20 % der Suizidversuche tödlich enden [45].

Wenn die Symptomatik nicht stark ausgeprägt ist, kaum Alltagseinschränkungen bestehen und die Gesellschaftsfähigkeit nicht beeinträchtigt ist, spricht man von hypomanen Symptomen. Dies ist ein Zustand, den sich fast jeder, von außen betrachtet, wünscht. Man braucht kaum Schlaf, trotzdem sind Energie und Kraft da, die Stimmung ist super, man ist kreativ und charmant, ideenreich, alles gelingt. Allerdings hat auch dieser Zustand seine Schattenseiten. Eine hypomane Phase ist höchst instabil und kann jederzeit entweder in eine Manie oder eine Depression umschwenken. Treten depressive und manische Phasen auf, wird die Diagnose einer bipolaren affektiven Störung I gestellt, treten depressive und hypomane Phasen auf, dann lautet die Diagnose auf eine bipolare affektive Störung II.

Patient Herbert L., 58 Jahre

Herbert L. war ein erfolgreicher Elektriker im Norden von Deutschland. Er hatte einen eigenen Betrieb mit acht Angestellten, war verheiratet und hatte zwei Kinder. Grundsätzlich lief für ihn alles gut, die Kunden waren zufrieden, finanziell brauchte er sich keine Sorgen zu machen, er hatte ein eigenes großes Haus und konnte seine Familie gut versorgen. Die Ehe war gut und die Kinder gesund, es gab nichts, worüber er sich hätte Sorgen machen müssen.

Allerdings litt er immer mal wieder unter depressiven Episoden, diese dauerten aber nicht lange und waren immer gut behandelbar. Doch vor einigen Jahren passierte es: Herbert veränderte sich. Plötzlich konnte er nicht mehr schlafen, was aber nicht schlimm war, er hatte so viel Energie wie noch nie. Er fühlte sich großartig, glaubte, alles schaffen zu können. Er nahm Großprojekte an, für die er nicht genug Mitarbeiter hatte. In seinem Betrieb gab es immer mehr Arbeit, die nicht mehr beherrscht werden konnte, er war leicht reizbar und schrie seine Mitarbeiter immer wieder an, redete nur noch von Ideen für Großprojekte, die nichts mehr mit der Realität zu tun hatten. Zu Hause fühlte er sich von seiner Familie unverstanden, war nur genervt, alles ging ihm zu langsam, weil er ungeduldig war, und er wollte Spaß haben.

Er verließ seine Familie und seinen Betrieb und mietete sich in einem großen Bordell ein. Doch nach einem Monat war sein Geld alle, er wurde aus dem Bordell geworfen. Die Liebe, die er anfänglich dort zu finden gedacht hatte, war nicht real gewesen. Sein Leben veränderte sich immer weiter. Seine Ehefrau ließ sich scheiden, seine Kinder wollten nichts mehr mit ihm zu tun haben, seine Mitarbeiter kündigten, der Betrieb musste Insolvenz anmelden. Er musste endgültig aus seinem großen Haus ausziehen und wohnte fortan in einer kleinen dunklen Wohnung.

Nachvollziehbarerweise rutschte Herbert in eine schwere Depression, zu deren Behandlung er schließlich zu uns in den

Medical Park Chiemseeblick kam. Neben der Psychotherapie stellten wir seine Medikamente um, sodass er nach etwa sechs Wochen in deutlich gebesserter Verfassung wieder entlassen werden konnte. Außerdem halfen wir mit unserem Sozialdienst bei einigen behördlichen Angelegenheiten, die sich aufgestaut hatten.

Patient Vincent van Gogh, 37 Jahre

Bereits im frühen Erwachsenenalter traten bei Vincent psychische Probleme auf. Sein Vater schrieb, Vincent habe immer zur Melancholie geneigt. Er zog sich oft von anderen zurück, hatte eine niedergedrückte Stimmung und verlor seine Arbeit als Kunsthändler. Vincent selbst schrieb, sein Kopf fühle sich dumpf an, seine Gedanken seien verwirrt. Es trat eine ausgeprägte Angst auf, und manchmal verletzte er sich auch absichtlich mit einem Knüppel. Seine Stimmung war traurig, er konnte nicht schlafen und nicht essen.

Nachdem er 1886 erst nach Paris und 1888 nach Arles gezogen war, ging er »unmögliche und unpassende« Affären ein, für die er sich schämte, zudem konsumierte er sehr viel Alkohol und Zigaretten. Hierzu schrieb er, wenn der Sturm in ihm zu laut brause, dann trinke er ein Glas zu viel, um sich zu betäuben. Phasenweise war er aber auch sehr aktiv, malte nahezu ungebremst, auch nachts.

1888 bekam Vincent Besuch von seinem Malerkollegen Paul Gauguin. Anfänglich entwickelte sich eine fruchtbare Kooperation, bis Spannungen auftraten und Gauguin es nicht mehr aushielt und wieder ging. Daraufhin stürzte Vincent in eine Krise und schnitt sich sein linkes Ohr ab, das er einer Prostituierten in einem Bordell brachte. Zunächst wurde er wegen des Blutverlustes in ein Krankenhaus eingeliefert, doch er verschlechterte sich psychisch weiter, seine Gedanken »segelten über viele Meere«, er träumte von einem holländischen Geisterschiff.

Sein behandelnder Arzt Albert Delon notierte: »Ich fand diesen Mann in einem Zustand äußerster Aufregung in einem Delirium, der nur ab und zu die Menschen in seiner Umgebung erkennt«, auch Halluzinationen wurden beschrieben. Nachdem es Vincent endlich wieder besser ging, wurde er entlassen, allerdings beschwerten sich etwa 30 Einwohner von Arles über Belästigungen und unangebrachtes Verhalten: Vincent fasse Frauen an und mache unanständige Bemerkungen. Daraufhin wurde er erneut ins Krankenhaus verbracht, dieses Mal gegen seinen Willen.

Im weiteren Verlauf schrieb er rückblickend, er habe nicht die geringste Vorstellung, was und wieso er es in diesen Krisen getan habe, er leide unter Angst, dem Gefühl von Leere und schrecklicher Müdigkeit, er fühle sich traurig und schuldig. So war er einverstanden, in der Anstalt von Saint-Rémy-de-Provence 1889 aufgenommen zu werden, wo er ein Jahr verbrachte und etwa vier heftige Krankheitsphasen erlebte. Sein behandelnder Arzt Peyron schrieb, der Patient sei nicht in der Lage zu arbeiten und antworte nur in unzusammenhängenden Worten auf Fragen.

Vincent war über den Behandlungsverlauf in der Anstalt und seine ausbleibende Besserung enttäuscht, ließ sich 1890 entlassen und zog nach Auvers-sur-Oise in der Nähe von Paris. Dort ging es ihm aber auch nicht besser, er schoss sich mit einem Gewehr in die Brust und verstarb zwei Tage später.

Offensichtlich war Vincent van Gogh nicht mein Patient, er ist aber ein gutes Beispiel für die bipolare Erkrankung. Die psychische Verfassung von van Gogh wird in der Literatur kontrovers diskutiert, es wurden bereits einige Diagnosen gestellt. Hier gebe ich das Ergebnis einer Studie von Nolen, van Meekeren, Voskuil und Tilburg wieder. Die Autoren gehen davon aus, dass van Gogh bereits seit dem frühen Erwachsenenalter unter einer bipolaren Erkrankung litt. Dazu kam neben einer möglichen Persönlichkeitsstörung ein ausgeprägter Alkoholmissbrauch, der auch zu der Krise führte, in der er sich sein Ohr abschnitt. Im Alkoholentzug entwickelte er einige delirante, zuletzt mehrere depressive Phasen, welche zu dem Suizid führten [46]. Andere diskutierte Erkrankungen wie die Temporallappen-Epilepsie konnten allerdings auch nicht ausgeschlossen werden [46, 47].

Die bipolare affektive Störung ist seltener als die Depression, etwa 1% der globalen Bevölkerung ist betroffen [48]. Erkrankungsbeginn kann schon in der Jugend sein, das mittlere Erkrankungsalter liegt ungefähr im 20. Lebensjahr, meist mit einer depressiven Episode. Gerade ein früher Beginn ist mit einer erhöhten Komorbidität mit anderen Erkrankungen und mit Schwierigkeiten in bestimmten Lebensabschnitten wie Schule, Beziehungsfindung und Arbeit assoziiert [41]. Im Verlauf besteht bei allen Patienten mit depressiven Episoden eine Konversionsrate von etwa 1,5%, also die Wahrscheinlichkeit, auch eine manische Episode mit einer Konversion von der Depression zu der bipolaren Erkrankung zu entwickeln [49].

Wie entsteht eine bipolare Störung? Wie bei allen psychischen Erkrankungen liegt eine Mischung aus genetischen Faktoren und Umweltfaktoren zugrunde. Allerdings dominieren hier ganz klar die Gene, die Heritabilität, also die Erblichkeit, beträgt etwa 85%, der Rest entfällt folglich auf Umweltfaktoren wie frühe Traumen, Drogenmissbrauch oder ausgeprägter Stress [41, 50]. Bei einer so hohen Erblichkeit und einer so schweren Erkrankung mit erhöhter Sterblichkeit und Suizidalität stellt sich die Frage, wieso diese Genvarianten nicht längst durch evolutionäre Mechanismen aus dem Genpool verschwunden sind.

Einige Hypothesen versuchen, diesen Widerspruch aufzulösen [51, 52]. Eine davon ist die balancierende Selektion, es wird eine Balance zwischen genetischem Vorteil und dem Nachteil der Erkrankung angenommen, deswegen bleibt das Gen über die Erkrankungen erhalten [52, 53]. So ein genetischer Vorteil könnte bei der bipolaren affektiven Störung Kreativität sein. Sie erinnern sich vielleicht, ich habe dieses Kapitel mit einer Aufzählung berühmter Menschen begonnen – mit Malern, Schriftstellern, Schauspielern und anderen –, die allesamt sehr kreativ sind oder waren.

Nun gibt es dazu sogar Studien: Die Psychiaterin Nancy C. Andreasen von der Universität von Iowa untersuchte dazu 30 Schriftsteller und 30 gematchte Kontrollen aus der Allgemeinbevölkerung zusammen mit den erstgradig Verwandten beider Gruppen. Die Schriftsteller hatten einen deutlich höheren Anteil an affektiven Erkrankungen mit einer Tendenz zur Bipolarität als die Allgemeinbevölkerung. Auch die erstgradigen Verwandten zeigten einen höheren Anteil an sowohl Kreativität als auch affektiven Erkrankungen [54].

In einer anderen Studie, die Kay Redfield Jamison von der Johns-Hopkins-Universität duchführte, wurden 47 britische Schriftsteller und weitere Künstler untersucht [55], Auswahlkriterium war die Auszeichnung mit einem anerkannten Preis aus ihrer jeweiligen Kategorie. Die Künstler wurden zu möglichen Therapien für psychische Erkrankungen befragt und ob ausgeprägte Stimmungen ihre künstlerische Arbeit beeinflussten. Von ihnen gaben 38% an, dass sie mindestens einmal wegen affektiver Erkrankungen behandelt wurden. Drei Viertel von diesen bekamen ein Antidepressivum, Lithium oder wurden in einem Krankenhaus aufgenommen. Die meisten Künstler (89%) gaben an, intensive, äußerst kreative und produktive Episoden erlebt zu haben, die durch Enthusiasmus, Energie, Selbstvertrauen, vermindertes Schlafbedürfnis, Gedankenfluss und gehobene Stimmung charakterisiert waren, was eine hypomane Episode widerspiegelt [55].

Der Gedanke des »verrückten Genies« ist nicht neu, er ist vielmehr schon in der Antike zu finden. Sokrates und Plato setzten eine »göttliche Verrücktheit« voraus, um außergewöhnliche Kunst zu schaffen [56]. Seitdem besteht die Theorie des »verrückten Genies« in Medien, Kultur und Psychologie fort [57]. Impulsivität, soziale Nonkonformität, exzessive Emotionalität, hohe kognitive Flexibilität und Vorstellungskraft sind Eigenschaften, die gerne sowohl mit Kreativität als

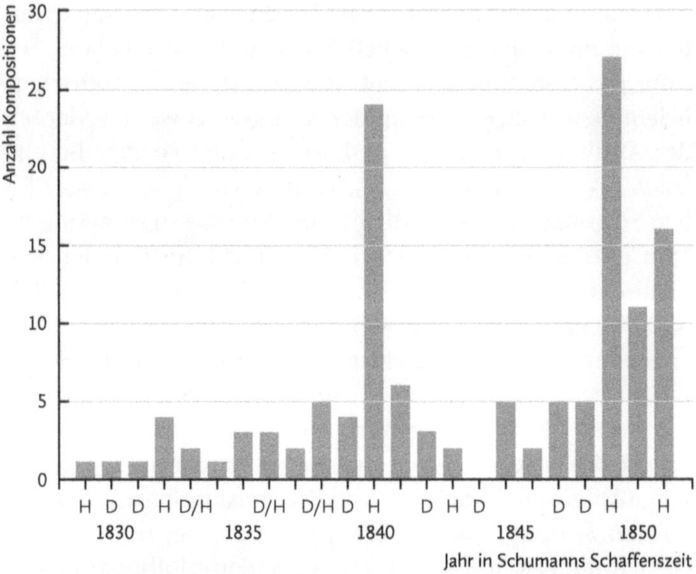

Robert Schumanns Produktivität und Stimmung während seiner Karriere. Stimmung: D = depressiv; H = hypomanisch; D/H = gemischte Episode [63].

auch mit psychischen Erkrankungen in Zusammenhang gebracht werden [57].

Eine erst kürzlich erschienene Metaanalyse über 13 Studien mit über 1857 Teilnehmern untersuchte den Zusammenhang zwischen Kreativität und bipolarer Störung. Kreativität wurde dabei als nicht kreative Leistung definiert, wie z. B. bei Vincent van Gogh oder Virginia Woolf, sondern vielmehr als kreatives Potenzial, also die Fähigkeit, originelle und wirkende Gedanken zu produzieren, die dann zu einer kreativen Leistung führen. Dies schließt die Alltagskreativität mit ein, aber auch Menschen, die das kreative Potenzial haben, allerdings – noch – nicht berühmt geworden sind [58]. Das kreative Potenzial wird als »divergentes Denken« untersucht, was einen Denkprozess bezeichnet, der spontan und nicht linear abläuft. Die Aufgaben dazu haben ein offenes Ende und bewerten Flüssigkeit, Flexibilität, Originalität und Ausführlichkeit [59].

Die Studie zeigte einen zwar kleinen, aber doch signifikanten Zusammenhang zwischen Kreativität und bipolarer Störung [58]. Somit konnte mit standardisierten wissenschaftlichen Methoden ein Zusammenhang gezeigt werden, der seit der Antike angenommen und von herausragenden Beispielen wie Vincent van Gogh [47], Virginia Woolf [60, 61] oder Robert Schumann [62] verdeutlicht wird. Schumann komponierte zum Beispiel durchschnittlich 12,3 Stücke im Rahmen von manischen Episoden, aber im Durchschnitt nur 2,7 im Rahmen von depressiven Episoden [63].

Shelley Carson von der Harvard-Universität beschrieb den Zusammenhang zwischen Kreativität und Psychopathologie mit einem Modell der gemeinsamen Vulnerabilität [64]. Ein Aspekt des Modells ist der Zusammenhang zwischen genetischen Faktoren, Kreativität und Psychopathologie wie der bipolaren Störung. Darüber hinaus gibt es aber noch weitere Gemeinsamkeiten, nämlich eine veränderte Informationsverarbeitung und ein verstärktes Streben nach Neuem [64].

ADHS und Depression

Nicht nur bei Kindern und Jugendlichen, sondern auch bei Erwachsenen ist die Aufmerksamkeitsdefizit-Hyperaktivitätsstörung (ADHS) von Relevanz. ADHS ist gekennzeichnet durch Unaufmerksamkeit, Hyperaktivität und Impulsivität. Zudem zeigen sich schnelle Stimmungswechsel, verminderte Gefühlskontrolle und eine verminderte Stresstoleranz [65, 66].

ADHS ist eine häufige Erkrankung, eine Metaanalyse über mehr als 130 Studien schätzte die weltweite Prävalenz, also das Auftreten der Erkrankung, im Kindes- und Jugendalter auf 5,3% [67]. Dann werden die Kinder erwachsen, was aber nicht bedeutet, dass ADHS nicht mehr besteht. Zwar erfüllen eine Mehrzahl der Erwachsenen, die ADHS in der Kindheit hatten, nicht mehr die Kriterien der Diagnose, allerdings kommt es bei etwa zwei Dritteln von ihnen zu einer Persistenz einer

Restsymptomatik. Dabei können sich die Symptome über die Jahre verändern, so vermindert sich die Hyperaktivität und zeigt sich eher als innere Unruhe, auch lernen die Betroffenen, besser mit der Impulsivität umzugehen. Im Zentrum der Beschwerden stehen dann häufig Aufmerksamkeits- und Konzentrationsstörungen. Immerhin wird die ADHS-Prävalenz im Erwachsenenalter noch auf 2,5% geschätzt [68], speziell in Deutschland auf 4,7% [69].

Die Entstehung von ADHS ergibt sich aus genetischen und Umweltfaktoren; der Hauptanteil wird durch Genetik erklärt, nämlich 70–80% [70]. Die Identifikation von Umweltfaktoren gestaltet sich dagegen erheblich schwieriger, weil die ADHS-Symptomatik an sich auch Einfluss auf die Umwelt nimmt, z. B. auf das Verhalten von Eltern, außerdem müssen auch Faktoren vor der Geburt berücksichtigt werden, etwa mütterliche Konsumgewohnheiten. Nicht zuletzt sind Gen-Umweltinteraktionen relevant, d. h., Umweltfaktoren haben je nach genetischer Ausstattung einen unterschiedlichen Einfluss auf ein Individuum. In Studien konnte gezeigt werden, dass feindliches oder vernachlässigendes Verhalten der Eltern oder traumatische frühkindliche Erfahrungen das Risiko für ADHS erhöhen. Außerdem können Nikotin- oder Alkoholkonsum der Mutter dazu beitragen, ebenso ein niedriges Geburtsgewicht, eine Frühgeburt oder der Kontakt mit Umweltgiften wie Pestizide, Zink oder Blei [71].

Wo ist nun der Zusammenhang zwischen ADHS und Depression? Viele Studien haben den Zusammenhang bei Kindern und Jugendlichen untersucht. Ein früh bestehendes ADHS erschwert die schulische und akademische Entwicklung, den Aufbau sozialer Beziehungen und führt zu Schwierigkeiten in der Interaktion mit Eltern, was zur Entwicklung einer Depression beitragen kann [72]. Allerdings war ein Zusammenhang zwischen der Schwere des ADHS und einer Depressionsentwicklung nicht in allen Studien nachzuweisen [73]. Vielmehr wird auch eine gemeinsame genetische Basis diskutiert, immerhin wird die Vererblichkeit bei ADHS auf 70–80%

geschätzt [70]. Bei der Depression ist sie signifikant geringer, allerdings nimmt man trotzdem eine moderierende Rolle genetischer Varianten an [74].

Stephen Faraone von der State-Universität in New York und Joseph Biederman vom Massachusetts General Hospital in Boston gehen nach der Analyse vieler Studien davon aus, dass die Unterschiede zwischen ADHS-Patienten mit und ohne Depression eher bei Umwelt- als bei genetischen Faktoren zu suchen sind [75]. Bei Erwachsenen konnte in Studien beobachtet werden, dass bei etwa 31% der stationären Patienten und etwa 17% der ambulanten Patienten, die eine ADHS hatten, auch eine Depression bestand [76]. Umgekehrt konnte bei etwa 16–50% erwachsener, depressiver Patienten eine ADHS diagnostiziert werden [77, 78].

Chronischer Stress ist ein wesentlicher Risikofaktor für die Entwicklung einer Depression [14, 15]. Patienten mit ADHS fühlen sich häufiger gestresst, was in Studien mit Unaufmerksamkeit und Impulsivität assoziiert wurde [79, 80]. Sie leiden aber auch unter Stress durch Arbeitssituationen, haben häufiger finanzielle Probleme [81] und Unfälle [82]. Eltern von Kindern mit ADHS leiden ebenso unter erhöhtem Stress [83], und dieser Stress beeinflusst wieder die Lebensqualität und den Stress der Kinder [84, 85].

Doch ADHS-Patienten fühlen sich nicht nur gestresster, sie haben auch ein erhöhtes Risiko für stressige und traumatische Lebensereignisse [86, 87]. So stellt sich tatsächlich ein Teufelskreis dar: ADHS-Betroffene finden sich häufiger in belastenden Situationen wieder, ihr Stress-Hormon-System reagiert heftiger, und die Bewältigungsmechanismen sind weniger ausgeprägt. Somit lässt es sich leicht vorstellen, dass es bei ADHS ein erhöhtes Depressionsrisiko gibt [88].

Um besser mit Stress umgehen zu können, kommt es häufig zu einer Art Selbstmedikation mit Koffein, Alkohol oder Cannabis. Dementsprechend ist das Risiko für eine Substanzabhängigkeit deutlich erhöht [89], es kann aber auch eine Computerspielsucht [90] oder Glücksspielsucht eintreten [91].

Grundsätzlich ist leider festzuhalten, dass ADHS selten allein besteht (nur bei etwa 5–10%), die meisten ADHS-Betroffenen haben eine Komorbidität, also eine weitere psychische Erkrankung: 35–50% eine Depression, bis zu 50% eine Suchterkrankung, 40–60% eine Angststörung, 5–10% eine bipolare Störung, 18–23% eine antisoziale Persönlichkeitsstörung und 3–9% eine Essstörung [92].

Wann ergibt sich der Verdacht auf ADHS? Manche Betroffene berichten von einem Drang zu Selbststimulation durch äußere Reize oder Tätigkeiten, sie sind immer auf der Suche nach einem Kick, zeigen sich gegen Langweile oder Ruhe intolerant. Dazu gehört auch ein exzessiver Konsum von Koffein, Nikotin oder Energy-Drinks. Drogen wie Alkohol oder Cannabis werden häufig als Selbstmedikation eingesetzt, um die ständige Unruhe zu verbessern. Kommt es auf Partys oder in Clubs zur Einnahme von Amphetaminen oder Kokain, stellt sich ein paradoxer Effekt ein: Die ADHS-Betroffenen werden ruhiger und entspannter. Ein häufiger Wechsel von Beziehungen oder Arbeitsplätzen, eine Impulsivität mit verbalen Entgleisungen oder sogar aggressiven Gewaltstraftaten können ebenfalls auf ADHS hinweisen.

Bei ADHS besteht eine verstärkte Reizoffenheit mit permanenter Ablenkbarkeit. Daher fällt es viel schwerer, sich auf bestimmte Dinge zu konzentrieren oder sich selbst zu strukturieren. Dies wird auch in einem desorganisierten Verhalten deutlich. Häufig lässt sich bei ADHS-Patienten eine chaotische Lebensorganisation wiederfinden, die sich im Privaten wie im Beruf äußert: Am Arbeitsplatz türmen sich Bücher, Akten, Papiere, zu Hause stapelt sich die Wäsche, der ganze Haushalt ist unaufgeräumt und ein großes Durcheinander.

Die Kernsymptomatik der Aufmerksamkeits- und Konzentrationsstörung geht häufig mit einer schlechten Leistungsfähigkeit einher, was vor allem Schule, Ausbildung und Studium erschwert. So berichten insbesondere Schüler oder Studenten von einer sehr kurzen Aufmerksamkeitsspanne, während Erwachsene sich oft schon Berufe gewählt haben, die keine lange

Aufmerksamkeit erfordern. Die schlechte Aufmerksamkeits- und Organisationsfähigkeit geht häufig auch mit einem reduzierten Selbstwert- und Schuldgefühlen einher. Viele glauben, sie hätten ihre Eltern enttäuscht, weil sie nicht die gewünschten Leistungen in der Schule erbringen konnten oder mit ihrer Impulsivität auffielen.

Diese Impulsivität sowie mangelnde Selbstkontrolle sind besonders in der Kindheit sehr auffällig, können sich aber auch noch im Erwachsenenalter zeigen. Die Fähigkeit, sich selbst zu steuern, ist eingeschränkt, somit wird häufig dem ersten inneren Impuls meist ohne vorheriges Überdenken der Konsequenzen nachgegeben. Die eigene Handlung zu verzögern oder zu unterdrücken, fällt sehr schwer.

Motorische Hyperaktivität ist eine weitere Kernsymptomatik. Gerade im Kindesalter zeigt sich auch eine motorische Unruhe; Situationen, in denen man stillsitzen muss, werden vermieden oder als sehr belastend wahrgenommen. Ein Gefühl der Getriebenheit und die Unfähigkeit, zur Ruhe zu kommen, zeigen sich, und mangelnde körperliche Aktivität führt oft zu Gereiztheit oder Unwohlsein. Häufig wird die Hyperaktivität mit sportlichen Aktivitäten kompensiert, was zu einer generellen Verbesserung der ADHS-Symptomatik führen kann.

Aufgrund der Impulsivität sind bei Betroffenen eine erhöhte Scheidungsrate [93] sowie häufigere Arbeitsplatzwechsel oder Arbeitslosigkeit [71] zu beobachten. Viele Eltern von ADHS-Patienten haben sich ebenfalls scheiden lassen, bei der hohen Erblichkeit ist zu vermuten, dass mindestens ein Elternteil auch betroffen ist und sich bei ihm die gleichen Schwierigkeiten ergeben. Das Risiko für gefahrvolles sexuelles Verhalten, waghalsiges Autofahren sowie für Unfälle ist deutlich erhöht [82, 94], ebenso das Risiko für kriminelles Verhalten [95].

Andererseits kann die verstärkte Reizoffenheit auch Vorteile haben. Zusammen mit einer hohen Kreativität und der Bereitschaft, sich jenseits etablierter Pfade zu orientieren, können Betroffene in bestimmten Berufen – etwa als Künstler oder Moderatorin, aber auch Wissenschaftler, Managerin oder Politiker – zu Höchstleistungen befähigt werden [96-98]. Eine erhöhte Impulsivität und Ablenkbarkeit wurde mit einer erhöhten kreativen Leistung in Zusammenhang gebracht [99], ebenso mit der Fähigkeit, neue und nützliche Ideen auf der Basis von nicht üblichen Assoziationen und flexiblem Denken zu entwickeln [100-102].

In einer Übersichtsarbeit zu aktuellen Studien konnte Martine Hoogman von der Radboud-Universität im niederländischen Nijmegen kürzlich zeigen, dass die Rate von kreativen Leistungen und Fähigkeiten bei Studienteilnehmern mit ADHS, aber auch bei Teilnehmern mit einer subklinischen ADHS-Symptomatik hoch war [96]. Subklinisch bedeutet, die entsprechenden Probanden hatten einzelne ADHS-Symptome, erfüllten aber nicht alle Diagnosekriterien. Sie zeigten eine ausgeprägtere kognitive Flexibilität, die als divergentes Denken gemessen wird [59], was Teilnehmer mit einem kompletten ADHS nicht zeigten [96]. Mit einer Hyperfokussierung können sich die Teilnehmer, die nur eine subklinische ADHS-Symptomatik zeigen, intensiv und anhaltend Aufgaben widmen, die sie für besonders interessant halten, und werden auf diese Weise in kurzer Zeit zu Spezialisten auf dem jeweiligen Gebiet.

Interview mit Angelina Boerger

(Angelina Boerger ist Journalistin und Autorin des Bestsellers *Kirmes im Kopf – Wie ich als Erwachsene herausfand, dass ich AD(H)S habe.*)

In Ihrem Leben haben Sie Erfahrung mit ADHS und Depression gemacht, was kam zuerst?
Mit der ADHS bin ich bereits auf die Welt gekommen. Ich wusste nur leider bis zu meinem 29. Lebensjahr nichts davon. Dadurch hat sich ein gewisser Leidensdruck entwickelt, der irgendwann nicht mehr alleine zu bewältigen war und letzt-

endlich dazu geführt hat, dass ich 2020 ADHS und 2023 eine rezidivierende Depression diagnostiziert bekommen habe.

Was hatte sich verändert? Was waren die ersten Symptome oder Beschwerden?
Es fing damit an, dass ich das Gefühl hatte, dass sich ständig alles wie ein wackeliges Kartenhaus anfühlt und ich unter der Last zusammenbreche. Studium, danach Job, Partnerschaft, Haushalt, Freunde und Familie, Sport, Selfcare – das sah bei allen anderen machbar aus, trotz stressiger Phasen, aber ich hatte entweder zu viel oder gar keine Energie, und das ließ sich auch nicht wirklich beeinflussen. Außerdem litt ich ständig unter einer niederschmetternden Stimmung und immer mehr Antriebslosigkeit, bei dem gleichzeitigen Gefühl zu verbrennen. Dazu bekam ich immer öfter psychosomatische Probleme – Nackenschmerzen, Kopfschmerzen, Verspannungen, Schlafstörungen, Magenschleimhautentzündungen, Reizdarm ... Doch die Ärzte konnten nichts finden. Also wurde ich zur Psychotherapeutin geschickt, um dort eine Verhaltenstherapie zu machen, damit ich nicht schon vor dem dreißigsten Lebensjahr im Burn-out lande. Doch leider half das nicht wirklich. Denn mir fehlte das Puzzle-Stück, das mich darauf gebracht hätte, dass ich ADHS habe. Darauf bin ich dann einige Zeit später von selbst gestoßen, habe mich in einer darauf spezialisierten Praxis diagnostizieren lassen und eine darauf ausgelegte Therapie inklusive einer medikamentösen Einstellung, begonnen.

Welche Beschwerden entwickelten sich im Rahmen der Depression?
Durch die Therapie wurde es eine Zeit lang besser, doch durch meine intensive Arbeit als Botschafterin für ADHS im Erwachsenenalter, die deutschlandweit aufklärt, die auf Social Media aktiv ist, im Radio, im TV, in Podcasts, auf Bühnen und mit ihrem Bestseller zum Thema quer durchs Land reißt, wuchs

auch wieder die Belastung und der Druck, allem und allen gerecht zu werden. Dazu eine Trennung nach langer Beziehung, der Verlust einer Freundschaft, der Umzug in eine neue Stadt und zum ersten Mal alleine wohnen, sich komplett selbst organisieren, vom Aufstehen, Frühstücken, Selbstständig-Arbeiten bis Wohnung-Einrichten, Ordnung-Halten, Saubermachen, außerdem noch Finanzen, Ernährung, Schlaf, Freunde und Familie – als Mensch mit ADHS nicht immer leicht. Im November 2023 ging es mir dann so schlecht wie noch nie. Ich hatte richtige Wesensveränderungen, die mir große Angst gemacht haben.

Wo haben Sie zuerst Hilfe gesucht?
Ich habe als Erstes eine gute Freundin, meine Mutter und meinen Ex-Partner eingeweiht und um Hilfe gebeten. Schon allein zu sagen, dass es mir schlechter geht, als ich nach außen hin zeige, hat viel geholfen. Sie haben mir dann bei einigen Dingen geholfen, wie Steuererklärung machen, Sperrmüll entsorgen und Termine vereinbaren. Danach bin ich zu meiner Hausärztin, die mich damals mit meinem ADHS-Verdacht zum Glück direkt ernst genommen hatte. Sie schickte mich zum Spezialisten, und dort wurde erst mal ein Blutbild gemacht. Wie ich schon vermutet hatte, hatte ich einen extremen B_{12}-Mangel und einen leeren Eisenspeicher, was die Symptome einer Depression extrem verstärken, ja sogar auslösen können. Ich habe angefangen, beides zu supplimentieren, und zusätzlich meine Psychiaterin aufgesucht. Ich weiß noch: Keine zwei Minuten im Behandlungszimmer, und ich bin auf die Frage, wie es mir geht, sofort in Tränen ausgebrochen. Sie hat den Ernst der Lage sofort erkannt und sich erst mal 45 Minuten Zeit genommen, mir zuzuhören, und hat danach die Diagnose gestellt. Ihre Aussage zu meiner Situation ist in dem hier verlinkten Post nachzulesen: https://www.instagram.com/p/C2NeReQsRht/?utm_source=ig_web_copy_link&igsh=MzRlODBiNWFlZA== (Der dazugehörige erste Teil in meinem Feed enthält ein paar ergänzende Informationen.)

Haben Sie eine Stigmatisierung erlebt?

Das Thema Stigmatisierung ist bei mir tatsächlich ein Sonderfall. Es gibt sicherlich Menschen, die sich negativ über meine Diagnosen äußern oder sie relativieren, aber das passiert dann ausschließlich hinter meinem Rücken. Da ich öffentlich über meine mentale Gesundheit spreche, referiere und anderen helfe, damit besser umgehen zu können, sind die Reaktionen eher positiv, und ich bekomme viel Zuspruch und Dankbarkeit zu spüren. Damit bin ich aber leider eine Ausnahme, denn vielen geht es nicht so.

Welche Behandlung haben Sie bisher in Anspruch genommen? Was hat Ihnen geholfen?

Neben meiner medikamentösen Therapie mit Elvanse adult nehme ich seit der Diagnose im November auch Bupropion ein. Das hat neben den entlastenden Gesprächen mit meinem Umfeld und der Ärztin eine deutliche Verbesserung bewirkt. Das Gefühl der Sinnlosigkeit und Ausweglosigkeit ist gewichen. Ich habe immer noch depressive Episoden, extreme Blockaden und große Schwierigkeiten, meine Emotionen zu regulieren, aber es fühlt sich eben nicht mehr hoffnungslos an. Ich lasse dann meistens einmal alles raus, nutze Weinen als Ventil oder teile meine Stimmung und Gedanken mit meiner Community und meinem Umfeld, oder ich lenke mich ab, indem ich etwas unternehme, und weiß einfach: Es wird immer wieder besser und es lohnt sich.

Welche Tipps haben Sie für die Angehörigen von Erkrankten? Wie kann das Umfeld diese am besten unterstützen?

Wie bei so vielen reagierte auch mein Umfeld sehr bestürzt und mit dem Worten »Warum hast du denn nichts gesagt?« oder »Ich habe dir ja Hilfe angeboten …«. Das bringt aber reichlich wenig. Ich war an einem Punkt, an dem ich gar nicht mehr mitteilen konnte, was mir fehlt oder was ich brauche. Ich wollte einfach nur, dass jemand da ist, am besten einfach unangekündigt vor der Tür steht und sagt: »Mitkommen, wir gehen jetzt 'ne Runde um den Block!«, oder: »Gib mir deine Post und dann sortier' ich mal nach Wichtigkeit!« oder: »Du legst dich jetzt mal 'ne Runde hin und ich koch' uns was Leckeres.« Einfach machen, einfach aktiv werden. Das mag nicht für jeden funktionieren, und manch einer würde es als übergriffig betiteln oder sich bevormundet fühlen, aber für mich war es genau das Richtige. Denn ich neige zu einem unglaublichen Gedanken-Kreisen, Grübeln und einer daraus folgenden Paralyse, die mich nur noch depressiver macht, sodass ich manchmal wirklich jemanden brauche, der die simpelsten Entscheidungen für mich fällt.

Was würden Sie anderen Menschen mitgeben, die vermuten, selbst erkrankt zu sein?
Meinen Lieblingssatz: Sucht euch Verbündete! Egal, ob im eigenen Umfeld, jemanden Professionellen, Menschen in virtuellen Communitys oder in einer Selbsthilfegruppe. Niemand außer uns selbst weiß am besten, wie es uns geht. Leid ist nicht messbar und erst recht nicht vergleichbar. Jedem geht es an einem anderen Punkt nicht gut, und dann hat er jedes Recht auf Hilfe. Und die gibt es. Sie kann manchmal mit einigem Aufwand verbunden sein, weil es Wartezeiten gibt, Unterlagen ausgefüllt oder Koffer gepackt werden müssen, zum Beispiel für eine Klinik. Aber auch dafür gibt es Hilfe. Wir sind nicht allein damit, weder mit unserem Problem noch innerhalb der Gesellschaft. Es ist das Normalste der Welt, dass es einem Menschen nicht gut geht, und es sollte das Normalste der Welt sein, dass wir einander helfen, wenn dem so ist. Für ein besseres und gesünderes Leben, das wir alle verdient haben.

Vielen Dank für dieses Interview!

In unserer Klinik Medical Park Chiemseeblick betreuen wir häufig depressive Patienten, die in der Behandlung mit einer bislang unerkannten ADHS-Symptomatik auffielen. Nach detaillierterer Diagnostik können wir dann neben der Depression auch eine ADHS diagnostizieren und die spezifische Behandlung einleiten. Viele ADHS-Patienten haben mir berichtet, dass sie sehr erleichtert waren – manche aber erst nach einem kurzen Schock –, diese Diagnose zu bekommen. Schließlich erkläre sie, warum so vieles in ihrem Leben anders gelaufen oder einiges auch schiefgegangen sei. Für diese Patienten ist es eine Erleichterung zu wissen: Ich bin nicht dumm, faul oder verrückt, sondern habe einfach ADHS. Und das kann man behandeln!

In der S3-Leitlinie ist die Behandlung von ADHS genau festgelegt – ein multimodales therapeutisches Gesamtkonzept, in dem mehrere Säulen der Behandlung vorgesehen sind. Die Psychoedukation, also die Wissensvermittlung über die Erkrankung, bildet die Grundlage; weiter gibt es ein Coaching für Betroffene und deren Angehörige, die Psychopharmakotherapie mit Stimulantien und die Psychotherapie. Die Behandlung sollte am besten durch Selbsthilfegruppen flankiert werden. Abhängig vom Schweregrad werden verschiedene Behandlungsmöglichkeiten empfohlen. Bei leichten Verläufen sind psychosoziale Interventionen meist die erste Wahl, bei moderaten und schweren Einschränkungen durch ADHS ist es die Medikation mit Stimulantien. Natürlich gilt es immer, Vor- oder Begleiterkrankungen zu berücksichtigen, bevor die Wahl auf ein Medikament fällt.

Patient Florian H., 24 Jahre

Der Jurastudent Florian kam mit einer diagnostizierten Depression zu uns in den Medical Park Chiemseeblick. Die Schulzeit hatte er recht gut überstanden; anfänglich war er zwar stets der Pausenclown, hatte immer wieder Ärger mit Lehrern, aber mit zunehmendem Alter konnte er sich in das Schulsetting gut einfügen, außerdem half ihm die dortige Struktur. Er war überdurchschnittlich intelligent und musste kaum lernen, um gute Noten zu schreiben.

Dies änderte sich aber mit dem Eintritt ins Studium. Plötzlich fiel die von außen gegebene Struktur weg, er war auf sich allein gestellt und musste alles selbst planen und organisieren. Er war von zu Hause fortgezogen und bewohnte nun ein WG-Zimmer an seinem neuen Studienort. Gerichtsprozesse faszinierten ihn, deswegen wollte er Anwalt werden. Allerdings fragte er sich nun angesichts des doch sehr »trockenen« Lerninhalts, ob Jura das richtige Fach war. Er konnte sich kaum auf das Lernen konzentrieren, alles lenkte ihn ab, seine Gedanken schweiften ab, und er hatte den Eindruck, dass er sich nichts merken konnte.

Der Auszug aus dem elterlichen Haushalt brachte eine weitere Hürde mit sich, er musste nun auch selbst einkaufen, kochen und Wäsche waschen, fühlte sich aber von allem überfordert. Es ging ihm immer schlechter, er konnte nicht mehr schlafen, hatte Schuldgefühle seinen Eltern gegenüber, die ihm das Studium bezahlten. Er zog sich immer mehr zurück, auch von den WG-Mitbewohnern, ging kaum noch in Vorlesungen. Eine Beziehung hatte er gerade nicht, und die letzte hatte nicht lange gehalten. Florian fühlte sich traurig, wertlos und unfähig, er war sehr unruhig und musste immer wieder in seinem Zimmer auf und ab gehen. Einer seiner Mitbewohner gab ihm schließlich den Rat, sich bei einer Ärztin oder einem Arzt vorzustellen, und nach anfänglicher Skepsis tat er dies auch.

Nachdem bei ihm eine Depression diagnostiziert worden war, wurde er in unsere Klinik eingewiesen. Zunächst gingen auch wir nur von einer Depression aus, Florian erhielt eine Psychotherapie sowie ein Antidepressivum. Allerdings hatten wir schnell den Verdacht, dass die Depression nicht die gesamte Symptomatik erklärte. Als Florian uns detailliert seine Krankheitsgeschichte berichtet hatte, ergab sich der dringende Verdacht auf ADHS, was wir in einer weiteren testpsychologischen Diagnostik auch bestätigen konnten. Aufgrund der ausgepräg-

ten Schwierigkeiten beim Studium durch ADHS war auch eine spezifische Medikation mit einer Stimulanz indiziert. Nach kurzem Überlegen entschied sich Florian dafür, und wir begannen zusätzlich zum Antidepressivum eine spezifische Medikation gegen ADHS.

Das Stimulanz zeigte sehr schnell Wirkung, Florian konnte sich besser konzentrieren, war weniger abgelenkt und vermochte in der Gruppentherapie viel besser den Inhalten zu folgen. Die Psychotherapie wurde somit viel wirksamer, nachdem es anfänglich nur wenige Fortschritte gegeben hatte. Nach wenigen Wochen zeigte sich eine komplette Remission der Depression sowie eine deutliche Verbesserung der ADHS-Symptomatik. Florian war hochzufrieden und konnte sein Studium fortsetzen.

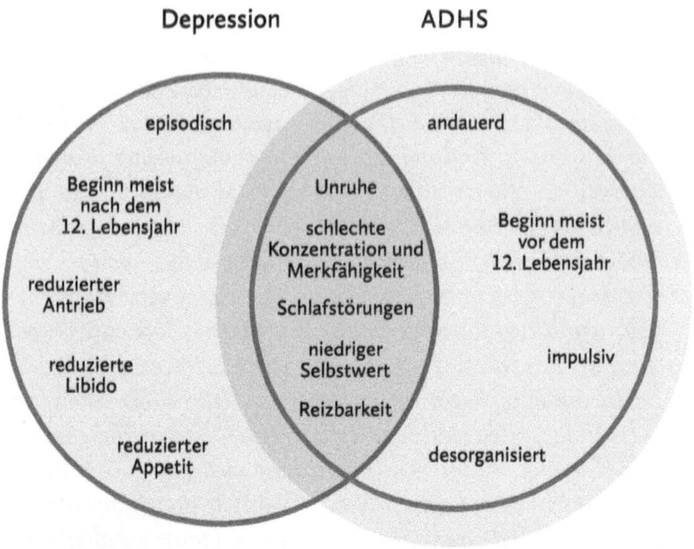

Überlappung der Symptomatik einer Depression und ADHS.

Wir müssen nun über Suizidalität sprechen

Alle 40 Sekunden stirbt ein Mensch durch Suizid [103]. Das sind über 700 000 Tote weltweit [103]. Eine sehr hohe, kaum vorstellbare Zahl. Unsere psychosomatische Klinik, der Medical Park Chiemseeblick, liegt direkt am »Bayerischen Meer« im Landkreis Rosenheim, die benachbarten Landkreise sind Traunstein, Altötting und Mühldorf – alle vier zusammen haben etwa 665 000 Einwohner [104]. Weltweit sterben also jährlich mehr Menschen durch Suizid, als in diesen vier oberbayerischen Landkreisen leben. Im Jahr 2021 starben in Deutschland 9215 Menschen durch Suizid [105]. Im Vergleich dazu kamen 2908 Menschen durch Verkehrsunfälle, 1826 durch Drogen, 925 durch Mord und Totschlag und 218 durch HIV/Aids ums Leben. Und jeder einzelne dieser Suizide zieht weitere 60 bis 135 Menschen in Mitleidenschaft [106]. Es gibt Mütter und Väter, die durch Suizid ihr Kind, oder Eheleute, die durch Suizid ihre Partner verlieren. Was dies für die Zurückbleibenden bedeutet, möchte man sich nicht vorstellen.

Wir sehen also, Suizid ist eine sehr häufige – aber prinzipiell verhinderbare – Todesursache, über die es sich zu reden lohnt. Aber trotzdem tun wir es nie. Die Stigmatisierung von Suizid ist noch mal größer als die Stigmatisierung von Depression. Dabei sollten wir unbedingt darüber reden, um Suizide zu verhindern, denn zu diesem Thema gibt es etliche klassische Mythen. Frei nach dem Motto »Hunde, die bellen, beißen nicht« meinen manche, dass Menschen, die ankündigen, sich etwas anzutun, nur Aufmerksamkeit, aber nicht wirklich sterben wollen. Oder man geht davon aus, dass jemand, der den Willen hat zu sterben, dies vorher nicht sagt. All das stimmt nicht – tatsächlich kündigen mehr als 75% ihr Vorhaben an. Nur leider nehmen die wenigsten dies ernst. Wieder andere haben Angst, nach Suizidgedanken oder -plänen zu fragen, sie könnten den- oder diejenige dadurch ja erst auf die Idee bringen. Das stimmt aber auch nicht – entweder sind die Gedanken längst vorhanden oder eben nicht, doch niemand wird plötzlich wegen der Frage den Wunsch entwickeln zu sterben.

Tatsächlich kann man sich Suizidalität als Spektrum vorstellen. Am einen Ende fängt es mit Lebensüberdruss an; das Dasein macht keinen Spaß mehr, nichts mag mehr gefallen, alles ist sehr mühsam. Es wäre in Ordnung, wenn das Leben morgen vorbei wäre. Der nächste Schritt sind Suizidgedanken. Die Hoffnungslosigkeit wird immer größer, man sieht kein Licht mehr am Ende des Tunnels. Alles fühlt sich an wie eine endlose Qual, es soll einfach nur aufhören. Wenn Suizidgedanken sich konkretisieren, kommt es zu Suizidplänen, und es stellt sich die Frage, wie, wo und wann sie umgesetzt werden könnten. Vorbereitungen werden getroffen, Tabletten beschafft, Dinge aus dem Baumarkt besorgt oder ein Ort gesucht, an dem es gehen könnte. Wenn alles abgeschlossen ist, kann es zu einem Suizidversuch kommen, und wenn dieser gelingt, ist der Suizid vollzogen. Das ist das Verlaufsspektrum.

An dieser Stelle ist es mir wichtig zu betonen, dass sich niemand einfach so das Leben nehmen will. Ganz im Gegenteil. Aber das Leben ist den Betroffenen wie eine unendliche Last geworden – was sich niemand wirklich vorstellen kann, der noch keine Depression hatte. Das Gehirn trickst einen aus, lässt alles negativ erscheinen, hoffnungslos. Genau das ist das Problem. Bei jeder anderen Erkrankung können wir mehr oder weniger realistisch die Heilungschancen einschätzen. Haben wir es mit einem mehrfach gebrochenen Unterschenkel oder auch einem Tumorleiden zu tun, vermag unser Gehirn einzuschätzen, was wir wie tun müssen oder was von professioneller Seite getan werden muss, damit es uns besser geht. Und wann es uns besser gehen wird. Bei der Depression ist das anders: Das Gehirn selbst ist erkrankt, deshalb erscheint alles viel negativer, als es eigentlich ist. Doch Depression ist heilbar, auch wenn es manchmal lange dauern kann, sie geht wieder vorbei. Es gilt also, die Zeit zu überbrücken, die die Behandlung braucht, bis die Suizidgedanken wieder von allein verschwinden.

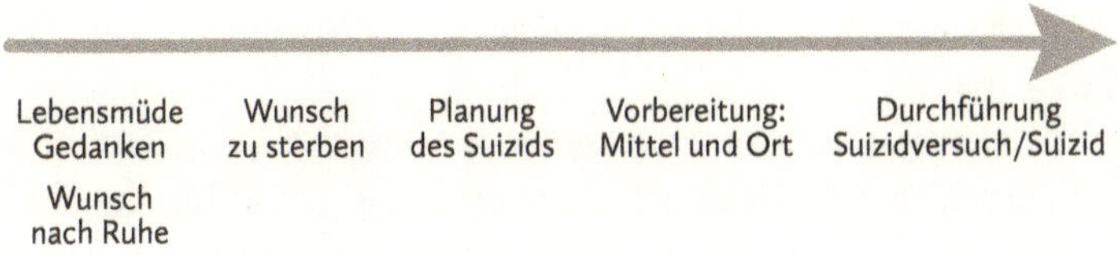

Spektrum der Suizidalität

Was sind nun die Risikofaktoren? Worauf muss man achten? Bei etwa 90% der Suizide liegt eine psychische Erkrankung vor [107, 108], dabei handelt es sich bei über der Hälfte um eine Depression (auch im Rahmen einer bipolaren affektiven Störung) [109]. Aber auch bei anderen psychischen Erkrankungen wie der Schizophrenie, einer Suchterkrankung oder einer Persönlichkeitsstörung geht man davon aus, dass eine depressive Symptomatik vorliegt [108]. Nach der psychischen Erkrankung ist ein Suizidversuch in der Vorgeschichte der aussagekräftigste Risikofaktor [108, 110].

Grundsätzlich ist das Suizidrisiko bei Männern höher als bei Frauen, wobei es mit dem Alter zunimmt. Dabei haben junge Frauen das größte Risiko für einen Suizidversuch, ältere Männer das größte Risiko für einen Suizid. Dies lässt sich dadurch erklären, dass Männer häufiger »harte« Methoden wie

Erhängen oder Erschießen, Frauen hingegen häufiger »weiche« wie Vergiftung wählen. Außerdem suchen sie häufiger Hilfe, während bei Männern oft noch weitere Risikofaktoren wie Alkoholmissbrauch [110] vorliegen. Doch auch wenn das Suizidrisiko mit dem Alter zunimmt, so stellt Suizid die führende Todesursache in der Altersgruppe der 15- bis 34-Jährigen dar [110].

Ein wichtiger Risikofaktor sind Armut bzw. wirtschaftliche Schwierigkeiten. Mit etwa 80% treten die meisten Suizide in weniger wohlhabenden Ländern auf. Allein Indien und China tragen mit 42% zu den Suiziden weltweit bei. Die Suizidmethoden variieren dabei, die häufigsten sind z. B. in Deutschland und Großbritannien Erhängen [105, 111], in Indien die Vergiftung durch Pestizide [112], in den USA die Verwendung von Schusswaffen [113] und in Hongkong ein Sprung aus großer Höhe [114].

Suizidalität wird auch vererbt, genetische Varianten können etwa 30–50% des Auftretens erklären. Diese Effekte sind vermutlich nicht auf Modelllernen oder Imitation der Eltern zurückzuführen, denn in Zwillingsstudien konnte ein Zusammenhang nur bei biologischen, nicht aber bei adoptierten Geschwistern gezeigt werden [115, 116]. Traumatisierungen und Misshandlungen in Kindheit und Jugend stellen weitere Risikofaktoren für Suizidalität dar. Dabei wird unterschieden zwischen Vernachlässigung sowie physischem, sexuellem oder emotionalem Missbrauch [117, 118].

Weitere Risikofaktoren sind soziale Isolation und Einsamkeit, finanzielle oder rechtliche Schwierigkeiten, Alkohol- oder anderer Substanzmissbrauch, körperliche Erkrankungen wie chronisch obstruktive Lungenerkrankung, kardiovaskuläre Erkrankung und Schlaganfall, chronische Erkrankungen wie Migräne und Epilepsie sowie chronische Schmerzen und Schädel-Hirn-Trauma [108].

Medienberichte über Suizide können insbesondere in den ersten 30 Tagen nach Berichterstattung zum Anstieg von Suiziden führen, und dies proportional zu dem Ausmaß der

Berichterstattung, insbesondere bei Suizid eines Stars. Die Nachahmungsrate wird größer, je größer die Aufmachung der Berichterstattung ist, je mehr Details über die Methode berichtet werden und je emotionaler der Inhalt dargestellt wird. Insbesondere Jugendliche und junge Erwachsene sind empfänglicher für diese Medieneffekte [119].

In der wissenschaftlichen Literatur wird dies als »Werther-Effekt« bezeichnet [120], denn nach der Veröffentlichung von Goethes Roman *Die Leiden des jungen Werthers* wurden in ganz Europa Nachahmungssuizide beobachtet. Um den Werther-Effekt zu verhindern, wurden von der WHO und nationalen Einrichtungen Richtlinien für eine verantwortungsvolle Berichterstattung entwickelt [121], z. B. wurde Folgendes im Deutschen Pressekodex aufgenommen: »Die Berichterstattung über Selbsttötung gebietet Zurückhaltung. Dies gelte insbesondere für die Nennung von Namen, die Veröffentlichung von Fotos und die Schilderung näherer Begleitumstände« [122].

Auch in Wien haben Journalisten ab 1987 nur noch sehr zurückhaltend über Suizide berichtet. In der folgenden Zeit gingen die U-Bahn-Suizide um mehr als 70% zurück [123]. Trotz des Pressecodex konnte der Werther-Effekt eindrücklich nach dem Suizid des Fußballtorwarts Robert Enke beobachtet werden – in den 28 Tagen nach seinem Tod kam es zu einer Zunahme von 117% Suiziden verglichen mit dem Zeitraum davor. Während im Vergleichszeitraum durchschnittlich 1,89 Suizide pro Tag auf den Gleisen auftraten, waren es in den besagten 28 Tagen durchschnittlich 4,32 Suizide pro Tag [124].

Beispiele für den Werther-Effekt gibt es leider viele. In der Netflix Serie *Tote Mädchen lügen nicht* (im Original *13 Reasons Why*) geht es um den Suizid eines Mädchens, das eine Abschiedsbotschaft mit 13 Gründen dafür hinterlässt. Nach dem Erscheinen dieser Serie kam es in den USA zu einem 28-prozentigen Anstieg von Suiziden in der Altersgruppe der 10- bis 17-Jährigen [125]. Die Faktoren, die den Werther-Effekt begünstigen, sind mittlerweile gut untersucht: die Nennung des

Namens, insbesondere bei einer berühmten Persönlichkeit, eine detaillierte Beschreibung der Methode, eine Nennung der Gründe, die zum Suizid geführt haben, dessen Effekt auf die Gesellschaft und die Aufmachung der Berichterstattung, z. B. die Erwähnung des Begriffs »Suizid« bereits in der Überschrift und die Darstellung von Fotos [126].

Die Berichterstattung über einen Suizid kann allerdings auch protektive Effekte haben, dies nennt man »Papageno-Effekt« [126]. In Mozarts *Zauberflöte* wollte Papageno sterben, nachdem er fürchtete, er habe seine geliebte Papagena verloren. Er konnte aber von drei Jungen vom Suizid abgehalten werden, die ihm geholfen haben, Bewältigungsstrategien zu entwickeln. Demzufolge hat eine Berichterstattung protektive Effekte, wenn der Focus auf den Suizidgedanken, Bewältigungsstrategien und Präventionsprogrammen liegt, wenn Suizid als Folge einer psychischen Erkrankung dargestellt wird und Ergebnisse aus Studien und Kontaktinformationen für Hilfemöglichkeiten genannt werden [126].

All diese Punkte erwähne ich daher auch in diesem Kapitel. Tatsächlich konnte eine Studie der Universität Wien, die zusammen mit der Ludwig-Maximilians-Universität München und der Universität Leuven in Belgien durchgeführt wurde, zeigen, dass Experteninterviews über Suizidalität Suizidgedanken reduzieren und Suizidprävention verbessern konnten [127]. Wissen hilft! Nicht umsonst erwähne ich in fast allen meinen Vorträgen, dass die Psychoedukation, die Vermittlung des Wissens über die psychische Erkrankung, ganz essenziell ist, um Selbsthilfe und Selbstwirksamkeit zu steigern und den Umgang mit der Erkrankung zu verbessern.

Hier findet man Hilfe:
Telefonseelsorge
0800 1 110 111

Glücklicherweise gibt es auch noch weitere Faktoren, die das Suizidrisiko senken können, z. B. ein enges soziales Netzwerk, gute Gründe zu leben, Verantwortung für Kinder, Optimismus und gute Problemlösekompetenzen [108]. In einigen Studien konnte auch gezeigt werden, dass Religiosität das Suizidrisiko zu senken vermag. So untersuchte eine Studie mit 82898 Teilnehmern aus 60 Ländern die Assoziation der Religionen Buddhismus, Christentum, Hinduismus und Islam und der nationalen Suizidrate. Religiosität war dabei mit einer negativen Einstellung gegenüber Suizid und negativ mit der nationalen Suizidrate assoziiert [128].

Wie können Suizide oder Suizidversuche also verhindert werden? Suizidgedanken gehen einem Suizid oder Suizidversuch meist voraus [129]. Eine ebenfalls interessante Studie schaute sich daher die Gründe an, weshalb Menschen mit konkreten Suizidgedanken sich keine professionelle Hilfe gesucht hatten [130]. Dazu wurden 8400 Mitwirkende befragt, die im Jahr vor der Befragung konkrete Suizidgedanken gehabt oder auch Suizidversuche unternommen, danach aber keine psychiatrische oder psychotherapeutische Behandlung gesucht hatten. Drei Viertel der Befragten gaben an, sie hatten nicht das Gefühl, Hilfe zu benötigen. Ein Viertel hätte gerne Hilfe in Anspruch genommen, Hilfe aber dennoch nicht gesucht. Der mit über 50% häufigste Grund, keine Hilfe zu suchen, waren die Kosten der Behandlung.

Nun muss man dazu wissen, die Untersuchung wurde in den USA durchgeführt, und dort werden die Kosten nicht automatisch – wie in Deutschland – von einer Krankenversicherung übernommen. 36% derjenigen, die gerne Hilfe bekommen hätten, aber trotzdem keine Behandlung gesucht hatten, wussten nicht, wohin sie sich wenden sollten [130]. Dieser Grund ist ein wichtiger Ansatzpunkt für Prävention. Es muss bekannt und allen klar sein, wohin man sich in einer psychischen Notlage wenden kann, zu jeder Tages- und Nachtzeit.

Im Jahr 2014 legte die WHO erstmals einen Suizidpräventionsbericht vor, um den Forschungsstand zur Suizidalität zusammenzufassen und Präventionsmöglichkeiten aufzuzeigen. Ein sehr gut untersuchtes Präventionskonzept ist das 4-Ebenen-Interventionskonzept der Stiftung Deutsche Depressionshilfe und Suizidprävention, das bereits in zahlreichen regionalen Bündnissen gegen Depression in Deutschland und europaweit etabliert ist [131, 132]. Dieses Konzept verfolgt grundsätzlich zwei Ziele: die Versorgung von Menschen mit Depression zu verbessern und damit das Risiko für Suizide und Suizidversuche zu senken. Die Interventionen erfolgen in einer umschriebenen Region oder einem Landkreis und finden auf den namengebenden 4 Ebenen statt:

1. Kooperation mit Hausärzten durch z. B. Fortbildungsmaßnahmen
2. Öffentlichkeitsarbeit für alle durch öffentliche Vorträge, Kampagnen und Social-Media-Arbeit, z. B. auf Instagram oder Facebook
3. Schulungen von Multiplikatoren wie Lehrerinnen, Pfarrer, Journalistinnen, Polizisten
4. Unterstützung von Betroffenen und deren Angehörigen, z. B. durch Informationsmaterialien oder Zusammenarbeit mit Selbsthilfegruppen

Das 4-Ebenen-Interventionskonzept wurde erstmals in einem Modellprojekt, dem Nürnberger Bündnis gegen Depression, das vom Bundesministerium für Bildung und Forschung gefördert wurde, in den Jahren 2001 und 2002 etabliert und wissenschaftlich begleitet. Dabei konnte gezeigt werden, dass die Interventionsarbeit des Nürnberger Bündnisses im Vergleich zu der Vergleichsregion Würzburg, in der es damals noch kein Bündnis gegen Depression gab, zu einem 24-prozentigen Rückgang von Suiziden und Suizidversuchen führte [131].

Diese Ergebnisse konnten mehrfach bestätigt werden, zuletzt zeigte eine systematische Übersichtsarbeit, dass der 4-Ebenen-Ansatz der aktuell vielversprechendste ist, um das Risiko für Suizidalität zu senken [133]. Mittlerweile gibt es unter dem Dach der Stiftung Deutsche Depressionshilfe und Suizidprävention über 90 regionale Bündnisse in Deutschland, die den 4-Ebenen-Ansatz umsetzen. Im Jahr 2020 habe ich das Chiemseer Bündnis gegen Depression e.V. gegründet, um auch hier in unserer Region das 4-Ebenen-Interventionskonzept zu etablieren.

Patientin Dr. Sandra D., 48 Jahre

Sandra war eine erfolgreiche Internistin mit eigener Praxis in einer deutschen Großstadt. Sie war verheiratet und hatte eine 14-jährige Tochter. Weil das Mädchen unter einer Essstörung und depressiven Episoden litt, war es in regelmäßiger psychotherapeutischer Behandlung. Trotz dieser umfangreichen Behandlung verschlechterte sich die psychische Verfassung der Tochter zunehmend, schließlich schlich sie sich von zu Hause weg und nahm sich das Leben.

Verständlicherweise war das ein Schock für die Familie. Weder Sandra noch ihr Ehemann hatten mit dem Suizid ihrer Tochter gerechnet, es zog ihnen den Boden unter den Füßen weg. Das Leben hatte sich für beide grundlegend verändert. Beide suchten sich Hilfe und versuchten, mit der neuen Situation zurechtzukommen.

Eines Tages kam Sandra von der Arbeit nach Hause und fand ihren Ehemann tot in der Badewanne liegend vor. Auch er hatte sich suizidiert. Das war zu viel für Sandra, ihr behandelnder Arzt wies sie zu uns in den Medical Park Chiemseeblick ein. Sie hatte eine schwere Depression entwickelt, sie fühlte nichts mehr, hatte keine Kraft, keinen Antrieb, konnte nicht mehr schlafen, ihre Gedanken gingen nur noch im Kreis, sie war unruhig, angespannt, innerlich getrieben. Auch Sandra hatte nun passive Todeswünsche, sie wollte einfach, dass alles vorbei sei und sie Ruhe habe.

Sie erhielt nun Psychotherapie sowie eine medikamentöse Kombinationsbehandlung mit einem Antidepressivum und einem Beruhigungsmittel. Sechs Wochen später hatte sich ihr

Zustand verbessert, sie konnte die Situation nun besser verarbeiten, ihr Lebensmut war wieder da, wir konnten das Beruhigungsmittel absetzen und sie in die ambulante Weiterbehandlung entlassen. Trotz der hier erzielten Verbesserung brauchte die weitere Behandlung noch einige Zeit.

Kurze Geschichte der Depression

Glauben Sie, dass Depression eine neuzeitliche Erfindung ist, die erst im letzten Jahrhundert als Wohlstandserkrankung aufkam? Weit gefehlt. Tatsächlich wurde die Erkrankung bereits ganz am Anfang der medizinischen Geschichte beschrieben, sie war somit eine der ersten Erkrankungen der Menschheit. Allerdings wurde sie damals noch nicht als Depression beschrieben, sondern als Melancholie.

Der Begriff »Melancholie« entstammt der griechischen Medizin und bezeichnete die schwarze Galle (*melan* bedeutet »schwarz«, *chole* »Galle«) [134]. Melancholie war somit Teil der antiken Viersäftelehre, der Humoralpathologie, der zufolge der menschliche Körper aus Blut, Schleim, der gelben und der schwarzen Galle bestand. Befanden sich diese vier Säfte in einer Balance, war der Körper gesund. Waren die vier Säfte aber im Ungleichgewicht, dann entwickelten sich Krankheiten. Die schwarze Galle wurde mit der Milz in Zusammenhang gebracht und sollte vom Magenmund in den Kopf aufsteigen [134].

Die Viersäftelehre war ein wesentlicher Bestandteil der Lehre des griechischen Wanderarztes Hippokrates von Kos (460–370 v. Chr.) und auch Teil des *Corpus Hippocraticum*, einer der bekanntesten Sammlungen medizinischer Texte der Antike, die von verschiedenen Autoren erstellt wurden [135].

Die hippokratische Beschreibung »Wenn Furcht und Missmut lange anhalten, so ist dies melancholisch« sollte später den medizinischen Begriff »Melancholie« prägen [135].

Eine gängige Behandlungsform war das Ausleiten der krank machenden Stoffe aus dem Körper, z. B. durch Erbrechen. Übliche Behandlungen umfassten zudem Heilpflanzen, Diäten, Heilpflaster und Klistiere, aber auch Barfußlaufen und eiskalte Bäder im Winter [135]. Aus der Schule des Aristoteles ist eine Schrift überliefert, die Melancholie in Zusammenhang mit Kreativität brachte: »Warum sind alle hervorragenden Männer, ob Philosophen, Staatsmänner, Dichter oder Künstler, offenbar Melancholiker gewesen?« [135].

Auch hier wurde das richtige Verhältnis, die Ausgewogenheit betont. Zu viel schwarze Galle mache krank, aber die richtige Menge ermögliche die herausragenden Leistungen [135]. Damit wurde »naturwissenschaftlich« der Mythos des »göttlichen Wahnsinns« begründet. Das wohl wichtigste historische Konzept der Melancholie entwickelte der römische Arzt Claudius Galen (ca. 129–216 n. Chr.), der Leibarzt Kaiser Marc Aurels. Galen beschrieb drei Ursachen der Melancholie: 1.) die schwarze Galle überschwemme den ganzen Körper, somit auch das Gehirn; 2.) gelbe Galle werde im Gehirn erhitzt und färbe sich schwarz; 3.) eine Verdauungsstörung im Magen produziere schwarze Galle, die dann in das Gehirn übertrete. Galen beschrieb die Symptome der Melancholie mit Mutlosigkeit, Furcht, Wahnvorstellungen und Todessehnsucht [134].

Im christlich und feudalistisch geprägten Mittelalter wurde die Tradition der antiken Lehre, insbesondere der Viersäftelehre, fortgesetzt. Daneben wurden Krankheiten aber auch als Strafe Gottes oder eine Besessenheit durch Dämonen interpretiert [134]. Die deutsche Äbtissin und Universalgelehrte Hildegard von Bingen (1098–1179) postulierte, dass die schwarze Galle ein Ausdruck der Sünde sei, z. B. der mönchischen Nachlässigkeit, und die Melancholie auslöse [134]. Diese führe auch zu einer Schwächung der Abwehrkräfte, somit hätten Dämonen ein leichtes Spiel.

Auch im Mittelalter wurde die Melancholie als Gehirnerkrankung definiert. Nach dem deutschen Bischof und Gelehrten Albertus Magnus (ca. 1200–1280) kehre die schwarze Galle die Flussrichtung des Lebensgeistes um, der sich in den Gehirnkammern bewege, und führe zu Verstopfungen [134]. Das Gehirn galt wie auch schon in der Antike als Ort der Wahrnehmung, des Erinnerns und des Denkens. Durch den »Lebensgeist« oder *pneuma* war es mit dem restlichen Körper verbunden. Die Formen der Behandlung änderten sich nicht tiefgreifend, sie erfolgte meist durch Barbiere, die Kräuter und Amulette verteilten und Aderlässe durchführten [135].

In der Renaissance zeigte sich immer noch ein in der Magie verhaftetes Denken und die Überzeugung, dass Dämonen durch Schadenzauber Erkrankungen und Unheil anrichteten. Daher wurden in der Heilkunde weiterhin die »magischen« Verfahren angewandt, wie z. B. Rituale, Tierknochen, Kristalle oder Amulette. Allerdings etablierte sich ab etwa 1450 die Hexenverfolgung, da angenommen wurde, dass Hexen und Zauberer auf Geheiß des Teufels den Menschen schadeten. Dieses Konstrukt wurde auch von der Kirche genutzt, um missliebige Personen in Hexenprozessen zum Tode zu verurteilen. Etwa 75% der geschätzten 60000 Opfer der Hexenverfolgung in Europa waren Frauen aus allen Berufen, Ständen und Altersgruppen [135]. Inwieweit Personen mit psychischen Erkrankungen betroffen waren, ist nicht ausreichend dokumentiert. Umgekehrt zeigte sich im sogenannten Hexenwahn aber eine Anfälligkeit des neuzeitlichen Menschen für totalitäre Ideologien in Zeiten gesamtgesellschaftlicher Verunsicherung [135], und diese Anfälligkeit scheint bis heute anzuhalten.

In der Renaissance wurde Melancholie auch immer noch mit magischen und alchemistischen Symbolen in Verbindung gebracht. So stellte z. B. Albrecht Dürer (1471–1528) in seinem Kupferstich *Melencolia I* 1514 die Melancholie als Frau mit großen Flügeln und schwermütigem Gesichtsausdruck dar, die den Kopf in die Hand gestützt hat. Auch hier wird wieder die

Kreativität und die Melancholie in Zusammenhang gebracht, der Kupferstich gilt eben auch als geistiges Selbstporträt eines kreativen Künstlers.

Doch nicht nur die Kunst beschäftigte sich im 16. Jahrhundert intensiver mit der Melancholie, sondern auch Ärzte. Der Engländer Timothy Bright (ca. 1551–1615) veröffentlichte 1586 sein Werk *A Treatise of Melancholie* (*Eine Abhandlung über Melancholie*) [136]. Eine düstere Stimmung wurde als dominierendes Symptom beschrieben, daneben auch Verdrossenheit, Jähzorn, Niedergeschlagenheit und Raserei. Die Melancholie wurde immer noch als Erkrankung angesehen, die durch eine Zunahme der schwarzen Galle entstand und das natürliche Gleichgewicht der Lebensgeister störte.

35 Jahre später veröffentlichte ein Landsmann Brights, der Theologe Robert Burton (1577–1640), das bislang umfassendste Buch über die Melancholie: *The Anatomy of Melancholy* (*Die Anatomie der Melancholie*). Burton litt selbst darunter und bezeichnete das Schreiben an dem Buch als seine Therapie. Er riet dazu, sich mit sinnvollen Dingen zu beschäftigen und sie zu lernen, sich an der frischen Luft zu bewegen, leichtes Essen zu sich zu nehmen und Einsamkeit zu meiden. Auch schrieb bereits Burton, dass die Melancholie jeden treffen könne, wenn sie auch gehäuft bei Adligen und Gelehrten auftrete. Außerdem sah er die Ursache der Melancholie auch im traumatischen Verlust von Bezugspersonen, Statussymbolen und der persönlichen Gesundheit [137]. Somit beinhaltete sein Werk über die Melancholie bereits einige Elemente der modernen Auffassung über die Depression.

Im 16. Jahrhundert entstanden aus aufgegebenen Klöstern Krankeneinrichtungen, um psychisch auffällige Menschen, die nicht mehr in den Familien betreut werden konnten, aufzufangen. Als Beispiel sei hier das Juliusspital in Würzburg genannt, das 1579 für die Aufnahme von Armen, Kranken und Menschen mit Behinderung gegründet wurde [135]. Bis 1629 wurden über 4600 Betroffene behandelt, etwa die Hälfte litt unter einer Melancholie. Gefährliche oder suizidale Betreute wurden

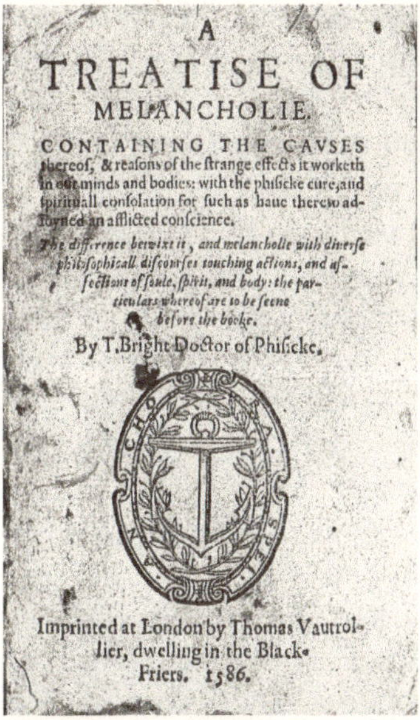

A TREATISE OF MELANCHOLIE.

CONTAINING THE CAVSES thereof, & reasons of the strange effects it worketh in our minds and bodies: with the phisicke cure, and spirituall consolation for such as haue thereto adioyned an afflicted conscience.

The difference betwixt it, and melancholie with diverse philosophicall discourses touching actions, and affections of soule, spirit, and body: the particulars whereof are to be seene before the booke.

By T. Bright Doctor of Phisicke.

Imprinted at London by Thomas Vautrollier, dwelling in the Black-Friers. 1586.

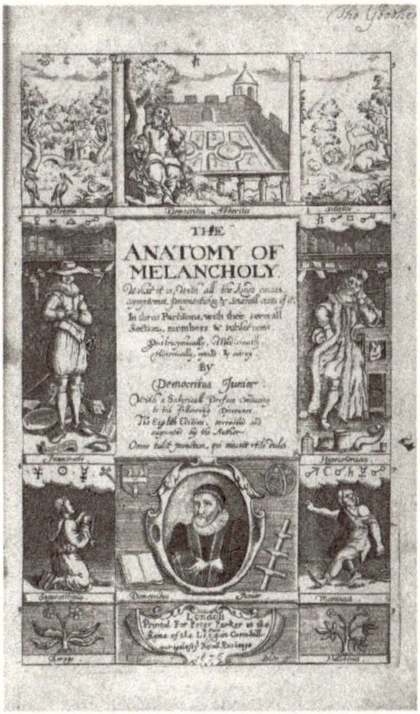

Abbildung links: 1568 erschien Timothy Brights damaliges Standardwerk *Eine Abhandlung über Melancholie.*

Abbildung rechts: *Die Anatomie der Melancholie,* 1621 vom Theologen Robert Burton veröffentlicht, ist eines der berühmtesten Bücher der Psychiatriegeschichte. Auf dem Titelblatt sieht man neben dem Porträt des Autors die verschiedenen Erkrankungen Manie, Hypochrondrie und Liebeskrankheit, dazu passend Bilder für die Einsamkeit, Eifersucht und das Übersinnliche sowie die Heilpflanzen Borretsch und Christrose.

gegebenenfalls gefesselt oder isoliert [135]. Ansonsten wurden als Behandlung der Melancholie weiterhin Abführmaßnahmen oder Aderlässe durchgeführt, um die krank machenden Substanzen wie die schwarze Galle auszuleiten, oder es wurden Pflanzen wie Digitalis, Helleborus, Kamper oder Opium verabreicht [135]. Diese Maßnahmen waren bis ins 19. Jahrhundert fest etabliert. Die ersten chemischen Beruhigungsmittel kamen dann mit den Bromiden ab 1850, mit Chloralhydrat ab 1870 und den Barbituraten ab 1903 zum Einsatz.

Über mehr als 2000 Jahre wurde der Begriff »Melancholie« für das Erscheinungsbild der heutigen Depression verwendet.

Der Begriff »Depression« kam dagegen erst recht spät auf, um 1800, der schottische Arzt William Cullen (1710–1790) soll ihn geprägt haben [134].

Im 19. Jahrhundert wurde dann immer häufiger von Depression und immer weniger von Melancholie gesprochen. Eine weitere diagnostische Einordnung erfolgte durch den gebürtigen Neustrelitzer Emil Kraepelin (1856–1926), der sicherlich einer der bedeutendsten Psychiater des 20. Jahrhunderts war. Kraepelin nahm eine Unterteilung der großen psychiatrischen Erkrankungen vor, er stellte die »Dementia praecox«, heute als Schizophrenie bezeichnet, einer chronischen Erkrankung mit schlechter Prognose, dem »manisch-depressiven Irresein«, gegenüber, einer episodisch verlaufenden Erkrankung mit besserer Prognose. Kraepelin wurde Lehrstuhlinhaber der Psychiatrie in München und gründete 1917 die außeruniversitäre »Deutsche Forschungsanstalt für Psychiatrie«, das heutige Max-Planck-Institut für Psychiatrie in München, wo ich fast zehn Jahre Patientinnen und Patienten behandelt und am Stress-Hormon-System geforscht habe.

Erst Jahrzehnte nach Kraeplin wurde das Konzept des manisch-depressiven Formenkreises 1966 angepasst. Der Schweizer Psychiater Jules Angst (geb. 1926) und der italienisch-schwedische Psychiater Carlo Perris (1928–2000) beschrieben, dass es neben einer unipolar verlaufenden Depression auch eine bipolar verlaufende Erkrankung mit manischen und depressiven Episoden gibt [134]. Auch Sigmund Freud (1856–1939) beschäftigte sich neben seinen Arbeiten zur Psychoanalyse, Traumdeutung und »Hysterie« mit der Depression. Er hielt die Melancholie für eine narzisstische Psychoneurose [134], eine Hemmung letztlich jeder Leistung und die Herabsetzung des Selbstgefühls mit Selbstvorwürfen dominierten in seinen Beschreibungen [134]. Gerade diese Hemmung stand nach Freuds Ansicht einer psychoanalytischen Aufarbeitung im Wege [134].

Die erste wirksame Behandlung der Depression wurde unerwartet 1938 entdeckt. Der Italiener Ugo Cerletti (1877–1936), ein Professor für Psychiatrie, führte die Elektrokrampftherapie (EKT) ein, um schizophrene Patienten zu behandeln [138]. Es zeigte sich aber, dass diese Behandlungsform bei depressiven Patienten besonders gut wirksam war – und bis heute geblieben ist. Allerdings wird die EKT auch immer noch kontrovers diskutiert. Die antipsychiatrische Bewegung der sechziger und siebziger Jahre lehnte sie aus Prinzip ab, so auch Ärzte und Psychotherapeuten, die allein auf Psychotherapie setzten und andere Behandlungsformen rigoros ausschlossen [138]. Dabei markierte die EKT eine substanzielle Wende bei einer Erkrankung, für die es vorher keine wirksamen Therapien gegeben hatte.

In den zwanziger und dreißiger Jahren etablierte sich die Insulin-Koma-Therapie. Der polnische Psychiater Manfred Sakel (1900–1957) arbeitete mit dieser Therapie zuerst in Berlin, später in Wien. Schizophrenen, teilweise auch depressiven Patienten wurde Insulin verabreicht, bis sie ins Koma fielen [138]. Nach einer gewissen Zeit, z. B. 20 Minuten, erhielten sie eine Zuckerinfusion und wachten wieder auf. Diese Behandlung besserte tatsächlich eine psychotische, teilweise auch eine depressive Symptomatik, ging aber auch mit einer hohen Sterblichkeit einher.

Der Budapester Psychiater Ladislas von Meduna (1896–1964) beobachtete, dass Patienten mit einer Epilepsie, die an einer Schizophrenie erkrankten, weniger epileptische Anfälle erlitten [138]. Dabei fragte er sich, ob schizophrene Patienten, die Anfälle bekamen, auch weniger psychotische Symptome zeigten. Dafür verabreichte er schizophrenen Patienten Kampfer, von dem bekannt war, dass er Krampfanfälle auslösen konnte. Tatsächlich besserten sich die psychotischen Symptome deutlich, nur waren die Krampfanfälle nicht steuerbar, sondern traten irgendwann nach Verabreichen des Kampfers auf. Meduna probierte dann Injektionen mit Cardiazol aus, einem Medikament zur Stimulation des Herz-Kreislauf-Systems, das auch Krampfanfälle verursachen konnte [138]. Allerdings waren die Anfälle damit genauso wenig steuerbar und verursachten bei den Patienten Angstattacken.

Auch Cerletti in Rom forschte an verschiedenen Formen, Krampfanfälle auszulösen, und konnte mit seinem Assistenten Lucio Bini (1908–1964) ein sicheres, vorhersagbares Verfahren durch Stimulation mit einem kurzen Stromimpuls etablieren. Es zeigte sich, dass die psychotischen Symptome von schizophrenen Patienten sich deutlich besserten [138]. Allerdings kam es durch die Krampfanfälle immer wieder zu Wirbelkörperbrüchen. Daher verabreichte man den Patienten zunächst Curare, dann Succinylcholin, um die Muskeln zu entspannen, damit kein Krampfanfall mehr auftrat. Zusätzlich erhielten die Patienten eine kurze Narkose und verschliefen die ganze Prozedur. Mit diesen Optimierungsschritten erhielten auch depressive Patienten die EKT, und es kam zu dramatischen Verbesserungen der Beschwerden. So wurde die EKT bis 1959 zur Therapie der Wahl bei Depression [138].

Von den sechziger bis in die achtziger Jahre allerdings erhielt sie erheblichen Gegenwind. Zum einen zeigten die Antidepressiva sehr gute Ergebnisse mit einfacheren Mitteln, was die Notwendigkeit der EKT reduzierte, zum anderen bildeten sich Menschenrechtsgruppen, die eine EKT-Behandlung für unmenschlich hielten. Der Film *Einer flog über das Kuckucksnest* von Milos Forman aus dem Jahr 1975 mit Jack Nicholson in der Hauptrolle zeigte den Alltag in einer Psychiatrie, in der die EKT als Bestrafung für inadäquates Verhalten der Patienten eingesetzt wurde. In den USA mobilisierte die Scientology-Sekte auch offizielle Stellen gegen die Elektrokrampftherapie [138]. Erst in den achtziger Jahren wurde die EKT wieder rehabilitiert, keine andere Behandlungsform war ihr bei der schweren Depression überlegen.

Anfang der fünfziger Jahre forschten pharmazeutische Unternehmen mit Antihistaminika. Um seine Narkosen zu verbessern, experimentierte Henri Laborit (1914–1995), ein Chirurg beim französischen Militär, mit einer Substanz des pharmazeutischen Unternehmens Rhône-Poulenc, die später Chlorpromazin genannt wurde [138]. Laborit bemerkte bei den Patienten ein starkes Desinteresse an der Umwelt und sah daraufhin eine Einsatzmöglichkeit bei psychischen Erkrankungen [139]. Die Psychiater Jean Delay (1907–1987) und Pierre Deniker (1917–1998) vom Sainte-Anne-Krankenhaus in Paris verabreichten die Substanz schizophrenen Patienten mit beachtlichem Erfolg.

In dieser Aufbruchsstimmung interessierte sich auch Roland Kuhn (1912–2005), ein damals 38-jähriger Psychiater in Münsterlingen in der Schweiz, für Antihistaminika. Er war hoch qualifiziert, ausgebildet in Psychoanalyse, aber auch in Chemie [138]. Sein Krankenhaus erhielt kostenfreie Chlorpromazin-Proben von Rhône-Poulenc, allerdings zu wenige, um alle schizophrenen Patienten zu behandeln. Daher war er in Kontakt mit dem pharmazeutischen Unternehmen J. R. Geigy AG aus Basel, um weitere Antihistaminika auszuprobieren. Geigy schickte ihm die Substanz »G22355«, die allerdings zu einer Verschlechterung bei den chronisch schizophrenen Patienten führte, sie hatten plötzlich Energie wie ein Wirbelwind.

1955 wurde beschlossen, die Substanz Depressiven zu verabreichen. Bei den ersten 40 Patienten zeigte sich eine dramatische Verbesserung ihrer Beschwerden, sie wurden lebendiger, hatten wieder Kraft und Energie, weinten nicht mehr, konnten sich vielmehr wieder freuen. Roland Kuhn stellte die Substanz 1957 auf dem Weltkongress der Psychiatrie in Zürich vor, 1958 wurde »G22355« von Geigy »Imipramin« genannt und als »Tofranil« in der Schweiz vermarktet [138]. Imipramin war das erste trizyklische Antidepressivum, so genannt, weil es eine chemische Struktur mit drei Ringen aufwies. In der folgenden Zeit brachten weitere Pharmaunternehmen neue trizyklische Antidepressiva heraus, z. B. Merck 1961 in den USA das Amitriptylin [138, 140].

Parallel zu der Entdeckung des Imipramins forschten die amerikanischen Mediziner Irving J. Selikoff (1915–1992) und Edward Robitzek (1912–1984) im Jahr 1952 am Sea View Hospital auf Staten Island, New York, an Iproniazid, einem von Hoffmann-La Roche entwickelten Medikament gegen Tuberkulose. Ihnen fiel auf, dass Iproniazid eine stimmungsaufhellende Wirkung bei ihren an Tuberkulose erkrankten Patienten zeigte. 1957 konnten dann auf einem Kongress in Syracuse, New York, die ersten Ergebnisse der Iproniazid-Behandlung an depressiven Patienten, die nicht an Tuberkulose erkrankt waren, durch die Psychiater Kline, Loomer und Saunders vom Rockland State Hospital demonstriert werden [140].

Aber wie wirkten die neuen Antidepressiva? In den folgenden Jahren wurde intensiv an ihren Wirkmechanismen geforscht, und es konnte gezeigt werden, dass Imipramin die Wiederaufnahme der neuronalen Botenstoffe Serotonin und Noradrenalin hemmt und Iproniazid ein Hemmer des Enzyms Monoaminoxidase (MAO) ist, das die neuronalen Botenstoffe Serotonin und Noradrenalin abbaut. Gleichzeitig fiel bei der Behandlung mit Reserpin, einem Medikament gegen hohen Blutdruck, auf, dass einige Patienten depressive Symptome entwickelten, die mit dem Ende der Therapie wieder verschwanden. Reserpin führt zu einem Rückgang von Serotonin und Noradrenalin im Gehirn [141].

Diese Befunde zusammengenommen bildeten die Grundlage für die Monoaminmangel-Hypothese als Modell der Depression [142]. Sie besagt, dass es einen Mangel an Serotonin und Noradrenalin zwischen den Nervenzellen gibt, der durch Antidepressiva beseitigt werden kann [140]. Zwar wurden die depressiven Patienten mit den neuen Antidepressiva erfolgreich behandelt, allerdings beobachtete man teils erhebliche Nebenwirkungen. So wurde intensiv an spezifischeren Medikamenten geforscht, bis 1987 nach einigen klinischen Studien Fluoxetin in den USA zugelassen wurde. Von dem Pharmaunternehmen Eli Lilly entwickelt, hemmt Fluoxetin die Wiederaufnahme von Serotonin zwischen den Nervenzellen, somit wurde es »Selective Serotonin Reuptake Inhibtor« (SSRI, selektiver Serotonin-Wiederaufnahmehemmer) genannt. Fluoxetin war deutlich besser verträglich als die trizyklischen Antidepressiva oder die MAO-Hemmer, zeigte aber auch eine gute antidepressive Wirkung. Als »Prozac« wurde Fluoxetin in den USA vertrieben. Bis 1990 war Prozac das am meisten verschriebene Medikament in Nordamerika und bis 1994 das am zweithäufigsten verkaufte Medikament auf der Welt [143].

In den 1987 nachfolgenden Jahren sollten weitere SSRIs veröffentlicht werden, z. B. Citalopram 1989 von Lundbeck in Dänemark und Sertalin 1990 von Pfizer in England [140]. In den neunziger Jahren wurden weitere Antidepressiva entwickelt, z. B. Venlafaxin als Vertreter der Klasse Serotonin und Noradrenalin-Wiederaufnahmehemmer (SNRI), oder Mirtazapin.

Ohne Zweifel waren und sind diese Antidepressiva sehr wirksam [144]. Allerdings zeigte sich nach jahrelanger Forschung zwar ein Rückgang der Nebenwirkungen, die Wirkung an sich hatte sich aber nicht verbessert; grundsätzlich hatten sich die Mechanismen der Antidepressiva auch nicht substanziell verändert. Es dauert nach wie vor vier bis sechs Wochen, bis eine Depression erfolgreich mit Antidepressiva behandelt werden kann. Außerdem zeigte sich, dass nicht immer das erste verschriebene Antidepressivum wirkt, sondern Versuche mit mehreren Antidepressiva erforderlich sind. Immer wieder wurde Kritik geäußert, z. B. dass Antidepressiva lediglich durch einen Placeboeffekt wirkten. Dies konnte aber klar widerlegt werden [145].

Auch die These des Serotoninmangels wurde angezweifelt, etwa in einer viel zitierten Arbeit von Joanna Moncrieff, einer Professorin für Kritische und Soziale Psychiatrie am University College London [146]. Die Arbeit führte zu einem großen Echo in den Medien und provozierte harsche Kritik der wissenschaftlichen Gemeinschaft, die Moncrieff unseriöses Vorgehen vorwarf. Die Monoaminmangel-Hypothese sei komplex und vielschichtig, Moncrieff konzentriere sich aber nur auf einen Aspekt der Serotonin-Hypothese, stelle dann allerdings das gesamte Konzept infrage. Ohne ausreichende Begründung sei nur eine gewisse Auswahl an Studien berücksichtigt und diese vereinfacht dargestellt worden. Tatsächlich wurden keine Tierexperimente berücksichtigt und biologische Fakten verwechselt bzw. falsch interpretiert [147–150].

Neben den fachlichen Ungenauigkeiten gab es aber noch ein viel größeres Problem, das die breit aufgestellte Kritik hervorrief: Moncrieffs Arbeit stellte nicht nur die Serotonin-Hypothese infrage, sondern die gesamte Behandlung mit Antidepressiva. Dabei übersah sie, dass die Antidepressiva bereits vor der Serotonin-Hypothese eingesetzt und ganz klar nachgewiesen wurde, dass Antidepressiva wirksam sind und auf der ganzen Welt durch die Fachgesellschaften empfohlen werden [145]. Auch wurde übersehen, dass es schon lange weitere Konzepte gab, die eine Depressionsentwicklung erklären, wie etwa Störungen der Stress-Hormon-Achse oder des Immunsystems (darauf werde ich im nächsten Kapitel eingehen). Ein Dilemma jedoch blieb: Die Wirkung setzte spät, erst nach vier bis sechs Wochen, ein, und es gab chronische und therapieresistente Verlaufsformen.

Im Jahr 2000 veröffentlichte Robert Berman, heute Professor für Psychiatrie an der Yale-Universität in den USA, eine viel beachtete Studie über ein altes, aber in der Psychiatrie neues Medikament: Ketamin. In den sechziger Jahren als Narkotikum entwickelt, war es grundsätzlich gut verträglich, konnte aber dissoziative Symptome erzeugen. Es wurde und wird bis heute in der operativen Medizin und in der Notfallmedizin mit gutem Erfolg eingesetzt. Allerdings entwickelte sich auch ein Missbrauchspotenzial, Ketamin wird schon lange illegalerweise auf den Straßen und Bahnhöfen gehandelt und als Partydroge in der Rave- und Technoszene eingesetzt. Seine psychischen, insbesondere dissoziativen Effekte lösten eine intensive Forschung aus. Ketamin wirkt nicht primär über die Monoamine wie Serotonin, sondern hemmt Glutamat, einen aktivierenden Botenstoff im Gehirn.

Berman veröffentlichte 2000 die erste randomisierte kontrollierte Studie mit sieben depressiven Patienten, die intravenös Ketamin erhielten. Bereits nach 72 Stunden kam es zu einer signifikanten Verbesserung der Depression [151]. In vielen weiteren Studien konnte in den nächsten Jahren eine substanzielle Verbesserung der Depression durch Ketamin gezeigt werden. Aufgrund der schnellen Wirkung wurde ein neuer Begriff geschaffen: *rapid-acting antidepressants*, schnell wirksame Antidepressiva.

In den kommenden Jahren wurde Ketamin allerdings nur off-label, also ohne Zulassung, meist im Rahmen von Studien eingesetzt. Das Pharmaunternehmen Johnson & Johnson/Janssen brachte dann eine Weiterentwicklung auf den Markt: Esketamin, das erste Nasenspray, das zur Behandlung einer schweren Depression eingesetzt werden kann. Aufgrund der guten Studienlage erhielt Esketamin (Handelsname Spravato) im Jahr 2019 die Zulassung, die einen Meilenstein in der Geschichte der Antidepressiva darstellt: Nach fast 70 Jahren wurde ein Medikament zugelassen, das nicht über die Monoamine Serotonin, Noradrenalin oder Dopamin wirkt.

Wie entsteht eine Depression?

Wie werde ich depressiv? Welche Ursachen lösen eine Depression aus? Wie entwickelt sich eine Depression? Das sind große Fragen. Gleich vorweg, es gibt nicht DIE einzelne Ursache oder DEN einzelnen Grund, weshalb eine Depression entsteht. Bislang wurde kein Mechanismus gefunden, der alle Facetten der Depressionsentstehung erklären kann [14, 15]. Alles bloß ein Serotoninmangel? Oder doch nur Schlafmangel? So einfach ist es nicht ...

Wir gehen von einem multifaktoriellen Modell aus. Jeder von uns hat eine bestimmte Verwundbarkeit – oder auch Vulnerabilität –, die durch äußere Einflüsse gefordert wird. Können unsere Kompensationsmechanismen den äußeren Belastungen nicht mehr standhalten, wird also unsere Verwundbarkeit erreicht, entsteht die Depression.

Genetische Verwundbarkeit

Wir können davon ausgehen, dass es einer genetischen Veranlagung bedarf [51, 152, 153]. Die Depression tritt gehäuft in Familien auf, was in diesbezüglichen Studien beobachtet wurde. Wenn ein Familienmitglied an einer Depression leidet, so besteht ein zwei- bis dreifach höheres Risiko für die Verwandten ersten Grades [154]. Kinder von depressiven Eltern haben ein etwa 40-prozentiges Risiko, selbst an einer Depression zu erkranken, was ungefähr doppelt so hoch ist wie bei Kindern nicht depressiver Eltern [155, 156].

Nun können Familienstudien zwar zeigen, dass Krankheiten in einer Familie gehäuft auftreten, aber nicht unterscheiden, ob dies an gemeinsamen genetischen oder doch den Umweltfaktoren liegt. Dafür werden Zwillings- und Adoptionsstudien durchgeführt, die versuchen, Genetik und Umwelt getrennt zu analysieren. In Adoptionsstudien werden die Einflüsse der Genetik, also des durch die leiblichen Eltern bedingten Risikos, und die Einflüsse der Umwelt mit der familiären und sozialen Prägung der Adoptiveltern untersucht. In Zwillingsstudien wird die Wahrscheinlichkeit bestimmt, mit der ein Zwilling erkrankt, abhängig von dem Status seines Co-Zwillings. Zwillingsstudien konnten für die meisten psychiatrischen Erkrankungen einen beträchtlichen genetischen Anteil zeigen.

In einer großen Metanalyse aus fünf Studien mit mehr als 21000 Teilnehmern wurde für die Depression eine Erblichkeit, auch Heritabilität genannt, von etwa 37% gefunden [154]. In dieser Metaanalyse stellten die individuellen Umwelteinflüsse mit 63% den Löwenanteil der Depressionsentstehung dar [154]. Wie hoch ist – nur zum Vergleich – die Erblichkeit bei den anderen großen psychischen Erkrankungen? Nun, der genetische Anteil ist meist deutlich höher und der Umweltanteil somit deutlich niedriger: Die Schizophrenie hat eine Erblichkeit von 70–85%, die bipolare affektive Erkrankung von 60–85%, Autismus von 90%, Alkoholabhängigkeit von 50–60%, Angsterkrankungen von 50–60%, Zwangserkrankungen von 60–70% und die Aufmerksamkeitsdefizit-/Hyperaktivitätsstörung (ADHS) von etwa 60–90% [157]. Aber fast 40% ist nun auch nicht ganz wenig.

Nun könnten wir uns fragen, ob man die Gene kennt, die für diese 40-prozentige Erblichkeit stehen. Hier ist erst mal wichtig festzuhalten, dass es nicht DAS eine Depressionsgen

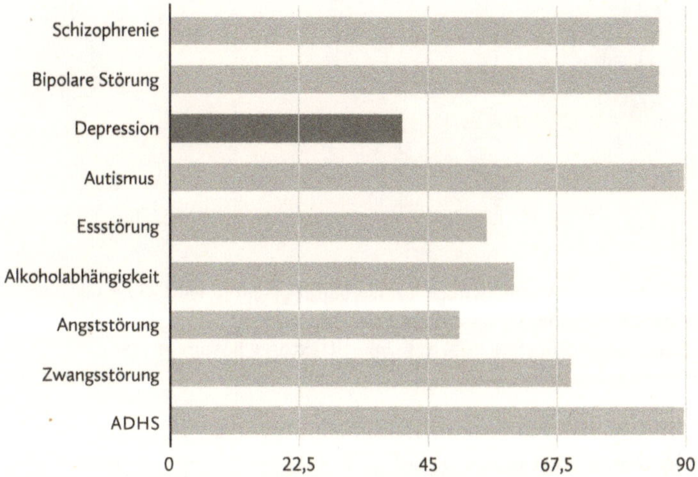

Genetischer Anteil an den großen psychischen Erkrankungen (nach Burmeister et al. 2008)

gibt. Vielmehr gibt es eine Vielzahl an genetischen Varianten, und jede einzelne Variante hat nur ein sehr geringes Risiko, aber wie in einem Mosaik zusammengenommen, bilden die genetischen Varianten das Risiko [158–160].

Durch sehr groß angelegte Studien mit über 800000 Teilnehmern konnten 102 genetische Varianten identifiziert werden, die mit der Depression assoziiert sind. Assoziiert heißt nicht, dass damit ein kausaler Zusammenhang hergestellt ist, sondern nur, dass diese Varianten bei depressiven Teilnehmern häufiger auftraten als bei nicht depressiven [160]. Allerdings kodieren diese Genvarianten Proteine, die für Nervenzellwachstum, Signalweitergabe zwischen Nervenzellen und Struktur von Nervenzellen zuständig sind, somit legt dies einen gewissen kausalen Zusammenhang zur Depression nahe [160].

Um es noch mal zusammenzufassen: 37% der Depressionsentstehung werden durch Genvarianten und 63% durch die Umwelt erklärt.

Das ist aber noch nicht alles. Um das Konzept der Depressionsentwicklung noch komplexer zu gestalten: Es gibt Gen-

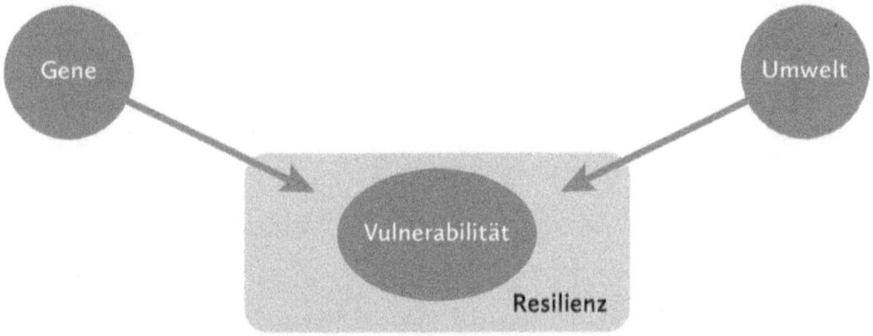

Unsere Verwundbarkeit, auch Vulnerabilität genannt, wird – was die Entwicklung einer Depression angeht – zu etwa 40 % von genetischen Varianten und zu etwa 60 % aus Umweltfaktoren bestimmt.

Umwelt-Interaktionen. Dies bedeutet, dass der Einfluss der Umwelt von unserer genetischen Ausstattung abhängt. Oder auch, dass der schädigende Einfluss der Genvarianten nur eintritt, wenn bestimmte Umweltbedingungen gegeben sind. Ein in der wissenschaftlichen Literatur sehr gut belegtes Beispiel hierfür sind Genvarianten des Serotonintransporters. Zu dessen Funktion werden wir später noch mehr erfahren, jetzt geht es erst einmal um das Gen. Vereinfacht gesagt, gibt es eine Variante in einem Teil des Gens, die kurz, mittel oder lang sein kann.

Der israelisch-amerikanische Psychologe Avshalom Caspi und sein Team zeigten, dass diese Variante einen Einfluss auf die Auswirkung von stressvollen Lebensereignissen auf Menschen hat. Jene mit einer langen Variante hatten kein erhöhtes Depressionsrisiko, egal, wie viele stressvolle Lebensereignisse sie durchmachen mussten. Bei Menschen mit einer kurzen Variante hingegen nahm das Depressionsrisiko mit jedem stressvollen Lebensereignis deutlich zu [161].

Ein anderes gutes Beispiel ist ein Gen, das wichtig für das richtige Funktionieren unseres Stress-Hormon-Systems ist: FKBP5. Eine Forschergruppe des Max-Planck-Instituts für Psychiatrie in München wies nach, dass traumatisierte Menschen mit einer bestimmten Variante des FKBP5-Gens ein deutlich erhöhtes Depressionsrisiko hatten, während sie mit anderen Varianten dieses Gens keinem erhöhten Risiko ausgesetzt waren [162]. Die meisten Untersuchungen in diesem Bereich gibt es zu stressvollen Lebensereignissen und Kindheitstraumen [163]. Solche Befunde erklären recht gut, weshalb Menschen, die Traumen in der Kindheit oder erheblichem Stress im späteren Leben ausgesetzt waren, trotzdem psychisch gesund blieben, andere, die nicht ganz so viel mitmachen mussten, hingegen psychisch erkrankten.

Traumatische Erfahrungen können tatsächlich auch Spuren in der Genetik hinterlassen und gerade Kindheitstraumen zu sogenannten epigenetischen Veränderungen führen. Während die DNA, also unser Erbgut mit dem genetischen Code, unveränderlich ist, gibt es um die DNA herum Komponenten, die das Ablesen unseres Erbguts beeinflussen. Veränderungen an diesen Komponenten nennt man epigenetische Veränderungen. In der DNA ist z. B. der Bauplan für die Eiweißbausteine unseres Körpers gespeichert, die epigenetischen Veränderungen bestimmen aber, wie häufig diese abgelesen/produziert werden. Die Veränderungen können wie gesagt etwa durch Kindheitstraumen entstehen und im Blut oder im Gehirngewebe von Verstorbenen nachgewiesen werden [51, 152, 164–166].

Die Epigenetik stellt eine wichtige Komponente der Depressionsentwicklung und des Depressionsverlaufs dar. Wie wir nun gesehen haben, wird die Depressionsentwicklung zu etwa 40% durch unsere Gene bestimmt. Nun könnte man meinen, die Gene sind, wie sie sind, ich habe keinen wirklichen Einfluss und muss mich meinem Schicksal fügen. Aber weit gefehlt! Wir können etwas gegen eine genetische Vorbelastung unternehmen! Dies schaffen wir unter anderem durch epigenetische Veränderungen. Wir können z. B. unsere genetische Vorbelastung noch verschlimmern, Alkohol [167], Nikotin [168] oder Cannabis [169] haben substanzielle Effekte auf unsere Epigenetik.

Zu allem Überfluss ist es möglich, dass wir diese neu erworbenen nachteiligen Effekte auch noch an unsere Kinder vererben [170]. Es gibt aber auch positive epigenetische Effekte, bereits 20 Minuten Sport haben einen Einfluss auf unsere epigenetischen Vorgänge [171, 172]. Auch eine Behandlung mit Antidepressiva, Elektrokrampftherapie oder Psychotherapie können unsere Epigenetik verändern [51, 152, 173-178]. So wurde gezeigt, dass eine achtwöchige Behandlung mit dem Antidepressivum Escitalopram ein Gen, das für kognitive Leistungen verantwortlich ist, epigenetisch veränderte [179]. Das gleiche Gen konnte auch mit einer Elektrokrampfbehandlung epigenetisch verändert werden [178].

Eine andere Studie untersuchte 30 Patienten, die unter einer therapieresistenten Depression litten und in der Kindheit/Jugend traumatisiert worden waren. Sie erhielten zwei unterschiedliche Psychotherapieformen über acht Wochen, nach Behandlungsende zeigten sich signifikante epigenetische Veränderungen in Genen, die u. a. mit dem Immunsystem assoziiert waren [174].

Eine weitere spannende Studie zeigte epigenetische Veränderungen bei 28 Patienten mit einer Panikstörung, wenn man sie mit 28 gesunden, nach Alter und Geschlecht gematchten Kontrollen verglich [180]. Nach sechswöchiger Psychotherapie (in diesem Fall Verhaltenstherapie) waren diese epigenetischen Veränderungen bei den Patienten, bei denen die Psychotherapie erfolgreich war, nicht mehr sichtbar, nur noch bei denen, deren Psychotherapie keinen Erfolg brachte [180].

Sie sehen also, unsere Genetik fällt kein finales Urteil über unseren Gesundheitszustand, sondern wir können epigenetische Änderungen vornehmen: mit Sport, aber auch mit Therapien, wie Psycho-, Antidepressiva- oder Elektrokrampftherapie.

Psychologische Verwundbarkeit

Bevor es mit den Umweltfaktoren weitergeht, möchte ich noch auf Merkmale der Persönlichkeit oder des Charakters eingehen, die eine Depression begünstigen können. Diese Merkmale sind zum einen naturgemäß genetisch vorbestimmt, zum anderen aber auch substanziell von den Eltern oder anderen nahen Bezugspersonen in der Kindheit und Jugend geprägt. Vielleicht fallen Ihnen auf Anhieb Menschen ein, die Sie kennen und die alles sehr negativ sehen. Die das typische halb gefüllte Glas als halb leer und eben nicht als halb voll ansehen. Die pessimistisch nicht nur ihre Umwelt bewerten, sondern auch sich selbst sehr kritisch betrachten.

In Studien konnte gezeigt werden, dass die Informationsverarbeitung im Gehirn in solchen Fällen fehlerbehaftet und die Interpretation von Umweltreizen negativ eingefärbt ist [181]. Der berühmte Philosoph und Psychotherapeut Paul Watzlawick hat in seinem Buch *Anleitung zum Unglücklichsein* eine sehr schön beispielhafte Geschichte über einen Mann geschrieben, der bei seinem Nachbarn einen Hammer ausleihen wollte, aber dann, ohne zu fragen, einfach davon ausging, den Hammer nicht zu bekommen. Doch auch eine gelernte Hilflosigkeit – prinzipiell der Gegensatz zur Selbstwirksamkeit – kann das Depressionsrisiko erhöhen. Wenn ich glaube, alles selbst zu schaffen, es zumindest im Sinne einer guten Selbstwirksamkeit versuchen möchte, bin ich deutlich widerstandsfähiger, als wenn ich glaube, es habe eh keinen Zweck, und mich im Sinne einer gelernten Hilflosigkeit meinem Schicksal ergebe.

Unser Temperament kann natürlich auch eine Rolle spielen, Impulsivität oder Neurotizismus sind ungünstige Persönlichkeitsmerkmale. Nicht zuletzt üben auch Bewältigungsmechanismen einen Einfluss aus, die auch »Coping« genannte Fähigkeit, Probleme zu lösen. Eine passiv-aggressive Reaktion auf Probleme ist meist nicht hilfreich und führt eher zu einer Verschlechterung der psychischen Verfassung und zu einer Erhöhung des Risikos für Depression.

Wie viel Stress hatten Sie im letzten Jahr? Wie im Vorwort erwähnt, stelle ich diese Frage am Anfang meiner Vorträge über Stress oder Depression gern den Zuhörern. Der Hintergrund dafür liegt in einer Studie zur psychologischen Wahrnehmung von Stress, bei der Daten aus dem National Health Interview Survey (NHIS) von 1998 mit den prospektiven Sterblichkeitsdaten bis 2006 verbunden wurden [182].

Das NHIS ist eine Umfrage in Haushalten, die in den USA vom dortigen National Center for Health Statistics (NCHS) durchgeführt wurde. Von den 28753 Befragten gaben 35,3% an, im letzten Jahr moderaten Stress, und 20,2%, im letzten Jahr viel Stress erfahren zu haben. Von diesen Teilnehmern äußerten dann 7,5 bzw. 25,9% ihre Wahrnehmung, dass der Stress ihrer Gesundheit geschadet habe. Nun zeigte sich interessanterweise nicht generell eine erhöhte Sterblichkeit bei denjenigen, die viel Stress hatten. Vielmehr war aber bei denen die Sterblichkeit um 43% erhöht, die viel Stress und diesen Stress als gefährlich für ihre Gesundheit wahrgenommen hatten [182]. Dies zeigt sehr deutlich, dass es nicht nur auf die Quantität des Stresses ankommt, sondern auch auf unsere Wahrnehmung, wie gefährlich wir den Stress für uns einschätzen. Aber schauen wir uns Stress nun erst mal genauer an.

Die Umwelt – was ist toxischer Stress?

Wie wir oben gesehen haben, stellt die Umwelt mit etwa 60% den maßgeblichen Teil für die Entwicklung einer Depression dar. Welche Umweltbedingungen sind es, die depressiv machen können? Grundsätzlich ist es Stress. Nicht akuter, sondern vielmehr chronischer Stress. Mit akutem können wir in der Regel gut umgehen, dafür haben wir unser Stress-Hormon-System, über das Sie später noch mehr lesen werden.

Schwierig ist vielmehr der chronische Stress, der zur Entwicklung einer Depression führen kann [183-185]. Hier ist nun zu unterscheiden zwischen Stressoren, die im zeitlichen Zusammenhang zur Depression auftreten, also etwa ein Jahr vor Beginn der Symptomatik, und Stressoren aus der Kindheit, die uns ein Leben lang zu prägen vermögen.

Die chronischen Stressoren sind meist der Verlust des Arbeitsplatzes, einer Beziehung oder eines geliebten Menschen, Arbeitsüberlastung, Beziehungsprobleme, soziale Isolation, finanzielle Unsicherheit oder Armut, eine chronische oder lebensbedrohliche Erkrankung oder eine Gewalterfahrung [14, 15]. Die Stressoren aus der Kindheit sind typischerweise Kindheitstraumen: sexuelle Traumatisierung, Traumatisierung durch Gewalt oder Vernachlässigung, aber auch die frühe Trennung der Eltern können das Stress-Hormon-System und das Immunsystem nachhaltig prägen und das Risiko, eine Depression zu entwickeln, signifikant erhöhen [186]. Die Stressoren treffen somit auf das Individuum, also auf uns, und je nach Stärke des Stressors und unserer eigenen Abwehrkräfte bzw. unserer Verwundbarkeit kann der Stress Folgen für unsere – psychische – Gesundheit haben oder auch nicht.

Schauen wir uns die einzelnen Stressoren genauer an. Ein Stressor ist dann für uns toxisch und für unsere Gesundheit gefährlich, wenn er unsere Kapazität, darauf zu reagieren, deutlich strapaziert oder sogar überstrapaziert [183, 187]. Grundsätzlich weiß man, dass etwa 50–80% der Patienten mit einer Depression drei bis sechs Monate vor Beginn der Symptomatik ein schweres aversives Lebensereignis hatten; im Vergleich hatten nur 20–30% der Kontrollpersonen ohne Depression in der gleichen Periode ein aversives Lebensereignis [188]. Ungefähr 20–25% der Menschen, die ein schweres aversives Lebensereignis erleben, entwickeln danach eine Depression [189].

Bei chronischem Stress denken viele gleich an ihre Arbeit. Aber tatsächlich kann oder besser sollte Arbeit ein wichtiger protektiver Faktor für unsere psychische Gesundheit sein. Idealerweise können wir mit angenehmen Menschen zusammenarbeiten, sind sozial eingebunden, haben eine sinnvolle Tätigkeit und eine geregelte Tagesstruktur. Zum Beispiel freue ich mich jeden Tag, wenn ich wieder in meiner Klinik

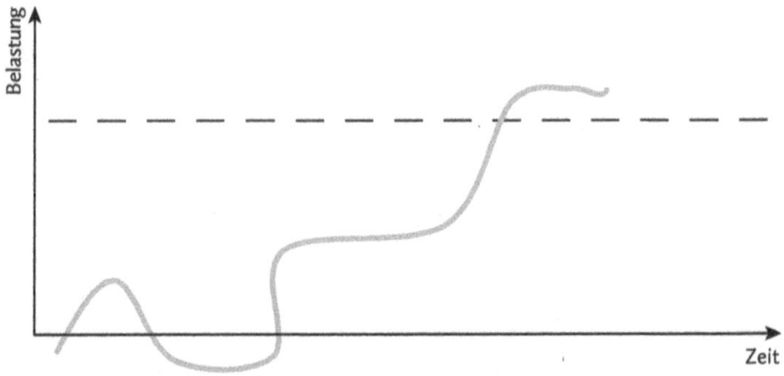

Interaktion der Umweltfaktoren mit der individuellen Verwundbarkeit – oder Vulnerabilität – bestimmen das Krankheitsrisiko. Wenn die belastenden Umweltfaktoren die Schwelle der eigenen Verwundbarkeit erreichen, entwickelt sich eine stressbezogene Erkrankung wie die Depression.

arbeiten darf. Keine Arbeit zu haben, ist ganz sicher ein chronisch toxischer Stressor.

Viele Studien belegen, dass der Verlust des Arbeitsplatzes bzw. Arbeitslosigkeit ein zwei- bis dreifach erhöhtes Depressionsrisiko zur Folge haben [190-192]. Arbeitslosigkeit bedeutet in der Regel auch finanzielle Unsicherheit und möglicherweise Armut. Dieser »niedrige sozioökonomische Status« ist meist eine Mischung aus finanzieller Belastung, unsicherer Arbeitssituation mit geringen Einflussmöglichkeiten, belastenden Wohnverhältnissen sowie ungesunden Verhaltensweisen [193] und führt auch zu einer Erhöhung des Risikos für Depression [191, 194].

Dass Armut krank machen kann, ist leider keine neue Erkenntnis und muss daher fortwährend Gegenstand politischer Auseinandersetzung sein. Aber kommen wir noch mal zur Arbeit zurück: Tatsächlich kann auch sie ein chronisch toxischer Stressor sein. Hierzu gibt es weitere interessante Untersuchungen, die zeigten, dass hohe Anforderungen auf der Arbeit gut kompensiert werden, wenn wir das Gefühl haben, alles unter Kontrolle und im Griff zu haben. Wenn wir aber das Gefühl haben, dass wir nur getrieben sind, uns in einem

Hamsterrad befinden und keinen Einfluss auf unsere Arbeit haben, führt diese zu chronisch toxischem Stress und erhöht das Depressionsrisiko [195]. Ein anderes Modell untersuchte die (finanzielle) Belohnung unserer Arbeit. Nach einer hohen Leistung und hohen Belastung wünschen wir uns auch eine angemessene Entlohnung. Wenn uns diese versagt wird, führt Arbeit ebenfalls zu einer chronisch-toxischen Belastung [196].

Patientin Franziska B., 37 Jahre

Frau B. war Lehrerin mit Leib und Seele. Sie liebte Kinder, und sie liebte es, ihnen etwas beizubringen. Vor Kurzem war sie an eine andere Schule in einer anderen Stadt versetzt worden. Dort kannte sie niemanden, hatte keine Freunde, noch nicht einmal Bekannte. Ihre Kolleginnen und Kollegen waren zwar nett, aber doch alle sehr distanziert und gingen abends nach Hause zu ihren Familien.

Nach dem Schultag ging Frau B. also auch nach Hause und unternahm keine Aktivitäten mehr. Sie lebte sozusagen nur noch für die Schule. Die Arbeit dort machte ihr allerdings deutlich weniger Freude, als sie es gewohnt war. Es gab deutlich mehr Schüler und weniger Lehrkräfte als in ihrer letzten Schule. Ständig musste sie jemanden vertreten, ständig musste sie auf neue Anordnungen der Schulleitung oder des Schulamtes reagieren. Zudem waren die Eltern der Schüler an dieser Schule fordernder als an ihrer letzten. Wenn sie Schülern eine schlechtere Note gab, konnte es passieren, dass sich sofort deren Eltern meldeten, entweder sie direkt zur Rede stellten oder sich bei der Schulleitung über sie beschwerten. Auch die Schüler selbst waren häufig ungezogen und unerzogen. Immer wieder versuchten sie, Frau B. zu provozieren, weil sie hofften, dass sie die Fassung verlieren würde.

Es war keine gute Mischung: Sie lebte ohne Freunde in einer neuen Stadt, verbrachte ihre Abende zu Hause, hatte nur noch

Stress in der Schule. Und dort hatte sie das Gefühl, nichts mehr im Griff zu haben, als wäre sie in einem Hamsterrad gefangen, an dem Schüler, Eltern, Schulleitung und Schulamt unablässig drehten. Sie konnte nur noch reagieren und auch das nicht mehr besonders gut. Zu Hause stapelten sich die Klassenarbeiten, sie konnte sich nach der Schule nicht mehr aufraffen, sie zu korrigieren.

Ohnehin war sie nicht mehr in der Lage, sich richtig zu konzentrieren, ihr fiel auf, dass sie im Unterricht immer mehr Fehler machte. Sie fing auch an, einzelne Schüler zu verwechseln. Das Einschlafen wollte ebenfalls nicht mehr klappen. Früher war sie ins Bett gegangen und hatte nach wenigen Minuten wie ein Stein geschlafen, nun grübelte sie über ihren Tag in der Schule und überlegte, wer sie heute am meisten geärgert hatte. Sie konnte sich nicht mehr freuen, hatte auch gar nichts mehr, um sich wirklich darüber zu freuen. Vielmehr war sie die meiste Zeit traurig oder gefühllos, alles war ihr egal, und diese zwei Zustände wechselten sich ab.

Als sie sich einer alten Freundin in ihrer Heimat anvertraute, riet diese ihr, unbedingt Hilfe in Anspruch zu nehmen. Das wollte sie aber nicht, wollte es selbst schaffen. Außerdem glaubte sie, dass sie keine Hilfe verdient habe. Als sie eines Tages zur Schule fuhr, schoss ihr plötzlich ein Gedanke durch den Kopf: Sie könnte doch einfach ihren Wagen etwas nach rechts an den nächsten Baum lenken, und alles wäre vorbei.

Dieser Gedanke erschreckte sie so stark, dass sie nun doch beschloss, Hilfe zu suchen. Dies gestaltete sich aber schwierig. Sie rief alle vier Psychotherapiepraxen in ihrer Region an, doch keine hatte einen freien Platz, und nur bei einer kam sie auf die Warteliste. So suchte sie sich eine Hausarztpraxis, was sich einfacher gestaltete. Nachdem sie sich vorgestellt hatte, diagnostizierte ihr neuer Hausarzt sofort eine schwere depressive Episode. Frau B. fand dies keineswegs überraschend, auf der anderen Seite wollte sie es nicht wahrhaben. Doch ihr neuer Hausarzt überredete sie, aufgrund der Schwere der Erkrankung in eine Klinik zu gehen. So kam sie zu uns.

Zunächst war sie sich unsicher, ob sie bleiben sollte; immer noch glaubte sie, dass sie es nicht verdient habe, einen Platz in einer Klinik zu beanspruchen. Sie war der Ansicht, dass sie es nicht wert sei. Zum Glück konnten wir sie überzeugen zu bleiben. Denn ihr Hausarzt hatte recht, sie war schwer erkrankt, litt unter passiven Todeswünschen. Wir begannen eine Medikation mit einem selektiven Serotoninwiederaufnahmehemmer und initiierten eine psychotherapeutische Behandlung. In den Einzeltherapien konnte sie die Situation in ihrer Schule, aber auch in ihrem Privatleben nach dem Unterricht thematisieren. Uns war es möglich, die Selbstwirksamkeit, die in den letzten Monaten verloren gegangen war, wieder aufzubauen. Frau B. erarbeitete sich Strategien, mit denen sie die scheinbar unkontrollierbare Situation in der Schule doch in den Griff bekommen und sich nach der Schule ein Privatleben aufbauen konnte, um den Stress in der Schule zu kompensieren. Nach arbeitsreichen sieben Wochen konnten wir Frau B. in gut gebesserter Verfassung nach Hause entlassen.

Wenn wir uns chronisch-toxische Stressoren anschauen, stellt neben der Arbeit unser Beziehungsleben den zweiten möglichen Bereich dar. Tatsächlich gibt es neben Arbeit und Beziehung kaum eine andere Situation, die zu einer chronischen Belastung in ähnlicher Ausprägung und Relevanz führt; die meisten Stressoren sind vielmehr eher akuter Natur. In diesem Bereich finden wir Trennungssituationen – Verlust des Partners, Scheidung, Tod –, aber auch chronische Beziehungskonflikte [191]. Man hört ja immer, dass eine Beziehung oder eine Ehe Garanten für ein gesünderes Leben seien.

Ganz so ist es leider nicht, es kommt natürlich auf die Qualität der Beziehung an. Eine interessante Studie hat z. B. bei insgesamt 390 verheirateten und Singlefrauen die Blutgefäße, die das Gehirn versorgen, über einen Zeitraum von elf Jahren untersucht. Es ist bekannt, dass chronisch-toxischer Stress zu Veränderungen der Blutgefäße führt, dass es zu kleinen Entzündungsreaktionen kommen kann, die dann Plaque entstehen lassen, womit der Durchfluss durch die Gefäße eingeschränkt wird. Im schlimmsten Fall können die Blutgefäße auch verstopfen, dann kommt es je nach Gefäß zu einem Herzinfarkt oder Schlaganfall.

In der besagten Studie wurden die verheirateten Frauen in »glücklich« und »unglücklich« verheiratet untereilt und mit den Singles verglichen. Nach den elf Jahren zeigte sich bei den unglücklich Verheirateten im Vergleich zu den glücklich Verheirateten eine deutliche Zunahme der Plaques in den das Gehirn versorgenden Gefäßen [197]. In einer Subgruppe wurde zudem über drei Jahre die Progression, also die Schnelligkeit der Plaquezunahme, untersucht, und dabei zeigte sich eine deutliche Zunahme nur bei den unglücklich Verheirateten im Vergleich zu den glücklich Verheirateten und den Singles [197].

Alleine zu sein, muss kein toxischer Stressor sein, insbesondere wenn man es sich so ausgesucht hat, das hat diese Studie exemplarisch auch gezeigt. Allerdings nimmt das Gefühl der Einsamkeit, das sehr belastend ist, in der Gesellschaft immer mehr zu. Studien gehen davon aus, dass in Industrieländern etwa ein Drittel der Menschen betroffen sind, dass Einkommen, Bildung, Geschlecht oder Ethnizität nicht davor schützen und dass Einsamkeit zu einer deutlich erhöhten Sterblichkeit führt [198]. Dabei wird Einsamkeit meist nicht als Problem anerkannt, sondern vielmehr stigmatisiert, trivialisiert oder einfach ignoriert. Einsamkeit ist ein Problem des Alters, aber eben nicht nur, denn alle Altersgruppen können betroffen sein. Einsamkeit und soziale Isolation sind ein weiterer starker Risikofaktor für die Entwicklung einer Depression [198-201].

Die meisten der gerade aufgezählten Faktoren können aber auch durch die Depression an sich beeinflusst werden. Zum Beispiel kann es bei Menschen mit einer Depression zu einem sogenannten sozialen Drift kommen. Durch die Depression sind die sozialen Fähigkeiten deutlich eingeschränkt, Antrieb und Kraft vermindert, es kommt zum Rückzug aus den sozialen Netzen, auch die beruflichen Fähigkeiten und Leistungen sind eingeschränkt, was schlimmstenfalls zum Verlust des Arbeitsplatzes und zu großen finanziellen Nöten führt [201].

Kindesmisshandlung und Traumatisierung in der Kindheit und Jugend sind ein riesiges Problem. Es wird geschätzt, dass etwa eine von fünf Frauen und etwa einer von dreizehn Männern weltweit in ihrer Kindheit oder Jugend sexuell misshandelt wurden, während etwa 25% aller Erwachsenen angeben, körperlich misshandelt worden zu sein [202]. Zu den Folgen von Kindestraumatisierung gibt es schon sehr viele Studien, grob kann man davon ausgehen, dass eine Kindestraumatisierung die Wahrscheinlichkeit, eine Depression zu entwickeln, verdoppelt. Schaut man auf die spezifischen Traumatisierungsarten, führt eine sexuelle Misshandlung zum größten Risikoanstieg, gefolgt von der körperlichen und der emotionalen [186].

Depression ist dabei aber nicht die einzige Folge, auch Angst- oder Suchterkrankungen stellen sich häufig ein. Kindesmisshandlung führt aber nicht nur zu einem erhöhten Risiko für psychische, sondern auch für körperliche Leiden. So ergibt sich ebenfalls ein erhöhtes Risiko für metabolische Erkrankungen und Übergewicht, koronare Herzerkrankung oder Autoimmunerkrankungen [203, 204].

Was passiert bei der Kindesmisshandlung mit dem Opfer? Wieso kann es später zu einer Vielzahl von sehr verschiedenen psychischen und körperlichen Erkrankungen kommen? Kinder und Jugendliche haben eine erhöhte Sensibilität für unangenehme und mögliche schädigende Reize, sie reagieren auch heftiger, z. B. mit ihrem Herz-Kreislauf-System, aber auch mit Angst oder Aggression [205].

Im Gehirn ist der sogenannte Mandelkern, die Amygdala, als Teil des limbischen Systems für das Prozessieren dieser äußeren emotionalen Reize verantwortlich. In Studien wurde gezeigt, dass die Amygdala in den Jahren nach dem Kindesmissbrauch viel sensibler bereits auf normale psychosoziale Reize reagiert und die Stress-Systeme des Körpers anwirft. Umweltreize stimulieren dann auch das Immunsystem und sensibilisieren es; somit ist es auf Dauer aktiviert, ohne dass es dafür einen Grund gäbe. Aber auch das Stress-Hormon-System ist hochgefahren, als ob immer eine »Fight or Flight«-Situation bestünde. Diese Umstellung ist doppelt schlecht für den Körper. Auf der einen Seite haben wir eine dauerhafte Aktivierung des Immun- und des Stress-Hormon-Systems, was unnötigerweise Energie kostet und auch Schaden anrichten kann, auf der anderen Seite reagieren die Systeme nicht mehr zuverlässig, wenn wirklich bedrohliche Reize auftreten [117, 203, 205–207].

Wenn man sich diese Folgen vor Augen führt, ist es nicht verwunderlich, dass Kindesmissbrauch einen so großen Schaden mit psychischen und körperlichen Erkrankungen auslösen kann.

Die Lebensumstände und die Lebensweise haben aber auch einen Einfluss auf die Depressionsentwicklung. Wenn wir in der Stadt leben, haben wir gegenüber unseren Bekannten auf dem Land ein höheres Risiko, eine Depression zu entwickeln, Entsprechendes gilt für den Konsum von Nikotin, Alkohol und Cannabis. Nikotinabhängigkeit entwickelt sich meist in der Jugend und wird im Erwachsenenalter fortgesetzt, in beiden Lebensphasen erhöht Rauchen das Depressionsrisiko deutlich [208]. Hier gibt es aber auch eine bidirektionale, also in beide Richtungen bestehende, Verbindung – depressive Menschen haben auch ein erhöhtes Risiko zu rauchen. Das Gleiche sehen wir bei Alkohol: Missbrauch verdoppelt das Risiko, an einer Depression zu erkranken, umgekehrt verdoppelt eine Depression auch das Risiko für Alkoholmissbrauch [209]. Zusätzlich erhöht Letzterer das Risiko für einen Suizid [210].

Angesichts der aktuellen Debatte um die Cannabislegalisierung sind diese Befunde recht interessant: Eine Metaanalyse über elf Studien mit 23317 Teilnehmern zeigte bei Cannabiskonsum in der Jugend und im jungen Erwachsenenalter ein deutlich erhöhtes Risiko für Depression und Suizidalität [211]. Eine andere spannende Studie mit Daten von 6651765 (!) Dänen und Däninnen stellte bei Cannabiskonsum ein erhöhtes

Risiko für Depression und bipolare Störung fest, inbesondere auch eine Zunahme mit psychotischen Symptomen [212].

Eine ungesunde Ernährung kann das Depressionsrisiko ebenfalls erhöhen [213]. Stark verarbeitete Lebensmittel wie Fertiggerichte, verpackte Snacks, kohlensäurehaltige Softdrinks oder Instantnudeln sind mit chemischen Substanzen versetzt, um Haltbarkeit, Textur, Geschmack und Aussehen zu verbessern, und weisen einen hohen Anteil an zugesetztem Zucker, Salz und gesättigten Fettsäuren auf [214]. Der Anteil dieser Lebensmittel am gesamten Nahrungskonsum variiert in den Industrieländern deutlich, von etwa 42% und 58% in Australien und den USA bis 10% und 25% in Italien und Südkorea [215, 216]. Regelmäßiger Konsum dieser stark verarbeiteten Lebensmittel erhöht deutlich das Risiko, eine Depression zu entwickeln [214, 217]. Aber auch das Risiko für andere Erkrankungen ist deutlich erhöht, einschließlich der Sterblichkeit [214]. Neben den stark verarbeiteten Lebensmitteln können aber auch Nahrungskomponenten wie Zucker, raffiniertes Getreide, rotes oder verarbeitetes Fleisch oder gesättigte Fettsäuren das Depressionsrisiko deutlich erhöhen [218, 219].

Mangelnde Bewegung stellt einen weiteren Risikofaktor dar, manche sprechen schon vom Sitzen als dem neuen Rauchen! Tatsächlich erhöht körperliche Inaktivität das Depressionsrisiko, wenn ich mich aber bewege, kann ich das Risiko dosisabhängig senken [220-222]. Fairerweise muss man sagen, dass die Depression wiederum Bewegung und Sportaktivitäten deutlich erschwert. Ungesunde und mangelhafte Ernährung führen klassischerweise häufig zu erhöhtem Gewicht und Adipositas, also starkem Übergewicht. Menschen mit starkem Übergewicht haben ein um 55% erhöhtes Risiko, eine Depression zu entwickeln [223].

Grundsätzlich interagieren viele diese Faktoren. Zum Beispiel führt eine Traumatisierung in der Kindheit nicht selten zu niedrigem Selbstvertrauen, niedrigem Selbstwert und niedriger Selbstwirksamkeit. Eine mögliche Folge hiervon ist dann ein unvorteilhafter Lebensstil mit wenig Bewegung, ungesunder Ernährung und erhöhtem Alkoholkonsum.

Zuletzt möchte ich noch auf einen weiteren »Lifestyle«-Faktor eingehen: Schlafmangel. Wir alle schlafen immer mal wieder zu wenig und nehmen es meist auf die leichte Schulter. Manche von uns brüsten sich sogar, so viel zu arbeiten oder zu feiern, dass sie nicht zum Schlafen kommen, dazu hätten sie später immer noch Zeit ... Tatsächlich ist Schlafmangel aber ein toxischer Stressor. Er führt zu kognitiver Beeinträchtigung – Merkfähigkeit, Konzentration und Entscheidungsfähigkeit sind reduziert. Bereits eine Reduktion auf sechs Stunden Schlaf pro Nacht führt zu einer Verschlechterung in psychomotorischen Tests und zu einem Anstieg von Entzündungszellen im Blut [224].

Studien konnten zeigen, dass Schlafmangel zu einem Anstieg von Cortisol, zu erhöhtem Blutdruck und zu verändertem Stoffwechsel mit Insulinresistenz, Diabetes und Übergewicht führt [224-227]. Auch der Versuch, ein unter der Woche angehäuftes Schlafdefizit am Wochenende wieder aufzuholen, misslingt, die Auswirkungen auf den Stoffwechsel können trotzdem nicht ausgeglichen werden [228].

EXKURS

Stress and the City

Sie fühlen sich vielleicht an eine bestimmte Fernsehsendung erinnert, tatsächlich ist dies der Titel eines Buches des Psychiaters Mazda Adli, der sich umfangreich mit diesem Thema auseinandergesetzt hat [229]. Ein weiterer Stressor kann nämlich auch unsere Umwelt an sich sein, der Raum, in dem wir leben. So können etwa Lärm, Luftverschmutzung und all die anderen Bedingungen, die eine Großstadt für uns bereithält, uns und unser Gehirn so richtig stressen [230].

Das Stadtleben scheint tatsächlich nicht gesund für unsere Psyche zu sein. Die Stadtbewohner haben ein ca. 20–40 % höheres Risiko, an einer Depression oder Angststörung zu erkranken, als die Landbevölkerung [231]. Jemand, der in der Stadt geboren wird und aufwächst, hat zudem ein fast doppeltes Risiko, an einer Schizophrenie zu erkranken [232]. Aber wieso ist das so? Woran liegt das? Vergleicht man einen Stadtplan von Mannheim, auf dem die Häufigkeit psychischer Erkrankungen in den einzelnen Stadtteilen eingetragen ist, mit einem Stadtplan, auf dem die Intensität der begrünten Flächen dargestellt ist, so lässt sich ein eindeutiger Zusammenhang erkennen. Bei intensiveren Grünflächen in der Stadt findet sich eine eher niedrigere Häufigkeit psychischer Erkrankungen, bei weniger Grün ist die Häufigkeit höher [233].

Es könnte also einen Zusammenhang zwischen Grünflächen und der psychischen Gesundheit geben. Eine Studie des Zentralinstituts für Seelische Gesundheit in Mannheim, geleitet von Andreas Meyer-Lindenberg, ging dieser Frage nach [234]. Es wurden 32 freiwillige, psychisch gesunde Teilnehmer ausgewählt, die den Montreal Imaging Stress Task machen sollten, eine Aufgabe, die darauf abzielt, sozialen Stress auszulösen, indem die Probanden Rechenaufgaben unter Zeitdruck lösen müssen. Danach wurden sie mit einer funktionellen Magnetresonanztomografie (fMRT) untersucht.

Hier zeigte sich, dass, je länger die Teilnehmer in der Stadt lebten, desto höher die Aktivierung der Amygdala war, also des Gehirnareals, das für Angst und die Reaktionen auf sozialen Stress verantwortlich ist. Daneben konnten die Forscher eine Assoziation des Aufwachsens in der Stadt mit einer Aktivierung eines anderen Gehirnareals zeigen, des anterioren cingulären Kortex, einer Region, die für die Regulierung der Amygdala, negativer Stimmung und der Stressreaktion zuständig ist. Somit konnte die Studie zeigen, dass das Aufwachsen und das Leben in der Stadt die Aktivität von Gehirnarealen beeinflusst, die unsere Reaktionen auf sozialen Stress steuern [234].

Nun untersuchte die Arbeitsgruppe um Andreas Meyer-Lindenberg, wie sich die aktuelle Umgebung, in der wir uns befinden, auf unsere Stimmung auswirkt [233]. Dazu wurden 33 junge, psychisch gesunde Teilnehmer über sieben Tage in ihrer Alltagsroutine in Mannheim begleitet. Über eine Smartphone-App erhielten sie ein »Ecological Momentary Assessment (EMA)«, hiermit konnten sie ihre aktuelle Stimmung auf einer Skala angeben, und das Smartphone übertrug zusätzlich die GPS-Daten. Die Probanden wurden neun- oder zehnmal pro Tag durch diese App kontaktiert und mussten angeben, wie ihre Stimmung war, zudem wurde die körperliche Aktivität gemessen. Fünf Minuten davor wurde jeweils der Standort bestimmt, um anhand einer Karte später auswerten zu können, wie viel Grün an diesem Standort war.

Es zeigte sich, dass, je grüner die Umgebung war, desto besser die Stimmung war. In einem zweiten Teil der Untersuchung wurde das gleiche Protokoll bei 52 Teilnehmern mit einer fMRT-Untersuchung ergänzt, in der die neuronale Aktivität auf unangenehme soziale Reize untersucht wurde, indem Bilder von ärgerlich schauenden Menschen gezeigt wurden. Hier ergab sich, dass eine erst mal unzureichende neuronale Antwort durch einen Aufenthalt in grüner Umgebung gut kompensiert werden konnte [233].

Eine grüne Umgebung scheint also für unsere psychische Gesundheit wichtig zu sein und hilft uns, mit Stress, insbesondere dem sozialen Stress, besser umgehen zu können. Unterstützt wird diese Vermutung durch eine andere Untersuchung. Forscher haben die Dichte und Qualität der grünen Umgebung von Wohnbereichen in Großbritannien bestimmt [235]. Hierzu wurden Sensoren an Flugzeugen montiert und maßen die Oberflächenreflexion im Rot- und Nahinfrarotbereich. Das Chlorophyll der Pflanzen und Bäume absorbiert nämlich die Strahlung im Rot- und reflektiert die Strahlung im Nahinfrarotbereich, die Differenz aus diesen Wellenlängen bietet ein Maß für die Qualität und Intensität des Grüns. Diese Daten wurden mit den Gesundheitsdaten von über 90000 Teilnehmern der UK-Biobank verglichen, einer großen Sammlung von Gesundheitsdaten in Großbritannien.

Eine grüne Umgebung führte tatsächlich zu einer Reduktion der depressiven Erkrankungen, dieser Effekt konnte noch mal verstärkt bei Frauen und Probanden unter 60 Jahren beobachtet werden [235].

Eine ebenso spannende Studie wurde gerade erst veröffentlicht: In Schweden hat man den Zusammenhang zwischen der Einnahme von Antidepressiva und der Entfernung des Wohnorts zu Grünflächen untersucht. Hierzu wurden die zwischen 2013 und 2016 angesammelten Gesundheitsdaten von 108716 Menschen angeschaut, wobei sich zeigte, dass Grünflächen in der Nähe des Wohnortes die Häufigkeit der Antidepressivaeinnahme signifikant senken konnten, insbesondere Grünflächen im Umkreis von nur 50 Metern [236].

Eine andere Untersuchung weitete diesen Ansatz auf grüne und blaue Flächen, wie große Seen oder ein Meer, aus [237]. Hierzu wurden Gesundheitsdaten aus Wales in Großbritannien untersucht. Auch hier zeigte sich, dass grüne Flächen das Risiko senken können, an einer psychischen Erkrankung oder psychischen Symptomen zu leiden. Es konnte auch demonstriert werden, dass blaue Flächen ebenso protektiv sind [237].

Eine grüne Umgebung ist nicht nur förderlich für die psychische Gesundheit und senkt das Depressionsrisiko, sondern mindert auch das Suizidrisiko, wie in einer Studie in den Niederlanden ermittelt wurde. In dieser Studie konnte das Suizidrisiko allerdings nur durch eine grüne Umgebung, nicht durch blaue Flächen oder eine Nähe zur Küste gesenkt werden [238]. Was ist aber nun, wenn man in der Stadt lebt und sich keine grüne Umgebung in der Nähe befindet? Ein Umzug könnte helfen. Etwas mehr als 1000 Teilnehmer des British Household Panel Survey wurden über fünf Jahre begleitet und in Abständen nach ihrem psychischen Befinden befragt [239]. Von ihnen zogen im zweiten oder dritten Jahr der Erhebung 594 in eine grünere Umgebung, 470 in eine weniger grüne Umgebung. Bei denen, die in eine grünere Umgebung zogen, verbesserte sich tatsächlich ihre psychische Verfassung, die anderen zeigten keine substanzielle Veränderung [239].

Wenn ein Umzug nicht möglich ist, können immer noch Grünpflanzen helfen. Angestellte in Büros profitieren von Pflanzen u. a. mit einer verminderten Krankheitsquote; der selbst empfundene Stress am Arbeitsplatz sinkt. Auch Patienten im Krankenhaus können den Schmerz besser aushalten, wenn sie Pflanzen in ihrem Zimmer haben. Außerdem verbessern Pflanzen die Aufmerksamkeit und kognitive Leistung [240].

Ich habe Ihnen hier nur einige exemplarische Studien vorgestellt. Die Studienlage ist sehr groß, es gibt auch Metaanalysen, die einige dieser Arbeiten zusammen analysieren und die gleichen Ergebnisse dokumentieren [241]. Tatsächlich kommt es durch eine grüne Umgebung nicht nur zu einer Verbesserung der psychischen, sondern auch der körperlichen Gesundheit mit einer Verbesserung der Herzfrequenz, des Blutdrucks und auch der Stoffwechselparameter wie den Fettwerten [241].

Mechanismen der Depressionsentstehung

Wir haben nun gehört, welche Ursachen es geben kann, die unsere Verwundbarkeit so strapazieren, dass eine Depression ausbricht. Was aber passiert in unserem Gehirn und in unserem Körper? Die Depressionsentstehung ist komplex. So wie die Erkrankung eine große Variation an unterschiedlichen Symptomen aufweist, so tragen unterschiedliche Mechanismen im Gehirn zur Depressionsentwicklung bei. Man könnte sagen, jeder Einzelne hat seine eigene Depression, mit ganz individuellen Ursachen, die auf die eigene Verwundbarkeit stoßen und dann die individuellen Mechanismen im Gehirn auslösen [14, 15, 201].

Die Monoaminmangel-Hypothese – zu wenig Serotonin?

Das wohl prominenteste Konzept der Depressionsentwicklung stellt die Monoaminmangel-Hypothese dar. Sie besagt, dass im Spalt zwischen den Nervenzellen, Synapse genannt, zu wenig von bestimmten Botenstoffen, den Monoaminen, zur Verfügung steht. Diese Botenstoffe sind Serotonin, Noradrenalin und Dopamin. Die Monoaminmangel-Hypothese wurde aufgestellt, als man die Wirkmechanismen der ersten Antidepressiva untersuchte. Die trizyklischen Antidepressiva – und eigentlich fast alle Antidepressiva, die danach folgten – beheben nämlich diesen Mangel an Botenstoffen und führen zu einem erhöhten Angebot davon, allen voran Serotonin, aber auch Noradrenalin oder Dopamin, je nach Antidepressivum. Insbesondere auf den Serotoninmangel bezogen, wurde die

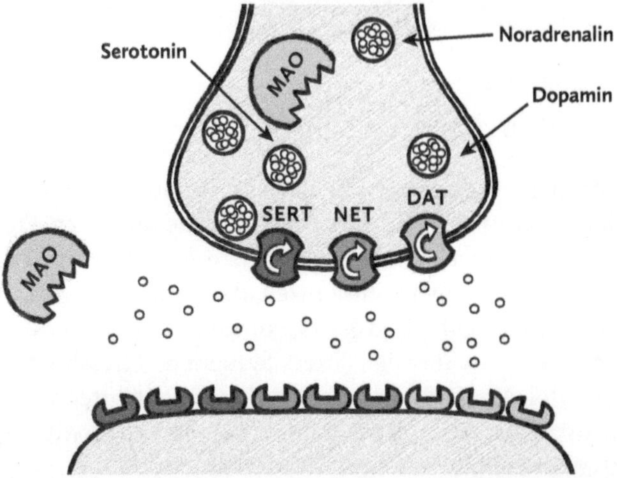

Das Konzept der Monoaminmangel-Hypothese. Es besagt, dass im Spalt zwischen zwei Nervenzellen, der Synapse, zu wenig von den Botenstoffen Serotonin, Noradrenalin und Dopamin vorhanden ist. Die Transporter des Serotonins (SERT), des Noradrenalins (NET) und des Dopamins (NET) transportieren die Botenstoffe wieder zurück, das Enzym Monoaminoxydase (MAO) baut die Botenstoffe ab.

Monoaminmangel-Hypothese immer wieder kritisiert, u. a. von Joanna Moncrieff [siehe Kapitel »Kurze Geschichte der Depression«] [146].

Antidepressiva können bereits innerhalb von Stunden die Monoamine im Spalt zwischen den Nervenenden erhöhen, bis zur Besserung der Symptome dauert es allerdings mehrere Wochen. Zusammen mit der hohen Variabilität im Ansprechen auf die Antidepressiva und der unterschiedlichen Symptomausprägung lässt es darauf schließen, dass mehrere Mechanismen neben dem Monoaminmangel-Konzept involviert sind. Grundsätzlich spricht immer noch viel für das Konzept des Monaminmangels: Die Antidepressiva mit diesem Wirkmechanismus sind eindeutig erfolgreich, ein künstlich hervorgerufener Mangel an Serotoninvorstufen ruft depressive Symptome hervor, und ein gestörter Serotoninstoffwechsel im Gehirn konnte in mehreren Bildgebungsstudien gezeigt werden [150]. Aber wie gesagt, dieses Konzept ist nicht das einzige.

Oder doch nur Stress: die Stress-Systeme des Körpers

Im alltäglichen Leben müssen unser Gehirn und unser Körper mit kleineren und größeren Stressoren wie auch den Eigenschaften unseres persönlichen Lebensstils – unserer Ernährung, dem Konsum von Substanzen, dem Schlaf-wach-Rhythmus sowie Bewegung und Sport – umgehen. Gehirn und Körper schaffen dies mit den Stress-Systemen; Stresshormone wie Cortisol, Adrenalin oder Entzündungsmediatoren werden als Antwort auf die Stressoren oder unseren Lebensstil ausgeschüttet und helfen uns, uns anzupassen [242].

Diese Anpassungsprozesse sind für unser Dasein wichtig und ermöglichen uns ein gesundes Leben. Wenn diese Prozesse aber nicht abgeschaltet werden, wenn sie nicht mehr gebraucht werden oder nicht angeschaltet werden, wenn sie gebraucht werden, oder durch eine extrem hohe Belastung überstrapaziert werden, dann kommt es zu Schäden im Gehirn und im Körper [242].

Das Stress-Hormon-System

Eine gesteigerte Aktivität des Stress-Hormon-Systems ist die am häufigsten nachgewiesene biologische Veränderung der Depression. Das Stress-Hormon-System – oder wissenschaftlich die Hypothalamus-Hypophysen-Nebennierenrinden-Achse genannt – reagiert auf innere und äußere Reize, auf physische und psychologische Stressoren. Daher ist ein gut funktionierendes Stress-Hormon-System wichtig für unser Überleben. Es ist so alt wie die Menschheit, die Prozesse des Systems laufen immer auf die gleiche Weise ab, und dies gleichermaßen bei den Menschen und den meisten Tieren [183, 242, 243].

Jede Situation wird von unserem Gehirn darauf hin bewertet, ob sie eine Bedrohung für uns darstellt. Wenn die Situation als gefährlich eingeschätzt wird, dann wird die Stress-Hormon-Achse automatisch aktiviert. Diese soll den Körper in eine optimale Ausgangslage für eine »Fight or Flight«- bzw. »Flucht oder Angriff«-Reaktion versetzen. Dabei werden die Aufmerksamkeit und die Konzentration geschärft, die Ablenkbarkeit reduziert, Schmerzreize gedämpft und Energie bereitgestellt. Dieser Aktivierungsprozess soll Gehirn und Körper vor den Folgen der Stressfaktoren schützen. Wenn ein früher Mensch z. B. vor einem wilden Tier wie einem Säbelzahntiger weglaufen musste, wurde dieses System aktiviert, damit die fluchtrelevanten Organe optimal mit Energie versorgt und in nicht fluchtrelevanten Organen dafür Energie eingespart werden konnte. Nach überstandener Stressreaktion wurde dann ein Gleichgewicht, die Homeostase, wiederhergestellt.

Dieses Konzept der Homeostase wurde erstmalig in den dreißiger Jahren von Hans Selye beschrieben. Der österreichisch-kanadische Mediziner und Biochemiker erkannte, dass dieses System eben nicht nur den Körper schützen, sondern ihn auch substanziell schädigen kann, sofern sich das System nach der Stressreaktion nicht wieder normalisiert und die Homeostase nicht wiederhergestellt wird. Ein einfaches Beispiel: Wenn der Löwe ein Zebra jagt, ist sein Stress-Hormon-System hochgefahren. Nachdem er es erlegt hat und sich im Schatten ausruht, normalisiert sich auch das Stress-Hormon-System wieder, was essenziell für sein Gehirn und seinen Körper ist. Bei ausbleibender Normalisierung wäre das Stress-Hormon-System permanent hochgefahren, und genau das passiert bei der Depression [185, 244].

Aber was genau geschieht im Gehirn? Ein Stressreiz – psychosozialer Stress auf der Arbeit oder zu Hause, Luftverschmutzung oder andere Umweltgifte oder auch körperliche Alarmzeichen wie bei einer Herzerkrankung – wird von bestimmten Gehirnregionen ob seiner Bedrohlichkeit bewertet. Ausführlich habe ich mögliche toxische Stressoren bereits im Abschnitt »Ursachen der Depression« aufgezählt.

Bei Einstufung als Gefahr läuft eine bestimmte Kaskade immer auf die gleiche Weise ab [245-247]: Der Hypothalamus, eine wichtige Schaltstelle im Gehirn, schüttet das Corticotropin-Releasing-Hormon (CRH) aus, dies startet dann in der Hypophyse, einer etwa heidelbeergroßen Drüse an der Basis des Gehirns, die Ausschüttung des adrenokortikotropen Hormons (ACTH). Dabei werden die Muskelreflexe gesteigert, die Aufmerksamkeit, Konzentration sowie die Schmerzschwelle erhöht und der Appetit und die sexuelle Erregbarkeit vermindert. Das ACTH wird dann in den Blutkreislauf ausgeschüttet und gelangt von dort zur Nebennierenrinde. Dort wird die Produktion von Cortisol aktiviert und auch in den Blutkreislauf abgegeben. Cortisol führt zu einer Ausschüttung von Glukose, also Zucker, in der Leber, um die Energieversorgung des Körpers zu steigern und gleichzeitig Energieressourcen zu schonen, indem z. B. Entzündungsprozesse gehemmt werden. Am Ende der Stressreaktion hemmt Cortisol im Rahmen einer negativen Rückkopplung durch Bindung an Glukokortikoid-Rezeptoren in der Hypophyse und dem Hypothalamus eine weitere Aktivierung des Stress-Hormon-Systems und beendet die gesamte Stress-Reaktion.

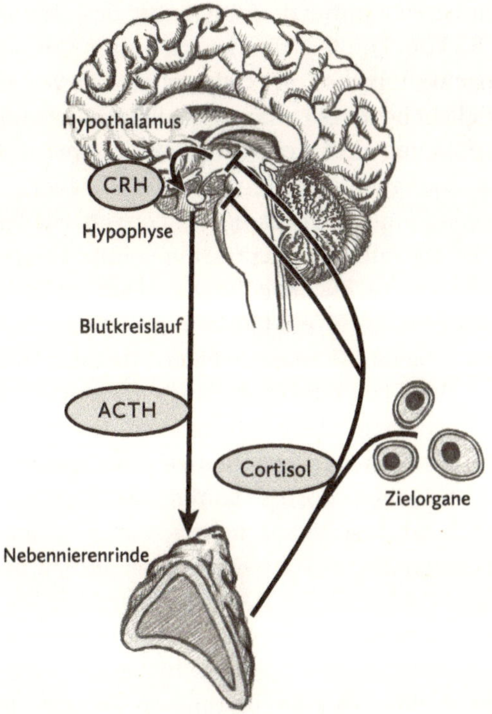

Das Stress-Hormon-System oder auch die Hypothalamus-Hypophysen-Nebennierenrinden-Achse. Stressoren aktivieren im Hypothalamus die Produktion des Corticotropin-Releasing-Hormons (CRH), das zur Hypophyse gelangt, dort wird das adrenokortikotrope Hormon (ACTH) in den Blutkreislauf freigesetzt. Über das Blut gelangt das ACTH zur Nebennierenrinde, wo es die Produktion von Cortisol veranlasst Dieses wird über den Blutkreislauf zu allen Organen des Körpers transportiert, um ihn auf die Stress-Reaktion vorzubereiten. Nach überstandenem Stress wird eine negative Rückkopplung, ein negatives Feedback ausgelöst, Cortisol bindet dabei an Rezeptoren im Hypothalamus und im Hippocampus [246].

Eine ausgeglichene Funktion des Stress-Hormon-Systems ist wichtig für ein optimal funktionierendes Gehirn, eine nicht ausreichende Aktivierung ist genauso problematisch wie eine überschießende oder nicht endende Aktivierung. Voraussetzung für eine gesunde Adaptation auf externe oder interne

Stressoren ist eine optimale Aktivierung des Stress-Hormon-Systems. So können die Nervenzellen besser kommunizieren und Signale weitergeben, die Neuroplastizität verbessert sich und ermöglicht besseres Lernen. Eine überschießende oder zu lange Aktivierung des Stress-Hormon-Systems unterdrückt die Signalweitergabe zwischen den Nervenzellen, behindert die Neuroplastizität und schädigt die Nervenzellen [243].

Bei Patienten mit einer Depression konnte gezeigt werden, dass diese negative Rückkopplungsschleife nicht mehr richtig funktioniert, das Stress-Hormon-System vielmehr dauerhaft aktiviert bleibt. Mein ehemaliger Chef, der Direktor des Münchner Max-Planck-Instituts für Psychiatrie, Florian Holsboer, hat dazu maßgebliche Arbeiten veröffentlicht. Er zeigte, dass es bei depressiven Menschen zu einer Überproduktion von CRH, ACTH und Cortisol kommt [248–250].

Große Studien bestätigten mehrfach, dass viele depressive Patienten erhöhte Cortisolspiegel aufwiesen [251, 252]. Meine Arbeitsgruppenleiterin am Max-Planck-Institut für Psychiatrie, die spätere Direktorin Elisabeth Binder, konzentrierte sich auf diese gestörte Rückkopplungsschleife und zeigte in wegweisenden Studien, dass ein bestimmtes Protein, das FKBP5, bei der Rückkopplung wie auch der Entwicklung der Depression, aber auch anderer psychischer Erkrankungen eine wesentliche Rolle spielt [253–255].

Als Beispiel der gestörten Rückkopplung bzw. des gestörten negativen Feedbacks kann man Studien zitieren, die eine Stress-Antwort auf stressvolle Ereignisse untersuchten. Eine typische Untersuchungssituation wäre zum Beispiel das Sprechen oder das Lösen einer Kopfrechenaufgabe vor anderen Menschen. Wenn man nun psychisch gesunde Kontrollen mit depressiven Patienten vergleicht, weisen beide Gruppen bei Beginn und während der stressvollen Situation ähnliche Cortisolspiegel auf, nur in der Erholungszeit danach fallen bei den depressiven Patienten deutlich erhöhte Cortisolspiegel auf [256].

Interessanterweise konnte auch gezeigt werden, dass die

Veränderungen des Stress-Hormon-Systems mit Einschränkungen kognitiver Leistungen wie der Konzentration korrelieren und dass diese Veränderungen in Patienten mit schweren Episoden oder mit melancholischen oder psychotischen Merkmalen ausgeprägter sind [252]. Sogar prospektive Studien konnten zeigen, dass psychisch gesunde Menschen mit einem erhöhten Cortisolspiegel ein erhöhtes Risiko haben, eine Depression zu entwickeln [257]. Eine Studie mit Daten von über 370000 Patienten zeigte, dass eine längere Behandlung mit Glukokortikoiden – also synthetischem Cortisol, wie man es bei manchen Erkrankungen einsetzt – die Depressionsentwicklung um das Zweifache und das Suizidrisiko um das Siebenfache erhöht [258].

Sie werden nun vielleicht denken, das sind doch alles sehr schöne Befunde, gibt es schon Antidepressiva, die das Stress-Hormon-System zum Ziel haben? Die gibt es leider noch nicht. Zwar existieren schon recht gute Studien zu Medikamenten, die die Cortisol-Rezeptoren oder ähnliche Rezeptoren wie die Vasopressin-Rezeptoren blockieren. Oder Blocker des FKBP5-Proteins, das maßgeblich die negative Rückkopplung moduliert [259-263]. Allerdings ist die Studienlage noch nicht ausgereift genug, und es gibt in Teilen auch inkonsistente Befunde, sodass diese Medikamente für die Depressionsbehandlung noch nicht zugelassen wurden [264, 265]. Schließlich ist das Stress-Hormon-System nicht bei allen depressiven Patienten gestört, insofern würden hochspezifische Medikamente bei den Patienten mit einem normal funktionierenden Stress-Hormon-System nicht wirken. Daher wäre eine vorherige Testung dieses Systems im Sinne einer personalisierten Medizin oder auch *Precision Medicine* notwendig, um die Patienten mit der richtigen Therapie matchen zu können [264-266]. Zwar gibt es bereits Tests – wie den Dexamathason-Suppressionstest, den kombinierten Dex-CRH-Test oder den modifizierten Dexamethasaon-Suppressionstest –, aber für einen klinischen Einsatz ist die Datenlage nicht gut genug. Erfreulicherweise können aber unsere gängigen Antidepressiva ebenfalls das Stress-Hormon-System wieder normalisieren und die Cortisolspiegel wieder senken [267-271].

Das Immunsystem

Jeder von uns hatte bereits eine Grippe oder zumindest eine ordentliche Erkältung. Wie haben Sie sich gefühlt? Waren Sie abgeschlagen, hatten keinen Antrieb, keine Kraft, keine Energie? So richtig freuen konnten Sie sich auch nicht, oder? Konzentration und Merkfähigkeit waren vermutlich erheblich beeinträchtigt, und ich wette, dass Ihr Schlaf auch ziemlich schlecht war. Der Appetit war nicht vorhanden, essen und trinken ging kaum.

Fällt Ihnen eine Ähnlichkeit zur Symptomatik aus dem ersten Kapitel auf? Zu Recht! Eine ordentliche Entzündungsreaktion produziert tatsächlich ein depressionsähnliches Bild [272, 273]. Dieses *Sickness Behaviour* ist ein völlig normales Phänomen, bei dem eine Reaktion auf eine Infektion mit Viren oder Bakterien auftritt und durch Entzündungszellen und -mediatoren ausgelöst wird, wie die Zytokine Interleukin-1a (IL-1a) und 1b (IL-1b), den Tumor-Nekrose-Faktor alpha (TNF-a) und Interleukin-6 (IL-6) [272, 273]. Diese Zytokine koordinieren die Entzündungsreaktionen und lösen im Gehirn das beschriebene Krankheitsverhalten aus.

So ähnlich wie beim Stress-Hormon-System ist das Immunsystem selbstverständlich überlebenswichtig. Es ist aber möglich, dass es überschießend reagiert. Mittlerweile gibt es sehr viele und gute Studien, die erhöhte Entzündungswerte im Blut von depressiven Patienten zeigen konnten. Insbesondere das C-reaktive Protein (CRP), ein wichtiger Marker für akute Entzündungen, oder die oben genannten Zytokine IL-1b, IL-6 und TNF-a wurden in erhöhten Konzentrationen im Blut depressiver Patienten gemessen, ohne dass eine akute Infektion vorgelegen hätte [272, 274, 275].

Längsschnittstudien zeigten sogar, dass ein erhöhtes CRP und ein erhöhtes IL-6 das Erkrankungsrisiko für eine Depression vorhersagen können [276]. Außerdem konnte gezeigt werden, dass eine ausgeprägte Aktivierung des Immunsystems wie bei einer Sepsis oder einer Autoimmunerkrankung ein erhöhtes Risiko für eine Depression in der Zukunft darstellt [277, 278]. Gleichzeitig wurde beobachtet, dass Medikamente, die das Immunsystem aktivieren, wie Interferon-alpha, innerhalb der ersten drei Monate nach Behandlungsbeginn in vorher psychisch Gesunden eine Depression auslösen können [279].

Wie kommt es aber dazu, dass ein System, das uns eigentlich schützen soll, selbst Auslöser einer schweren psychischen Erkrankung wird? Hierzu gibt es ein sehr plausibles Modell, das evolutionäre Vermächtnis einer nicht mehr angepassten Antwort auf Entzündungen [280]: In den Jäger- und Sammler-Kulturen mussten wir durch die Interaktionen mit Krankheitserregern, Raubtieren und menschlichen Artgenossen einem permanenten evolutionären Druck standhalten. Schnelle und wirksame Reaktionen unseres Immunsystems waren essenziell, um die Infektionen zu bekämpfen und Wundheilung zu unterstützen. Bis in die vorindustrielle, ländlich geprägte Zeit wurde das Immunsystem immer wieder durch mäßig starke Krankheitserreger herausgefordert, sodass die Entzündungsantwort auf die feindliche Umwelt gespeichert und über die kommende Zeit beibehalten wurde.

In der modernen, industriellen Welt hat sich aber unser Leben geändert. Unsere hygienische, keimfreie städtische Umgebung hält für uns eine Menge an psychosozialen Stressoren bereit, nicht aber die klassischen viralen oder bakteriellen Krankheitserreger, die Krankheit und Sterblichkeit während der gesamten vorherigen Evolution bestimmt hatten [280]. Aufgrund des nicht mehr vorhandenen traditionellen immunologischen Wettstreits lösen nun die psychologischen Herausforderungen die Entzündungsreaktionen aus und schaffen damit die Anfälligkeit für immunsystembezogene Erkrankungen wie die Depression [280].

Nun stellt sich natürlich auch hier die Frage nach spezifischen Therapien. Tatsächlich wurde in einer randomisierten kontrollierten Studie gezeigt, dass ein Medikament gegen TNF-alpha eine Depression behandeln konnte, allerdings nicht in allen Patienten, sondern nur in denen mit erhöhten Entzündungswerten [281]. In späteren Studien wurden auch mit anderen antiinflammatorischen Medikamenten gute Effekte gezeigt, allerdings gab es auch recht inkonsistente Befunde [282-284].

Sie sehen, auch hier ist es wieder ähnlich wie beim Stress-Hormon-System: Spezifische Medikamente wirken nur, wenn die dazugehörigen Systeme auch verändert sind. Dies unterstreicht deutlich die Notwendigkeit einer personalisierten Medizin, einer *Precision Medicine*, die eine Stratifizierung der depressiven Patienten anhand von bestimmten Biomarkern oder genetischen Markern erlaubt, um den richtigen Patienten mit der richtigen Medizin zusammenzubringen [266, 285]. Auch wenn wir diese Medikamente – noch – nicht haben, schaffen es die Antidepressiva, die wir schon jetzt einsetzen, immerhin, auch die Entzündungsreaktionen zu vermindern [286], genauso wie die Elektrokrampftherapie [287].

Das autonome Nervensystem

In der oben beschriebenen »Fight or Flight«-Situation habe ich die Reaktion des Stress-Hormon-Systems beschrieben. In einer bedrohlichen Situation wird aber auch das autonome Nervensystem, nämlich das sympathische Nervensystem, aktiviert [288, 289]. Es kommt zur Ausschüttung von Adrenalin und Noradrenalin, um den Körper bestmöglich auf diese Situation vorzubereiten. Das Herz schlägt schneller und kräftiger, um die Muskulatur mit Energie zu versorgen, die Pupillen weiten sich, um möglichst viel Licht aufzunehmen und die Situation bestmöglich einschätzen zu können, die Schweißdrüsen produzieren Schweiß, damit die nun auf Hochtouren arbeitende Muskulatur gekühlt wird und sich nicht überhitzt, und die Bronchien weiten sich, damit möglichst viel Sauerstoff in kurzer Zeit aufgenommen werden kann.

Zeitgleich werden andere Systeme heruntergefahren, um

Energie zu sparen. Magen, Dünndarm und Dickdarm werden weniger durchblutet, Magensäure und Magenschleim werden weniger produziert, die Magen- und Darmtätigkeit wird verlangsamt, und die Speicheldrüsen produzieren weniger Speichel. Allerdings ist die Funktion des autonomen Nervensystems längst nicht auf bedrohliche Situationen beschränkt, vielmehr regelt es auch die täglichen Aktivitäten – wie Aufstehen, Sport, Essen –, den Blutzuckerspiegel oder die Überwachung der Körpertemperatur [288, 289].

Ähnlich wie beim Stress-Hormon-System kommt es innerhalb der Depression auch zu einer dauerhaften Aktivierung des autonomen Nervensystems [14, 15, 290]. Die Depression kann auch den Blutdruck [291] und die Herzfrequenz [292] erhöhen. Zudem konnten bei depressiven Patienten erhöhte Noradrenalinwerte (auch ein wesentliches Stresshormon des autonomen Nervensystems) im Liquor – der Flüssigkeit, die das Gehirn umgibt – gemessen werden [293, 294]. Interessanterweise korrelieren die Konzentrationen des Noradrenalins mit den Cortisolwerten, die im Blut gemessen wurden [293, 294].

Ein weiteres Maß für die Aktivität des autonomen Nervensystems ist die Herzratenvariabilität. Sie besagt, wie schnell das Herz seine Schlagfrequenz ändern bzw. an die aktuellen Erfordernisse anpassen kann. Diese Herzratenvariabilität ist bei depressiven Patienten eingeschränkt, teilweise durch Antidepressiva, aber auch ohne Antidepressiva lässt sich diese Einschränkung beobachten [295, 296]. Es wurde gezeigt, dass die Herzfrequenz sowie die Herzratenvariabilität sich unter Stressbedingungen nur langsamer anpassen als bei Menschen ohne Depression [297]. Auch konnte eine eingeschränkte Herzratenvariabilität mit Suizidalität in Zusammenhang gebracht werden [298, 299].

Bei der Aktivierung des autonomen Nervensystems spielt die Interozeption eine wichtige Rolle. Die Interozeption ist die Wahrnehmung von Signalen innerhalb des Körpers, wie zum Beispiel Hunger, Durst, Temperatur, Schmerz oder Herzschlag [300, 301]. Man nimmt an, dass die Interozeption innerhalb der Depression eingeschränkt ist [302, 303]. Die interozeptive Verarbeitung und Wahrnehmung geschieht unter anderem in einer Region im Gehirn, die Insel genannt wird [300, 301]. Während meiner Zeit an der psychiatrischen Universitätsklinik in Würzburg konnten wir in Kernspintomografie-Untersuchungen im Gehirn depressiver Patienten veränderte Netzwerke in dieser Inselregion zeigen [304].

EXKURS

Die großen Krisen: Corona, Klima, Ukraine …

Vermutlich werden Sie nun keine große Lust haben, sich nach den letzten Jahren erneut mit der Corona-Pandemie zu beschäftigen, und den Reflex verspüren, dieses Kapitel zu überspringen. Dies könnte ich gut verstehen. Allerdings beschreibt die Corona-Pandemie beispielhaft, welchen Einfluss die Kombination einer Erkrankung des Immunsystems zusammen mit chronisch toxischem Stress auf unsere psychische Gesundheit hat.

Können Sie sich noch an den Beginn der Pandemie erinnern? In der chinesischen Stadt Wuhan meldeten einige Gesundheitsämter im Dezember 2019 den Ausbruch einer schweren Lungenentzündung mit akutem Lungenversagen [305]. Der Ursprung dieser Infektionen wurde auf einen *Wet Market* zurückverfolgt, einen Markt, auf dem lebendige und kurz zuvor geschlachtete Tiere angeboten werden. Dort gibt es ein breites Angebot an Fleisch, Fisch, Meeresfrüchten und Geflügel, aber auch Reptilien und vielen anderen Tieren.

Nachfolgend kam es in ganz China zu schnell steigenden Infektionszahlen. Am 20. Januar 2020 konnte aus Proben, die von den ersten Patienten gewonnen wurden, ein neues Coronavirus identifiziert werden, das *Severe acute respiratory syndrome coronavirus 2* (SARS-CoV-2) [306]. Bis zum 11. März 2020 hatte SARS-CoV-2 bereits mehr als 381000 Menschen in 195 Ländern/Regionen infiziert und mehr als 16000 getötet, weshalb die Weltgesundheitsorganisation (WHO) das Ausbruchsgeschehen als Pandemie wertete [307].

Täglich gab es Berichte über schnell steigende Infektionszahlen in vielen Ländern. Maßnahmen, um die Pandemie einzudämmen, scheiterten am fehlenden Wissen über viele wichtige Aspekte der SARS-CoV-2-Infektion, über die Virusbiologie, die Reaktion des Organismus auf das Virus sowie die Behandlungsoptionen. Eine Analyse der WHO ergab eine Mortalität von etwa 3,3%, die höher war als die der zwischen 1918 und 1920 aufgetretenen Spanischen Grippe (2%) und der Asiatischen Grippe 1957 (0,6%) [308]. Die Verbreitungsrate von SARS-CoV-2 war um ein 40-Faches höher als beim Vorgänger SARS-CoV im Jahr 2003, was eine Eindämmung deutlich schwieriger machte [309].

Aufgrund des dramatischen Verlaufs und der großen Unsicherheit im Pandemiegeschehen wurden verschiedene Maßnahmen in fast allen Ländern bestimmt, um das Infektionsrisiko zu reduzieren. Nachdem die WHO COVID-19 zu einer Pandemie erklärt hatte, kam es zu einem globalen Lockdown. Wichtige Bestandteile des täglichen Lebens und der Wirtschaft wurden heruntergefahren, wie z. B. Schulbesuche, Studium und Ausbildung, Hotels und Gastronomie, Treffen mit Freunden und Verwandten, Sport- und Kulturveranstaltungen, Tourismus und Reisen sowie vieles mehr. Auch der internationale Personen- und Handelsverkehr wurde drastisch zurückgefahren.

Nachdem aus den vorliegenden Daten klar wurde, dass die maßgebliche Übertragung von SARS-CoV-2 über Tröpfchen/Aerosole erfolgt und dabei auch die Expositionszeit und die Raumgröße eine Rolle spielt, wurden die Maßnahmen angepasst und die sogenannten AHA+L-Regeln etabliert: Abstand halten, Hygiene beachten, Alltag mit Masken und regelmäßiges und intensives Lüften [310]. Erst mit einer neuen Generation von RNA-Impfstoffen zeichnete sich eine erste Entspannung und ein Ausweg aus der Pandemie ab [311].

Recht schnell wurde klar, dass COVID-19 nicht nur eine

Erkrankung der Atemwege ist, sondern viele weitere Erkrankungen auslösen kann, etwa des Herz-Kreislauf-Systems oder des Gehirns. In vielen Studien wurde gezeigt, dass eine Vielzahl an Symptomen nach Abklingen der akuten Infektion zurückbleibt, was als Long Covid bekannt wurde [312, 313].

Bereits zu Beginn der COVID-19-Pandemie gab es Bedenken, dass sie sich auch auf die psychische Gesundheit [314] und auf Patienten mit einer psychischen Erkrankung auswirken könnte [315]. Und so kam es auch. COVID-19 stellte auf zwei Wegen eine große Gefahr für unsere psychische Gesundheit dar. Zum einen konnte COVID-19 durch die direkte Wirkung des Virus eine Depression auslösen, zum anderen durch die indirekte Wirkung des Pandemiemanagements, u. a. durch das Herunterfahren des gesamten öffentlichen und privaten Lebens.

Der bidirektionale Zusammenhang zwischen COVID-19 und psychischen Erkrankungen wurde mehrfach dokumentiert. Eine Studie untersuchte die elektronischen Gesundheitsdaten von 69 Millionen Personen, von denen 62354 an COVID-19 erkrankt waren [316]. Diese Studie wies nach, dass nach einer COVID-19-Infektion bei vorher psychisch gesunden Personen das Risiko für eine Depression deutlich höher war als nach einer Grippe oder einer anderen Infektion der Atemwege. Umgekehrt war das Risiko für depressive Personen höher, an COVID-19 zu erkranken, als für Personen ohne psychische Erkrankung [316]. Ein erhöhtes Auftreten von Depressionen während der COVID-19-Pandemie konnte mehrfach bestätigt werden.

In einer weiteren großen Metaanalyse wurde beobachtet, dass dieser Anstieg der Depressionshäufigkeit mit der täglichen Corona-Infektionsrate und der reduzierten Mobilität assoziiert war [317]. Eine andere Studie zeigte ein ähnliches Ergebnis: Depressive hatten im Vergleich zu Menschen ohne psychische Erkrankung ein 7,64-fach erhöhtes Risiko, sich mit Corona zu infizieren [318]. Außerdem war die Sterblichkeit bei einer COVID-19-Erkrankung bei Menschen mit einer psychischen Erkrankung mit 8,5% deutlich höher als bei jenen ohne psychische Erkrankung mit 4,7% [318].

Die Corona-Pandemie hatte einen massiveren Einfluss auf unsere psychische und körperliche Gesundheit als die meisten Epidemien und Krisen in den Jahrzenten zuvor. Corona ist aber nicht die einzige Krise, mit der wir heute zu kämpfen haben.

Eigentlich sollte es keiner ausführlichen Erklärung bedürfen, dass unsere Umwelt, in der wir auf der Erde leben, wichtig für unsere psychische und körperliche Unversehrtheit und Gesundheit ist. Wir haben mit der Erde nur diesen einen Lebensraum. In den letzten 200 Jahren veränderte sich mit der Industrialisierung dieser Lebensraum aber nachteilig. Der Klimawandel wird immer offensichtlicher, selbst in gemäßigten Regionen wie Deutschland [319]. Das Weltwirtschaftsforum (WEF) hat sich in den letzten Jahren immer wieder auch mit dem Klimawandel beschäftigt und vier Kernbereiche identifiziert, die unsere Gesundheit gefährden: 1.) extremes Wetter, 2.) Luftqualität, 3.) Verfügbarkeit und Qualität von Nahrung und Trinkwasser, 4.) Vektorökologie.

Die Deutsche Gesellschaft für Psychiatrie und Psychotherapie, Psychosomatik und Nervenheilkunde hat sich wiederum eingehend mit den Auswirkungen des Klimawandels speziell auf die psychische Gesundheit auseinandergesetzt [320]. Grundsätzlich lässt sich unterscheiden zwischen 1.) akuten Ereignissen wie Hurrikane, Überschwemmungen oder Brände, 2.) längerfristigen Veränderungen wie Trockenheit und Hitze und 3.) langfristigen Bedrohungen wie hohe Temperaturen, gestiegene Meeresspiegel und dauerhaft veränderte, potenziell nicht bewohnbare Lebensräume.

In all den Studien zu den Folgen des Klimawandels wird offensichtlich, dass die besonders vulnerablen, also verwundbaren, Gruppen mit den nachteiligsten Folgen die Kinder und Jugendlichen, ältere Menschen sowie Personen mit einer psychischen Erkrankung sind [320-322]. Diese Gruppen haben häufig weniger Bewältigungsmechanismen und erfahren weniger

Selbstwirksamkeit, um den aversiven Umweltbedingungen zu widerstehen.

Akute Ereignisse wie z. B. heftige Stürme können dramatische Folgen auch auf die psychische Gesundheit haben. Nach dem Hurrikan Katrina 2006 in New Orleans stieg in den ersten 30 Tagen nach der Katastrophe die Häufigkeit psychischer Erkrankungen um fast 50% an [323]. Im Juli 2021 forderte das Hochwasser im Ahrtal in Nordrhein-Westfalen und Rheinland-Pfalz 183 Todesopfer und 750 Verletzte.

Eine Auswertung der bundesweiten ambulanten und stationären Abrechnungsdaten des BKK-Landesverbands Nordwest ergab eine deutliche Zunahme psychischer Erkrankungen nach dem Hochwasser, u. a. der depressiven Episode [324]. Auch nach anderen Flutkatastrophen, wie etwa in Großbritannien oder Australien, wurde eine Zunahme von psychischen Erkrankungen beobachtet, insbesondere die posttraumatische Belastungsstörung, aber auch die Zunahme der Depression [325, 326]. Wald- und Buschbrände können gleichermaßen zu psychischen Erkrankungen wie Depressionen und posttraumatischen Belastungsststörungen führen [327, 328]. Selbst Waldbrände in der Kindheit stellen ein Risiko für psychische Erkrankungen im Erwachsenenalter dar [329].

Neben den akuten Effekten gibt es auch Folgen des Klimawandels, die durch längerfristige Veränderungen wie Trockenheit, Dürre und Hitzewellen entstehen [320, 321]. Hitze führt zu einer Häufung von psychiatrischen Notfällen, Aggressivität, Suiziden und generell einer Zunahme der Sterblichkeit aufgrund von psychischen Erkrankungen. Es wurde berechnet, dass pro 1°C Anstieg der Temperatur die Sterblichkeit durch psychische Erkrankungen um 2,2% zunimmt [330]. Tatsächlich verdreifachen psychische Erkrankungen das Risiko, bei einer Hitzewelle zu sterben [330-332]. In der Woche nach moderater oder extremer Hitze ist das Suizidrisiko fast verdoppelt [333].

In den USA konnte man beobachten, dass die Suizidrate mit der monatlichen Durchschnittstemperatur assoziiert ist und pro 1°C Anstieg der Temperatur um 0,7% zunahm [334].

Dürreperioden gefährden ebenfalls die psychische Gesundheit. Dürre kann zu einer 26-prozentigen Zunahme von psychischen Beschwerden und zu einer 15-prozentigen Zunahme des Suizidrisikos führen [335, 336]. Gründe hierfür können die wirtschaftlichen Folgen der Dürre sein, die Erkrankungen wie Depression, Angst, aber auch Alkoholabhängigkeit begünstigen, aber auch Mangelernährung, emotionale Belastung oder familiäre Spannungen mit häuslicher Gewalt.

Selbst wenn die geplanten Maßnahmen gegen den Klimawandel greifen sollten, werden wir weiterhin mit hohen Temperaturen und gestiegenen Meeresspiegeln umgehen müssen [321]. Politische Konflikte, Destabilisierung von Staaten und Regionen sowie Nahrungsmittelunsicherheit führen bereits jetzt zu einer klimabedingten Migration. Es verwundert nicht, dass Migration ein deutlicher Belastungsfaktor ist, der das Risiko für psychische Erkrankungen wie Depression, Angsterkrankungen und posttraumatische Belastungsstörungen deutlich erhöht [337, 338].

Möglicherweise ist die größte Folge langfristiger Klimaveränderungen auf die psychische Gesundheit das Gefühl einer existenziellen Bedrohung und die damit verbundene Angst [321]. Das Bewusstsein für die klimatischen Veränderungen und die Bedrohung unseres Lebensraums nimmt immer weiter zu. Psychische Phänomene wie Solastalgie oder Klimaangst treten gehäuft auf, vor allem bei jungen Menschen [339].

Der Begriff »Solastalgie« wurde 2003 von dem australischen Naturphilosophen Glenn Albrecht geprägt, der selbst eine Beeinträchtigung seiner psychischen Gesundheit durch Veränderungen seiner Heimatregion durch den Bergbau wahrnahm [340, 341]. Solastalgie ist ein Konzept, das einen toxischen Stress beschreibt, der durch Zerstörung oder nachhaltige Veränderung der eigenen Heimat hervorgerufen wird [340, 341]. In diesem Sinne ist Solastalgie, im Gegensatz zur Nostalgie, eine Form von Heimweh, die auftritt, obwohl man zu Hause ist, aber das Zuhause sich nachhaltig verändert hat [342].

Die Erwartung der klimatischen Veränderungen in der Zukunft, die als bedrohlich empfunden werden, wird als Klimaangst oder *Climate Anxiety* bezeichnet [343]. Die klinische Relevanz der Klimaangst wird derzeit noch diskutiert. In Deutschland scheint sie derzeit nur mäßig ausgeprägt zu sein [344]. Klimaangst ist aber auch keine Erkrankung oder Diagnose, sondern vielmehr ein Phänomen, das einen Risikofaktor für eine psychische Erkrankung darstellt. Der Klimawandel ist ein Problem, das unsere Gesundheit nachhaltig gefährdet und kreative Lösungen, Aufmerksamkeit sowie staatliche und individuelle Verhaltensänderungen erfordert. Es sollte aber nicht sein, dass eine Angst vor Klimaveränderungen als Erkrankung definiert wird, um sie zu dem Problem eines Einzelnen zu machen und gegebenenfalls eine Therapie zu verordnen. Der Klimawandel an sich ist das Problem, das behoben werden sollte [345].

Als ob es an Krisen nicht schon reichen würde, griff Russland am 24. Februar 2022 die Ukraine an. Krieg und militärische Konflikte bringen unermessliches Leid, nicht nur für die direkt beteiligten Soldaten, sondern auch die Zivilbevölkerung [346, 347]. Kriege kosten Menschenleben und führen zu schweren Verwundungen. Kriege haben aber auch Folgen für die psychische Gesundheit. Die diesbezüglichen Effekte kriegerischer Konflikte sind naturgemäß für die vulnerabelsten Gruppen am größten, für die sozial oder wirtschaftlich Benachteiligten, die Kinder und Alten sowie für Frauen. Das Ausmaß einer Verwundung im Krieg korreliert auch mit der psychischen Belastung in den Monaten und Jahren danach [346, 347].

Nach dem Zweiten Weltkrieg wurden im Rahmen des World Mental Health Survey 3370 Menschen, die in Europa oder Japan lebten, zu psychischen Symptomen befragt [348]. Jene, die in einer Region lebten, in der es direkte Kampfhandlungen gegeben hatte, wiesen ein 50% höheres Risiko auf, in ihrem Leben an einer Depression oder an einer Angststörung zu erkranken, als jene, die nicht in einer ehemaligen Kampfzone lebten. Die Assoziation des Kontakts zum Krieg und der Depressionsentwicklung war im Jahr nach dem Krieg am höchsten, während die Assoziation mit der Entwicklung der Angststörung mit der Zeit erst zunahm [348].

Sechs Monate nach Beginn des Ukrainekrieges befragte eine Studie 706 Menschen, die in der Ukraine lebten [349]. Neben den üblichen soziodemografischen Angaben wurden Symptome von Depression, Angst und Trauma erfasst. Von den Befragten litten 42% an depressiven Symptomen, 16% an einer schweren Depression, 35% gaben Angstsymptome an, 13% Symptome einer schweren Angsterkrankung, und 70% waren gestresst. Dabei waren Frauen häufiger betroffen als Männer, jüngere Menschen waren resilienter. Die Ukrainer, die in andere Länder geflohen waren, zeigten auch eine Zunahme an depressiven und ängstlichen Symptomen [349].

Die COVID-19-Pandemie, der Klimawandel und der Krieg in der Ukraine sind die großen globalen Krisen unserer Zeit. Den schädlichsten Einfluss haben sie auf die Schwächsten unserer Gesellschaft, die Kinder und Jugendlichen. In der Guck-Hin-Studie (**G**eneration **U**krainekrieg **C**ovid-19 **K**limawandel) der Universität des Saarlandes wurden 3998 Schüler der Klassen 7–9 von 58 Schulen aus dem Bundesland zu ihrer psychischen Verfassung sowie zu ihrer Einstellung zum Ukrainekrieg, zur COVID-19-Pandemie und zum Klimawandel befragt [350]. Das auf Klimawandel und Pandemie bezogene Leid war signifikant assoziiert mit depressiven und ängstlichen Symptomen und einer reduzierten Lebensqualität. Das auf den Krieg bezogene Leid war mit erhöhter Angst verbunden. 39% der Jugendlichen gaben klinisch relevante depressive Symptome an und über die Hälfte, nämlich 54%, klinisch relevante Angstsymptome. Alle diese Assoziationen blieben signifikant, wenn man für die sozioökonomischen Faktoren individuelle stressvolle Lebensereignisse oder Resilienzfaktoren wie Selbstwirksamkeit oder Flexibilität korrigierte [350].

Veränderungen in der Struktur und der Funktion des Gehirns

Es gibt Studien, die bestimmte Regionen im Gehirn mit der Depression in Zusammenhang bringen, z. B. den präfrontalen Kortex oder das anteriore Cingulum, beides Regionen, die für Gefühle, Aufmerksamkeit und kognitive Kontrolle zuständig sind [15]. Im weltweit bislang größten bildgebenden Projekt des ENIGMA-Konsortiums (Enhancing Neuro Imaging Genetics through Meta-Analysis) konnten mit Magnetresonanztomografie-Untersuchungen (MRT) ein gestörtes Nervenzellwachstum und eine Abnahme des Nervenvolumens in diesen Regionen bei depressiven Patienten im Vergleich zu gesunden Kontrollen dokumentiert werden. Auch eine Abnahme an Nervenzellen im Hippocampus und der Insel wurde beobachtet [351].

Der Hippocampus ist für Gedächtnisleistungen zuständig, die Insel regelt unter anderem die Wahrnehmung von Reizen wie z. B. Temperatur, Schmerz, Herzschlag, körperliches Unwohlsein, aber auch Hunger und Durst. Veränderungen des Hippocampus werden bei verschiedenen Erkrankungen beschrieben. Selbst chronischer Stress kann bei ansonsten psychisch gesunden Menschen zu einer Schrumpfung dieser Gehirnregion führen [352]. Patienten mit einer Depression wiesen auch vorzeitige Alterungsmerkmale im Gehirn auf [353], außerdem wurden kleine, aber deutliche Veränderungen in der Mikrostruktur der weißen Substanz im Gehirn gefunden [354].

Zugegeben, diese Ergebnisse klingen alle nicht sehr erfreulich. Aber es gibt auch Grund zur Hoffnung, Studien konnten nämlich ebenfalls zeigen, dass bei Menschen mit einer überstandenen Depression die Gehirnregionen wie etwa der Hippocampus wieder größer werden und sich das Volumen normalisiert [355, 356]. Zum Beispiel konnte nach einer Therapie mit Antidepressiva bei depressiven Patienten im Vergleich zum Zeitpunkt vor der Therapie oder im Vergleich zu Patienten ohne Antidepressiva eine Zunahme des Hippocampus beobachtet werden [357, 358].

Neben den strukturellen Unterschieden gibt es aber auch Veränderungen in der Aktivität von Nervenzellen und Nervenbahnen im Vergleich zu gesunden Kontrollen. Mit einer funktionellen Magnetresonanztomografie (fMRT) kann diese Aktivität dargestellt werden; sie zeigt nicht nur die Struktur eines Organs wie die einfache Magnetresonanztomografie, sondern macht sichtbar, wie das Gehirn arbeitet. Dies geschieht über eine Darstellung des Blutflusses und der Versorgung der Gehirnregionen mit Sauerstoff. Aktive Gehirnregionen brauchen mehr Sauerstoff als inaktive.

In fMRT-Untersuchungen ergaben sich bei depressiven Menschen die deutlichsten Unterschiede in der Aktivität von drei Netzwerken im Gehirn: dem Salienz-Netzwerk, dem frontoparietalen Netzwerk und dem Default-mode-Netzwerk [359, 360]. Das Salienz-Netzwerk ist in Teilen in der Inselregion und im zingulären Kortex lokalisiert und verarbeitet die Aufmerksamkeit von emotionalen und motivationalen Reizen. Dabei ist bei depressiven Patienten häufig die Aktivität im Ruhezustand erhöht. Zum Beispiel ist die Aktivität der Amygdala deutlich erhöht, einer Gehirnregion, die für die Erkennung und Bewertung von Situationen und möglichen Gefahren verantwortlich ist und als Reaktion Angst auslösen kann [361].

Im Gegensatz dazu ist die Aktivität des frontoparietalen Netzwerkes bei depressiven Menschen in Ruhe und nach negativen Stimuli reduziert. In diesem Netzwerk werden kognitive Prozesse verarbeitet und zielgerichtetes Verhalten kontrolliert [362]. Veränderungen gibt es bei der Depression auch beim Default-mode-Netzwerk, es ist aktiv beim »Nichtstun« und wird heruntergefahren bei Aktivität [363]. Es ist involviert beim selbstreferenziellen Denken, daher ist eine Überaktivität dieses Netzwerkes eine gute Erklärung für das Grübeln und Kreisdenken bei der Depression [359, 360].

Neuroplastizität, Neurogenese oder auch die Anpassungsfähigkeit des Gehirns

Die neuronale Plastizität bezeichnet die Fähigkeit des Gehirns, sich auf äußere oder innere Geschehnisse anpassen zu können, zum Beispiel beim Lernen von neuen Inhalten oder bei Verlust von Nervenzellen. Dabei lassen sich die funktionelle und die strukturelle Plastizität unterscheiden. Bei der funktionellen Neuroplastizität verändert sich die Übertragung von Signalen auf Nervenbahnen oder zwischen zwei Nervenzellen, der Synapse. Zum Beispiel verbessert sich beim Lernen die Übertragung der Signale. Die strukturelle Neuroplastizität ermöglicht eine anatomische Veränderung, z. B. der Nervenäste oder der Nervenzellen.

Schließlich spielt die Veränderung der Neurogenese auch eine Rolle in der Depressionsentwicklung. Neurogenese bezeichnet den Vorgang, dass Nervenzellen neu gebildet werden. Ein wichtiger Faktor, der Nervenwachstum anregt, ist der BDNF (*Brain-derived neurotrophic factor*). Studien maßen geringere Konzentrationen des BDNF im Blut und in der gehirnumgebenden Flüssigkeit, dem Liquor, in depressiven Patienten im Vergleich zu gesunden Kontrollen [364, 365].

Erfreulicherweise konnte nach Therapie mit Antidepressiva, Elektrokrampftherapie oder transkranieller Magnetstimulation bei depressiven Patienten wieder eine Zunahme des BDNF im Blut gemessen werden [366, 367], und diese Zunahme korrelierte auch mit dem Ansprechen auf die Behandlung [367].

Die Darm-Gehirn-Achse – oder das Mikrobiom

Jeder von uns hat sein individuelles mikrobielles Ökosystem. Alle unserer Körperoberflächen sind mit Mikroorganismen besiedelt, sprich Bakterien, Viren und Pilzen. Zum Beispiel enthält unsere Darmflora etwa 100 Billionen Mikroorganismen, die meisten davon sind Bakterien. Das Mikrobiom, die Ge-

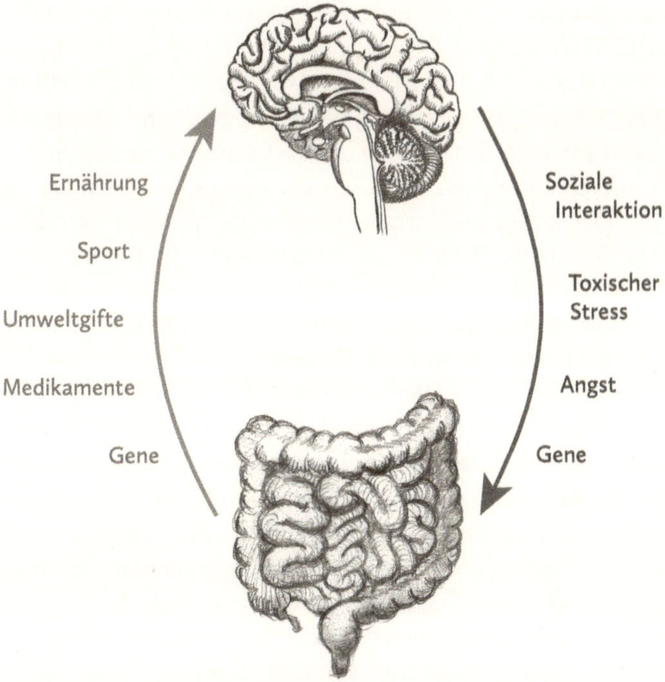

Das Mikrobiom wird maßgeblich durch unsere Gene, unsere Umwelt, unsere Ernährung, durch Medikamente und Drogen, Sport und die Art unserer Geburt beeinflusst. Umgekehrt hat unser Mikrobiom Einfluss auf unsere kognitive Leistungsfähigkeit, unser Stressverhalten, soziale Interaktionen sowie Angst [370].

samtheit unserer Mikroorganismen, hat tatsächlich 150-mal so viele Gene wie unser Genom, die Gesamtheit unserer Gene [368, 369]. Unser Mikrobiom wird durch Gene, aber auch Ernährung und Umweltfaktoren geprägt. Zudem gibt es regionale Unterschiede, gerade was die Ernährung betrifft, aber auch das Klima und den Lebensraum.

Unsere Mikroorganismen im Darm können nachhaltig unsere Gehirnfunktion beeinflussen. Dies geschieht über die Darm-Gehirn-Achse, die es ermöglicht, über neuronale, hormonale und immunologische Signalketten zwischen dem

Darm und dem Gehirn Informationen auszutauschen. Dies geschieht übrigens in bidirektionaler Weise, es ist eben keine Einbahnstraße. Das Gehirn kann also Magen- und Darmfunktionen steuern, umgekehrt können Magen- und Darmmikroorganismen Informationen an das Gehirn weitergeben [368, 369]. Interessanterweise involviert das Mikrobiom die anderen an der Depressionsentstehung beteiligten Systeme. Darmbakterien führen zur Produktion von Serotonin oder zur Freisetzung von Entzündungszellen. Gleichzeitig verändert Stress mit der Ausschüttung von Cortisol und Noradrenalin die Zusammensetzung des Mikrobioms [369].

Die bidirektionale Darm-Gehirn-Achse könnte daher bei der Entwicklung der Depression, aber auch anderer Erkrankungen wie Autismus, Schizophrenie, Morbus Parkinson und Alzheimer-Demenz eine Rolle spielen [370]. Es wurde gezeigt, dass Bakterien im Darm die Aktivität des Immunsystems und des Stress-Hormon-Systems beeinflussen. Außerdem können sie Signale über den Vagusnerv direkt an das Gehirn weitergeben. Der Vagusnerv ist einer unserer größten Nerven, er verbindet wichtige Organe mit dem Gehirn, übermittelt z. B. Signale des Herzens, der Lunge und des Magen-Darm-Trakts. Daneben können auch sekundäre Abbauprodukte der Bakterien Signale weitergeben, wie etwa kurzkettige Fettsäuren.

In Tierversuchen wurde beobachtet, dass, wenn Mäuse keimfrei aufwachsen, ihr Stress-Hormon-System überschießend reagiert. Wenn diese Mäuse aber mit dem Bakterienstamm Bifidobacteriumlongum subsp. infantis besiedelt werden, normalisiert sich das Stress-Hormon-System [371]. Studien haben auch gezeigt, dass Patienten mit einer Depression höhere Bakterienkonzentrationen von Alistipes und Parabacteroides und niedrigere Bakterienkonzentrationen von Prevotella und Coprococcus im Darm haben [15, 368-370]. Diese Bakterienstämme konnten mit der Entwicklung der Depression in Zusammenhang gebracht werden, z. B. wurde gezeigt, dass niedrige Konzentrationen von Coprococcus-Bakterien die Produktion von kurzkettigen Fettsäuren behindern, welche antidepressive Effekte zeigen und psychosozialen Stress reduzieren können [372].

Mittlerweile gibt es auch schon Versuche, durch probiotische oder präbiotische Nahrungsergänzungsmittel sowie die Optimierung der Ernährung Depressionen zu behandeln [373]. Auch wurden in experimentellen Studien mittels Einläufen Stuhlbakterien in depressive Patienten transplantiert, was sich erst mal etwas seltsam anhört, aber gut vertragen wurde und immerhin eine Verbesserung der Lebensqualität zur Folge hatte [374]. Eine Metaanalyse, die 34 Studien mit probiotischen und präbiotischen Nahrungsergänzungsmitteln überprüfte, fand eine schwache, aber signifikante Wirkung von probiotischen Substanzen bei depressiven Symptomen [375]. Generell gibt es aber noch zu wenige Studien, um über diese Behandlungsmöglichkeiten entscheiden zu können.

Was sind denn nun die Mechanismen der Depressionsentwicklung?

Sie haben gesehen, dass es nicht den einen Mechanismus gibt, der die Depression auslöst, oder das eine Konzept, das alle vielschichtigen Ausprägungen der Depression zu erklären vermag. Vielmehr sind es einige Konzepte, die beteiligt sein können und die auch untereinander interagieren [14, 15]. Bis auf die Monoaminmangel-Hypothese gibt es kein Konzept, für das eine spezifische Therapie vorhanden wäre. Und gerade die Monoaminmangel-Hypothese kann nicht mit den meisten biologischen Daten aufwarten.

Allerdings haben sehr, sehr viele Studien gezeigt, dass die Antidepressiva mit dieser Wirkweise sehr erfolgreich sind [145], aber auch die Mechanismen der anderen Konzepte umkehren können. Die monoaminbasierten Antidepressiva können z. B. das Stress-Hormon-System [376] oder das Immunsystem [286] normalisieren und Veränderungen in der Funktion oder Struktur des Gehirns umkehren [357, 367].

Was macht die Depression mit meinem Körper?

Wir haben gesehen, dass während einer Depression die körpereigenen Stress-Systeme oft überschießend reagieren oder einfach dauerhaft aktiviert sind und keine Normalisierung und Erholung mehr stattfindet. Es ist nun leicht vorstellbar, dass eine dauerhafte Erhöhung von Cortisol, Immunzellen und Adrenalin/Noradrenalin Folgen für den Körper – auch außerhalb des Gehirns – haben kann. Außerdem gibt es häufig Verhaltensänderungen innerhalb der Depression, man bewegt sich deutlich weniger und raucht mehr, was auch beides nicht förderlich für die Gesundheit ist. Tatsächlich weiß man, dass die Depression eine der häufigsten Erkrankungen ist, die zeitgleich zu einer der klassischen chronischen Erkrankungen wie Krebs, Herz-Kreislauf- oder Stoffwechselerkrankungen auftritt [377].

Dabei gibt es einen in beide Richtungen weisenden Zusammenhang: Die Depression führt zur Erhöhung des Risikos für ein Neuauftreten oder eine Verschlechterung bereits bestehender körperlicher Erkrankungen, aber auch körperliche Erkrankungen können das Risiko einer Depression deutlich erhöhen.

Die erhöhte Sterblichkeit bei der Depression ist eben nicht nur durch Suizidalität bedingt, sondern in größerem Maße beeinflusst durch das Neuauftreten oder das Verschlechtern einer bereits bestehenden körperlichen Erkrankung [378]. Zum Beispiel konnte gezeigt werden, dass schwere psychische Erkrankungen, wozu die schwere Depression zählt, zu einer im Vergleich zur Allgemeinbevölkerung um mehr als zehn Jahre reduzierten Lebenserwartung führen [16]. Umgekehrt verschlechtert die Depression auch deutlich die Krankheitsprognose und die Sterblichkeit bei körperlichen Erkrankungen, wie etwa nach einem Herzinfarkt oder einem Schlaganfall [377].

Herzerkrankungen

Studien konnten zeigen, dass Patienten mit einer Herzinsuffizienz, also einer Schwäche des Herzmuskels, ein deutlich erhöhtes Risiko für eine Depression haben. Abhängig vom Schweregrad der Herzinsuffizienz trat bei 3 bis 40% der Herzpatienten eine Depression auf [379]. Leider war auch zu beobachten, dass die Depression häufig nicht richtig erkannt und nicht ausreichend behandelt wurde [380]. Umgekehrt ist das Risiko, eine Herzinsuffizienz zu entwickeln, bei depressiven Patienten deutlich erhöht [381, 382].

Auch bei anderen Herz- und Gefäßkrankheiten konnte ein Zusammenhang mit der Depression dokumentiert werden. So war das Depressionsrisiko bei Patienten mit einer peripheren arteriellen Verschlusskrankheit mit 3 bis 48% auch deutlich erhöht und auch wieder abhängig vom Schweregrad [383]. Nach einem Herzinfarkt haben Patienten mit etwa 28% ebenfalls ein deutlich erhöhtes Risiko, eine Depression zu entwickeln [384]. Dieses Risiko ist höher bei Frauen, bei gleichzeitig bestehendem Diabetes mellitus sowie nach einem bereits vorangegangenen Herzinfarkt [384, 385].

Neurologische Erkrankungen

Nach einem Schlaganfall ist das Risiko, eine Depression zu entwickeln, deutlich erhöht, insbesondere in den ersten vier Wochen. Eine große Metaanalyse konnte sogar zeigen, dass einer von drei Patienten nach einem Schlaganfall eine Depression entwickelt [386]. In einer Studie, die Patienten zehn Jahre nach ihrem Schlaganfall begleitete, wurde eine über dreifach erhöhte Sterblichkeit bei gleichzeitig vorliegender Depression gemessen [387]. Auch Patienten mit einer Multiplen Sklerose (MS) leiden mit etwa 21% häufiger an einer Depression [388]. Auch bei MS verschlechtert die Depression deutlich die Prognose und erhöht die Progression zu mehr Behinderung und Einschränkung [389].

Krebs

Patienten mit einer Tumorerkrankung weisen ebenfalls ein erhöhtes Risiko für eine Depression auf. Zum Beispiel konnte gezeigt werden, dass bei Patienten, die in einem onkologischen Setting behandelt wurden, etwa 16% gleichzeitig eine Depression hatten [390]. Interessanterweise war die Häufigkeit der gleichzeitig bestehenden Depression während der Behandlungsphase deutlich höher als nach der Behandlung [391]. Eine große deutsche Studie mit über 2000 Teilnehmern erbrachte, dass die Tumorerkrankungen mit dem größten Risiko für eine Depression Brustkrebs, Tumoren der weiblichen Genitalorgane sowie Nierentumoren waren [392]. Die Unterschiede in der Depressionshäufigkeit bei den verschiedenen Tumorerkrankungen sind bislang nicht bekannt, könnten aber mit dem Geschlecht, der Behandlungsart, der Zeit nach der Diagnose oder Schmerzen zusammenhängen.

Stoffwechselerkrankungen

Bei Patienten mit einem Diabetes mellitus Typ 2 findet man bei etwa 23% der Männer und 34% der Frauen eine zeitgleich vorliegende Depression. Dabei ist die Häufigkeit bei unter 65-jährigen Patienten höher als bei über 65-Jährigen [393]. Wenn die depressiven Beschwerden behandelt werden, z.B. durch Medikamente oder Psychotherapie, ermöglicht das eine bessere Einstellung des Blutzuckerspiegels [394].

Erkrankungen des Immunsystems

In Metaanalysen fand man eine Depressionshäufigkeit von etwa 15–25% bei Erkrankungen mit chronischen Entzündungsreaktionen, wie chronisch entzündlichen Darmerkrankungen,

Psoriasis (Schuppenflechte), rheumatoider Arthritis oder systemischem Lupus (Autoimmunerkrankung) [377]. Allein das Reizdarmsyndrom ist mit 20–70% mit der Depression assoziiert. Erfolgt eine Behandlung mit einem Antidepressivum oder mit Psychotherapie, kommt es auch zur Besserung der Magen- und Darmbeschwerden [395]. Betroffene mit Morbus Crohn, einer chronisch-entzündlichen Darmerkrankung, haben ein etwa dreifach erhöhtes Depressionsrisiko, etwa 17% gaben auch Suizidgedanken in den letzten zwölf Monaten an [396].

Eine Depression hingegen steigert deutlich die Wahrscheinlichkeit für einen Rückfall eines weiteren Krankheitsschubes bei Morbus Crohn oder der Colitis ulzerosa, einer weiteren chronisch-entzündlichen Darmerkrankung [397]. Es gibt auch Hinweise, dass der Krankheitsverlauf bei Morbus Crohn und Colitis ulzerosa substanziell von Stress beeinträchtigt wird [398]. Schaut man sich nur die chronisch-entzündlichen Darmerkrankungen an, so scheint die Häufigkeit der Depression mit 25% bei Morbus Crohn am höchsten zu sein, gefolgt von der Colitis ulzerosa mit 16%. Grundsätzlich ist Depression häufiger in der aktiven Krankheitsphase (40%) gegenüber der abgeklungenen (16%) [399].

Gemeinsame Mechanismen/Ursachen

Nun stellt sich die Frage, wieso dieser eindeutige Zusammenhang zwischen einer psychischen Erkrankung, der Depression, und den körperlichen Erkrankungen besteht. Hierzu gibt es verschiedene Überlegungen und wissenschaftliche Befunde.

Wir können mit Sicherheit annehmen, dass es ein gegenseitiges, bidirektionales Zusammenspiel zwischen der Depression und der körperlichen Erkrankung gibt. Die Depression erhöht das Risiko für bestimmte körperliche Erkrankungen, umgekehrt führen bestimmte körperliche Erkrankungen auch häufig zur Entwicklung einer Depression. Es gibt nun einige potenzielle Mechanismen, bei denen wir davon ausgehen können, dass sie dieses Wechselspiel bestimmen.

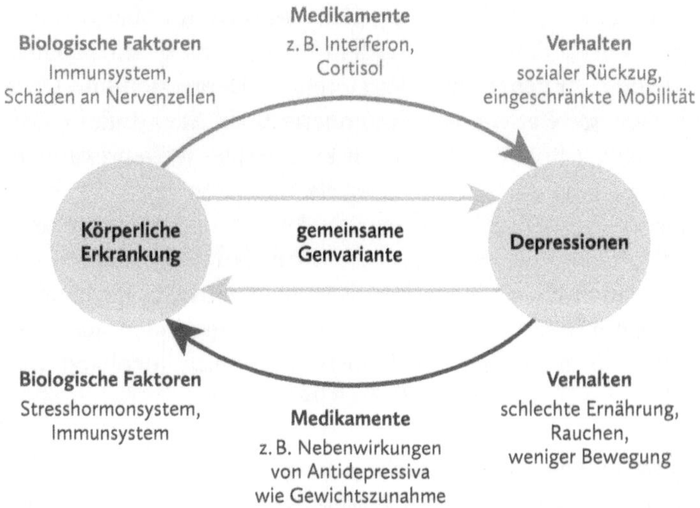

Gemeinsame genetische und umweltbedingte Risikofaktoren beteiligen sich an dem gleichzeitigen Auftreten der Depression mit chronischen körperlichen Erkrankungen. Eine bidirektionale Verbindung besteht zwischen verhaltensbedingten, biologischen und pharmakologischen Faktoren [377].

Genetik

Wie ich bereits ausführlich dargelegt habe, gehen wir bei der Depression von einer Erblichkeit von etwa 40% aus. Dies ist nicht so viel wie bei anderen psychischen Erkrankungen, etwa der bipolaren Störung oder ADHS, die beide etwa 80% aufweisen, aber die 40% bestimmen immer noch einen erheblichen Anteil. So ähnlich ist es natürlich auch bei körperlichen Erkrankungen, die ebenfalls durch eine bestimmte Heritabilität gekennzeichnet sind.

Aus vielen Untersuchungen wissen wir, dass bestimmte genetische Varianten nicht nur das Risiko für eine Depression erhöhen, sondern auch das Risiko von anderen körperlichen Erkrankungen beeinflussen. Die deutlichsten genetischen Assoziationen wurden bei der koronaren Herzerkrankung, der Hypercholesterinämie (zu hohe Cholesterinwerte im Blut) und mehreren Entzündungserkrankungen des Magen-Darm-Trakts gefunden [400]. Außerdem konnte eine deutliche Überlappung der genetischen Varianten bei Depression und Übergewicht gezeigt werden. Ein höherer Body-Mass-Index (BMI) wurde mit höherem Risiko für eine atypische Depression assoziiert [401], die – wie Sie bereits im ersten Kapitel gelesen haben – mit einer Zunahme von Appetit und Schlaf gekennzeichnet ist. Interessanterweise wurde bei den Patienten mit einer atypischen Depression auch ein genetisches Risikoprofil für erhöhte Entzündungswerte wie CRP gefunden [401]. Dies wäre ein möglicher mechanistischer Zusammenhang zwischen der Depression und dem Übergewicht.

Weitere biologische Mechanismen

Gemeinsame (neuro-)biologische Mechanismen können dem Zusammenspiel zwischen körperlicher Erkrankung und Depression zugrunde liegen. Diese Mechanismen treten möglicherweise bereits auf, bevor die eine oder andere Erkrankung sichtbar wird. Eine dauerhafte, überschießende Aktivierung und eingeschränkte negative Feedbackschleifen der körpereigenen Stress-Systeme wie dem Stress-Hormon-System oder dem autonomen Nervensystem gehören zu den am besten belegten Veränderungen der Depression [14, 15]. Ähnliche Veränderungen lassen sich z. B. bei der koronaren Herzerkrankung finden, so wurden erhöhte Cortisol- [402] und Noradrenalinkonzentrationen [403] im Urin von Patienten mit koronarer Herzkrankheit gefunden. Auch bei Patienten mit einer Herzinsuffizienz konnten Veränderungen des Stress-Hormon-Systems [404, 405] und des autonomen Nervensystems [406–408] beobachtet werden.

Veränderungen im Immunsystem stellen zusätzlich maßgebliche Mechanismen für die Depressionsentwicklung dar. Innerhalb der Depression kommt es zu einer Aktivierung des Immunsystems mit Konzentrationserhöhungen von Entzündungsmarkern wie CRP oder den Zytokinen IL-6 und TNF-a [272, 274]. Zytokine spielen auch bei einigen körperlichen Erkrankungen eine bedeutende Rolle, wie z. B. bei der rheumatoiden Arthritis, Morbus Crohn und anderen Erkrankungen des Immunsystems [409]. Depressive Symptome erhöhen auch bei Patienten mit einer koronaren Herzerkrankung Entzündungsmarker wie CRP oder die Zytokine wie IL-6 [410]. Bei Stoffwechselerkrankungen wie Diabetes mellitus spielt das Immunsystem auch eine relevante Rolle, depressive Symptome korrelieren bei Patienten mit Diabetes mit den Entzündungsmarkern wie CRP [411].

Durch Medikamente ausgelöste Erkrankungen

Als Nebenwirkung können einige Medikamente auch eine depressive Verstimmung, Müdigkeit, Antriebslosigkeit, Fatigue bis hin zur klinischen Depression auslösen. Zum Beispiel werden Cortisolpräparate, Chemotherapeutika, Antibiotika, die Antibabypille oder Medikamente gegen hohen Blutdruck wie Betablocker mit dem Auftreten einer Depression in Zusammenhang gebracht. Da es aber nicht alle Medikamente betrifft, würde man bei einem zeitlichen Zusammenhang mit der Behandlung der Antibabypille oder einem Betablocker und dem Auftreten einer Depression erst mal ein anderes Präparat auswählen und damit die Erwartung verbinden, dass bei einer anderen Antibabypille oder einem anderen Betablocker keine depressiven Beschwerden auftreten. Ein sicherer Zusammenhang zwischen dem Verabreichen einer Medikation und dem Auftreten einer Depression ist bei Immuntherapien bekannt, wie z. B. einer antiviralen Therapie mit Interferon-alpha bei einer Hepatitis C. Tatsächlich entwickeln etwa 80% der Patienten in den ersten Wochen nach einer Behandlung mit Interferon-alpha depressive Beschwerden [412], und etwa ein Viertel der Patienten erkrankt an einer klinischen Depression [413].

Verhaltensweisen, die Depression und körperliche Erkrankungen begünstigen

Einige Aspekte unseres Lebensstils wie Rauchen, Mangel an Bewegung, erhöhter Konsum von Alkohol oder eine ungesunde Ernährung können sowohl die Entwicklung einer Depression als auch einer körperlichen Erkrankung begünstigen. Depressive Menschen rauchen im Vergleich zu psychisch gesunden deutlich häufiger. Auch fällt es Menschen innerhalb einer Depression deutlich schwerer, mit dem Rauchen aufzuhören, und wenn sie es schaffen, haben sie ein erhöhtes Rückfallrisiko [414].

Umgekehrt ist Rauchen einer der größten Risikofaktoren für verschiedene Tumor-, Herz-Kreislauf- und neurologische Erkrankungen. Interessanterweise erhöht nicht nur die Depression die Häufigkeit des Rauchens, sondern dies gilt auch umgekehrt: Bei rauchenden Jugendlichen, die jahrelang in Studien begleitet wurden, fand man Jahre später eine deutlich erhöhte Depressionshäufigkeit [415].

Dieser Zusammenhang ist für die Prognose der körperlichen Erkrankungen sehr relevant, denn Patienten, die z. B. an einer chronischen Lungenerkrankung leiden, hören deutlich seltener mit dem Rauchen auf, wenn sie eine Depression haben, trotz der offensichtlichen negativen Konsequenzen [416]. Ich habe ja bereits die erhöhte Sterblichkeit durch die Depression beschrieben, auch die verkürzte Lebenserwartung. Man nimmt an, dass Rauchen einen wesentlichen Anteil an der Sterblichkeit und der verkürzten Lebenserwartung ausmacht [417].

Neben dem Rauchen spielt als weiterer Suchtstoff natürlich auch Alkohol eine große Rolle. Alkoholmissbrauch führt ebenfalls zu einem deutlich erhöhten Risiko für Depression [209]. Hier gibt es ebenfalls einen bidirektionalen Zusammenhang: Das Risiko für Alkoholmissbrauch ist bei der Depression verdoppelt, umgekehrt habe ich bei Alkoholmissbrauch auch ein verdoppeltes Depressionsrisiko [209]. Ein erhöhter Alkoholkonsum bildet die Grundlage für viele körperliche Erkrankungen, wie einige Tumor- und Herz- sowie die klassischen Lebererkrankungen [418].

Bewegungsmangel und körperliche Inaktivität ist ein weiterer wichtiger Risikofaktor für die Entwicklung der Depression und vieler körperlicher Erkrankungen. Bei Studien, die über

Jahre durchgeführt wurden, konnte ganz klar gezeigt werden, dass eine körperliche Inaktivität zehn Jahre später zur Entwicklung einer Depression führte [419]. Umgekehrt bewegen sich Menschen mit einer Depression deutlich weniger als jene ohne Depression. Dies ist nicht überraschend: Wenn ich keinen Antrieb, keine Energie und keine Motivation für irgendetwas habe, ist es umso schwieriger, mich sportlich zu betätigen. Die Bewegungsarmut war ein wesentlicher Faktor, der in der von der University of California San Francisco in den Jahren 2000 bis 2002 durchgeführten Heart-and-Soul-Studie den Einfluss der Depression auf die koronare Herzerkrankung erklären konnte [420].

Wie ich bereits dargestellt habe, verschlechtert die Depression die Prognose einer zeitgleich bestehenden körperlichen Erkrankung. Ein weiterer Grund hierfür ist die mangelnde Compliance, wie wir in der Medizin sagen. Dies bedeutet, dass depressive Beschwerden wie Antriebs- und Energielosigkeit, aber auch Gleichgültigkeit, Interessen- und Motivationslosigkeit zusammen mit Konzentrations- und Merkfähigkeitsstörungen sowie Ambivalenz dazu führen, dass wichtige Therapien nicht durchgeführt oder wichtige Medikamente nicht eingenommen oder falsch eingenommen werden [421]. Beispiele sind hierfür die Behandlungen nach Brustkrebs oder das Durchhalten von Verhaltensregeln bei Herzinsuffizienz oder Diabetes mellitus.

Diese veränderten Verhaltensmuster stellen plausible Erklärungsmodelle für den Zusammenhang der Depression mit den chronischen körperlichen Erkrankungen dar. Allerdings gibt es dabei zwei Widersprüche oder zumindest zwei Vorbehalte. Erstens, es konnte nicht bewiesen werden, dass weniger Rauchen, weniger körperliche Inaktivität oder eine andere Verbesserung der Verhaltensmuster den Zusammenhang der Depression mit den körperlichen Erkrankungen aufbrechen. Zweitens, die meisten der Studien, die die psychische wie auch die körperliche Gesundheit untersucht haben, berücksichtigten auch die Lebensstile als Co-Faktoren. In diesen

Studien war die Depression trotzdem ein unabhängiger Risikofaktor für die Entwicklung der chronischen körperlichen Erkrankung [377].

Psychologische Faktoren, die Depression und körperliche Erkrankungen begünstigen

Schwere Erkrankungen stellen für uns äußerst belastende Stressoren und Bedrohungen dar. Wenn diese Belastungen, die durch die körperliche Erkrankung ausgelöst werden, unsere eigenen Bewältigungskompetenzen übersteigen, kann sich eine Depression entwickeln. Stressoren, die im Rahmen körperlicher Erkrankungen auftreten, können akut und chronisch sein. Akute Stressoren sind z. B. die Mitteilung einer Diagnose und das Warten auf Testergebnisse oder eine schwierige medizinische Behandlung. Chronische Stressoren hingegen sind die ungewisse Zukunft, eine mögliche Bedrohung des Lebens, andauernde medizinische Behandlungen oder notwendige, aber belastende Änderungen des Lebensstils, das Zurechtkommen mit Symptomen und Behinderung sowie der Verlust der Unabhängigkeit.

Ein wichtiger Ausweg für den Einzelnen ist dabei, wieder ein emotionales Gleichgewicht herzustellen und die andauernde Belastung zu bewältigen. Wenn dies nicht gelingt, kann es zur Entwicklung einer Depression kommen. Zusätzlich sind möglicherweise mangelnde Unterstützung oder Einsamkeit Faktoren, die eine Depressionsentwicklung weiter vorantreiben. Aber auch persönliche Eigenschaften wie Perfektionismus oder Pessimismus beeinflussen die Wahrnehmung der körperlichen Veränderungen, die Interpretation und Bewertung dieser Veränderungen und die eigenen Bewältigungsmöglichkeiten stark [422].

In einer Studie mit über 800 Patienten mit einer Tumorerkrankung, die zwei Monate begleitet wurden, konnte eindeutig beobachtet werden, dass perfektionistische Patienten unter schwereren depressiven Symptomen litten und fehlangepasste Bewältigungsstrategien einsetzten [423]. Das Common-Sense-Modell beschreibt das Gesundheitsverhalten nach einer potenziellen oder tatsächlichen Bedrohung als einen Selbstregulationsprozess, in dem Faktoren wie Perfektionismus und Pessimismus eine Rolle spielen [424]. Diese subjektiven Krankheitskonzepte können die Wahrnehmung der Patienten auf ihre Erkrankung formen, was Einfluss auf ihr Verhalten und ihre Gefühle hat [424].

So wurde in einer Arbeit, die auf dem Common-Sense-Modell basierte und die Daten von über 300 Studien berücksichtigte, klar dokumentiert, dass eine negative Wahrnehmung der Erkrankung, z. B. als chronisch, unkontrollierbar oder mit schweren Symptomen behaftet, deutlich häufiger zur Entwicklung einer Depression führte als eine positivere Einschätzung [425]. Selbst wenn die Krankheitsschwere und -belastung berücksichtigt wurde, konnte die negative Krankheitswahrnehmung einen erheblichen Anteil an der Depressionsentstehung erklären [426].

Schließlich scheint es für die Entwicklung der Depression entscheidend zu sein, wie wir unsere Beschwerden bewerten. Insbesondere ein Katastrophisieren, wenn wir uns also ein Worst-Case-Szenario ausmalen oder von einem biologischen Schaden ausgehen, der durch die Erkrankung verursacht wird, erhöht die Wahrscheinlichkeit für eine Depression deutlich [427]. Wenn wir davon überzeugt sind, dass die Erkrankung erhebliche negative Folgen haben wird, beeinflusst dies unsere Bewältigungsstrategien, etwa indem wir mehr vermeiden [425]. Wobei es tatsächlich eine Rolle spielt, in welchem Kontext sogenannte fehlangepasste Bewältigungsstrategien auftreten. Wenn wir z. B. auf Testergebnisse warten, können Ablenkung und Leugnen hilfreich sein, wenn wir aber die Schwere einer Erkrankung leugnen und deswegen nicht die Medikamente einnehmen, dann sind dies keine hilfreichen Bewältigungsstrategien. Somit sind Ablenkung, Leugnen und eingeschränktes Selbstmanagement meist keine guten Bewältigungsstrategien und führen häufig zu einer depressiven Entwicklung [428].

Depressionsmanagement, Rückfallprophylaxe und Prävention – 10 Wege aus der Depression

Nun kommt der angenehme und erfreuliche Teil des Buchs: die Behandlung der Depression. Und ja, die Depression ist behandelbar, sehr gut sogar, in den meisten Fällen ist die Prognose sehr gut, denn die Depression ist heilbar! Was müssen wir also tun? Hier folgen 10 Wege aus der Depression.

Für das Management der Depression eignen sich alle 10 Wege. Weg 3 habe ich mit aufgeführt, weil er sehr vielversprechend ist und möglicherweise in den nächsten Jahren zu Verfügung stehen wird, derzeit ist er aber noch nicht zugelassen. Die eigentlichen Behandlungsoptionen sind durch die Wege 1 bis 5 vertreten. Als Rückfallprophylaxe können wieder alle 10 Wege dienen, für die Prävention sind die Wege 6 bis 10 sinnvoll.

In der Medizin haben wir für die meisten Erkrankungen Leitlinien, die eine bestmögliche Behandlung sicherstellen sollen. Diese Leitlinien empfehlen die Diagnostik und die Behandlung der Erkrankungen und sollen gewährleisten, dass jeder einzelne Patient eine Behandlung erhält, die auf den aktuellen wissenschaftlichen Erkenntnissen beruht, ganz gleich, wo oder bei wem er sich vorstellt.

Seit Herbst 2022 haben wir eine neue Leitlinie für die Depression, die »Nationale VersorgungsLeitlinie Unipolare Depression« [429]. Eine gemeinsame Initiative der Bundesärztekammer (BÄK), der Kassenärztlichen Bundesvereinigung (KBV) und der Arbeitsgemeinschaft der Wissenschaftlichen Medizinischen Fachgesellschaften zur Qualitätssicherung in der Medizin (AWMF) ist für das Programm für Nationale VersorgungsLeitlinien (NVL) verantwortlich, die operative Durchführung und Koordination erfolgt durch das Ärztliche Zentrum für Qualität in der Medizin (ÄZQ). Die hier dargestellten Wege aus der Depression basieren auf den Empfehlungen der »Nationalen VersorgungsLeitlinie Unipolare Depression«; falls sie darüber hinausgehen, habe ich es kenntlich gemacht.

Die Behandlung der Depression richtet sich grundsätzlich nach dem Schweregrad, es werden aber auch viele weitere wichtige Faktoren berücksichtigt, wie z. B. die Wünsche, Präferenzen und Vorlieben der Patienten, dominierende Symptomatik, Alter, Geschlecht, Lebenssituation, körperliche Erkrankungen und bereits erfolgte Vorbehandlungen. Selbstverständlich geht eine ausführliche Diagnostik der Diagnosestellung voraus. Wird die Diagnose einer leichtgradigen depressiven Episode gestellt, so erfolgt zunächst eine ausführliche Aufklärung und Information. Was ist die Depression? Was bedeutet es, unter einer Depression zu leiden? Welche Behandlungsmöglichkeiten gibt es? Was muss dabei beachtet werden? Dabei spielt die Psychoedukation eine wesentliche Rolle.

Die **Psychoedukation** vermittelt das Krankheitswissen über die Depression [430]. Sie sollte daher Bestandteil jeder Therapie sein! Dabei sollte die Psychoedukation nicht nur zu Beginn der Behandlung zum Einsatz kommen, sondern kontinuierlich die Behandlung begleiten. Am Anfang dieses Buchs habe ich Ihnen die verschiedenen Störungsmodelle der Depression vorgestellt. Innerhalb der Psychoedukation sollte nun das auf den Patienten zugeschnittene, individuelle Störungsmodell entwickelt werden. Denn jeder Patient hat seine eigene, individuelle Depression!

Dabei muss natürlich die Einstellung des Patienten berücksichtigt werden – wird die Diagnose eher abgelehnt, bagatellisiert oder vollumfänglich angenommen? Die Annahme der Diagnose hat nämlich einen entscheidenden Einfluss auf den Therapieerfolg. Weitere Ziele der Psychoedukation sind neben der Informationsvermittlung über die Entstehung der Erkrankung, die unterschiedlichen Symptome, die Behandlungsmöglichkeiten und die Prognose sowie das Risiko eines Rückfalls auch die Erhöhung der Compliance in der Behandlung [431]. Die Compliance beschreibt, ob ich bei der Behandlung mitmache – nehme ich meine Medikamente oder gehe regelmäßig zur Psychotherapie? – oder eben nicht.

Psychoedukation entlastet auch, sie vermittelt, dass man nicht allein mit der Erkrankung ist, dass es vielen anderen genauso geht. Nicht zuletzt verbessert die Psychoedukation auch die aktive Krankheitsbewältigung, das Selbstmanagement. Wenn ich alle relevanten Informationen über eine Erkrankung habe, so kann ich bis zu einem gewissen Grad mir selbst helfen, meine Selbstwirksamkeit wird gesteigert, und ich bin in der Lage, selbst Veränderungen meiner Situation herbeizuführen. Als Patient bin ich daher nicht mehr einfach passiver Empfänger einer Therapie, sondern gestalte den Therapieprozess aktiv mit.

Für mich persönlich ist die Psychoedukation elementarer Bestandteil der Therapie, ich hätte sie auch als eigenen Weg dargestellt, allerdings reicht die Psychoedukation allein dann doch nicht, um aus der Depression wieder herauszufinden, sondern es sollte schon ein aktiver Prozess stattfinden. Idealerweise werden in die Psychoedukation auch Familie und Freunde mit eingebunden, was die Akzeptanz und die Unterstützung noch mal deutlich erhöht.

Nach der Aufklärung und der Psychoedukation findet eine **partizipative/gemeinsame Entscheidungsfindung** statt, d. h., Patient und Behandler einigen sich auf eine oder mehrere Therapieformen. Dabei werden auch positive oder negative Vorerfahrungen und das mögliche Risiko für eine spätere Entwicklung in eine mittelgradige oder sogar schwere Depression berücksichtigt. Bei der leichten Depression werden niedrigintensive Interventionen empfohlen, wie angeleitete Selbsthilfe, oder verschiedene gesprächsbasierte Interventionen, bei denen psychotherapeutische Techniken verwendet werden. Es sollte einen niedrigschwelligen und schnellen Zugang dazu geben, z. B. im Rahmen der hausärztlichen oder psychosomatischen Grundversorgung oder als psychiatrische, psychosomatische oder psychotherapeutische Basisbehandlung. Auch internet- und mobilbasierte Interventionen (IMI) sollten Patienten eingebettet in ein therapeutisches Gesamtkonzept angeboten werden.

Wenn die niedrigintensiven Interventionen keinen Erfolg zeigen oder bereits früher schon erfolglos waren und nun abgelehnt werden, im Vorfeld Psychotherapie gut geholfen hatte oder das Risiko für eine Chronifizierung oder Entwicklung einer mittelgradigen oder schweren Depression besteht, sollte eine Psychotherapie angeboten werden. Antidepressiva sollten nur unter kritischer Abwägung des Nutzen-Risiko-Verhältnisses bei einer leichtgradigen Depression angeboten werden, z. B. wenn früher Antidepressiva gut geholfen haben oder das Risiko für eine Chronifizierung oder Verschlechterung der Depression besteht.

Bei einer **mittelgradigen depressiven Episode** sollten eine Behandlung mit einem Antidepressivum oder eine Behandlung mit Psychotherapie gleichwertig angeboten werden. Bei einer **schweren depressiven Episode** sollte unbedingt eine Kombinationsbehandlung mit einem Antidepressivum und mit Psychotherapie erfolgen. Grundsätzlich sollte die Behandlung immer in einem Gesamtkonzept stattfinden und mit anderen Bausteinen wie Kreativverfahren, Sport- und Bewegungstherapien oder psychosozialen Interventionen ergänzt werden.

Wir beginnen nun mit den beiden wichtigsten Säulen der Depressionsbehandlung, der Psychotherapie und der Medikation mit Antidepressiva.

1. Psychotherapie

Sie wurde in diesem Buch schon mehrfach erwähnt – seit 2020 leite ich eine Fachklinik für Psychosomatische Medizin und Psychotherapie, den Medical Park Chiemseeblick. Jeden Freitag – zumindest, wenn ich im Haus bin – begrüße ich unsere neuen Patienten und versuche gleich von Anfang an, etwas klarzustellen. Psychotherapie heißt nicht, dass wir alles regeln und verbessern wie in einer Werkstatt, in der an einem Wagen ein paar Schrauben angezogen werden und danach alles wieder gut ist.

Nein, Psychotherapie heißt vielmehr, dass man selbst die ganze Arbeit machen muss und dies lediglich von den Psychotherapeutinnen und Psychotherapeuten unterstützt und geleitet wird. Es geht auch nicht einfach darum, Informationen aufzunehmen, was man falsch macht oder besser oder anders oder gar nicht machen sollte. Vielmehr geht es um eine gelebte Einsicht und die Möglichkeit, neue Erfahrungen zuzulassen. Dies ist kein passiver Konsumprozess, sondern aktive, anstrengende und in Teilen belastende Arbeit – eine Arbeit, die häufig am Anfang erst mal zu einer Verschlechterung führt, bis sich dann langsam eine Besserung einstellt. Und es dauert, psychische Erkrankungen wie die Depression entwickeln sich häufig über Monate und Jahre, daher sollte man nicht erwarten, in wenigen Wochen zu einer vollständigen Heilung zu gelangen.

Aber was ist Psychotherapie eigentlich? Die Definition des Wiener Psychiaters Hans Strotzka finde ich sehr passend:

> *»Psychotherapie ist ein bewusster und geplanter interaktioneller Prozess zur Beeinflussung von Verhaltensstörungen und Lebenszuständen, die in einem Konsens (möglichst zwischen Patient, Therapeut und Bezugsgruppe) für behandlungsbedürftig gehalten werden, mit psychologischen Mitteln (d. h. durch Kommunikation), meist verbal, aber auch averbal, in Richtung auf ein definiertes, nach Möglichkeit gemeinsam erarbeitetes Ziel (…) mittels lehrbarer*

Techniken auf der Basis einer Theorie des normalen und pathologischen Verhaltens. In der Regel ist dazu eine tragfähige emotionale Bindung notwendig.« [432].

In Deutschland werden derzeit vier Psychotherapieverfahren im ambulanten Bereich durch die Gesetzliche Krankenversicherung (GKV) erstattet. Diese sind die **kognitive Verhaltenstherapie**, die **systemische Therapie** sowie die psychodynamischen Verfahren mit der **tiefenpsychologisch fundierten Psychotherapie** und der **analytischen Psychotherapie**. Darüber hinaus gibt es noch viele weitere Verfahren, es werden mittlerweile wohl mehr als 500 unterschiedliche psychotherapeutische Verfahren unterschieden [433]. Allerdings sind viele dieser Psychotherapien Abkömmlinge der großen Psychotherapieverfahren.

Aber welches hilft nun am besten bei der Behandlung einer Depression? Die vier Richtlinienverfahren unterscheiden sich grundsätzlich in ihren theoretischen Konzepten und den daraus abgeleiteten Interventionstechniken und -strategien. Es gibt viele randomisierte kontrollierte Studien und Metaanalysen, die klar die Wirksamkeit der Psychotherapie bei der Behandlung der Depression belegen. Die kognitive Verhaltenstherapie ist das am besten untersuchte Psychotherapieverfahren bei der Depression [434]. Ein direkter Vergleich zwischen zwei Verfahren erbrachte meist kein signifikantes Ergebnis [435], wobei diese Studien vorsichtig interpretiert werden sollten, da einige methodische Schwächen vorliegen [436] und die meisten Studien nicht genug Teilnehmer hatten [437], um ein aussagekräftiges Ergebnis zu erhalten. Eine große Netzwerkmetaanalyse über 331 randomisierte Studien mit 34285 Patienten belegte die Wirksamkeit aller vier Richtlinienverfahren und auch weiterer Verfahren [438].

Mittlerweile wird eine strikte Trennung der verschiedenen Therapieschulen nicht mehr gelebt. Vielmehr gibt es Bestrebungen, Modelle und Konzepte der unterschiedlichen Therapieschulen zu verbinden und in die jeweilige andere Therapieschule zu integrieren. Bereits 1986 wurde in den USA vom National Institute for Mental Health (NIHM) eine Initiative zur Erforschung dieser Integration ins Leben gerufen.

Wenn alle Psychotherapieverfahren grundsätzlich wirksam sind, gibt es vermutlich gemeinsame – allgemeine – Wirkfaktoren, die allen Psychotherapieverfahren zugrunde liegen. Klaus Grawe, psychologischer Psychotherapeut und Lehrstuhlinhaber für klinische Psychologie in Bern, hat durch intensive Forschungsarbeit maßgeblich dazu beigetragen, diese allgemeinen Wirkfaktoren zu identifizieren [439, 440].

Dazu zählt erstens eine motivationale Klärung, der Patient erhält dabei neue Erkenntnisse und Einsichten über die Störungsdynamik. Zweitens ist eine Problembewältigung wichtig, also die Arbeit an den Kompetenzen zur Bewältigung von problematischen Situationen und Schwierigkeiten sowie zum besseren Umgang mit den Beschwerden. Drittens wurde die Problemaktualisierung herausgearbeitet, es wird also versucht, problematische Situationen oder Verhaltensweisen innerhalb der Therapie erneut zu aktivieren, um darauf aufbauend neue Erfahrungen und Bewältigungsmöglichkeiten zu generieren. Viertens nennt Grawe die Ressourcenaktivierung, dies meint eine gezielte Aktivierung individueller Fähigkeiten und Eigenschaften. Zuletzt hat Grawe der therapeutischen Beziehung eine besondere Rolle eingeräumt, also der Beziehung zwischen Patient und Therapeut.

Mittlerweile ist wohl unbestritten, dass die therapeutische Beziehung ein ganz wesentlicher Faktor der Psychotherapie ist. Sie werden nun denken, das liegt doch auf der Hand, schließlich würde wohl niemand gerne und häufig zu einem Psychotherapeuten gehen, mit dem er sich so gar nicht versteht. Trotzdem ist es wichtig, sich diesen Aspekt wissenschaftlich anzuschauen, um zu wissen, wie die therapeutische Beziehung bestmöglich gestaltet werden kann.

John C. Norcross, Professor für Psychologie an der Universität Scranton im US-Bundesstaat Pennsylvania, leitet im Auftrag der Amerikanischen Psychologischen Vereinigung (American Psychological Association, APA) eine Arbeitsgruppe, die untersucht hat, welche Beziehungskonstrukte wie Empathie, Zielkonsens, Kohäsion oder Bindung für eine erfolgreiche Behandlung wichtig und welche therapeutischen Strategien erforderlich sind, um diese Konstrukte zu verbessern. Die wichtigsten Beziehungsbereiche für eine wirksame und erfolgreiche Behandlung waren der Bindungsstil, Coping- und Bewältigungsmuster, Aufnahmebereitschaft und Veränderungsbereitschaft. Zusätzlich sollten in der therapeutischen Beziehung die sexuelle Orientierung, der kulturelle Hintergrund und die religiös-spirituellen Bedürfnisse berücksichtigt werden [441].

Darüber hinaus sind noch weitere Aspekte der therapeutischen Beziehung wichtig. Sie sollte stabil und tragfähig sein, sodass es auch bei schwierigen Themen zu keinem Beziehungs-/Therapieabbruch kommt. Eine bedingungslose Akzeptanz und eine empathische Zuwendung sind hilfreich, indem die innere Sicht des Patienten verstanden und validiert wird. Auch ein gewisses Maß an Führung und Steuerung ist notwendig, damit neue Impulse und Richtungen gezeigt werden. Viele Patienten haben innerhalb ihrer Erkrankung oder auch bereits vorher schwierige und belastende Beziehungserfahrungen gemacht, daher ist es wichtig, eine korrigierende Beziehungserfahrung zu ermöglichen, die Wertschätzung vermittelt und einen Umgang auf Augenhöhe darstellt. Nicht zuletzt ist es natürlich immens hilfreich, wenn man als Therapeut Zuversicht und Hoffnung ausstrahlt.

Was ist also entscheidend, sowohl für den Erfolg der Therapie wie auch ihr Misslingen? Zusammen mit Michael J. Lambert hat John Nordcross die Daten aus Tausenden Therapiestudien und Hunderten Metaanalysen der letzten 60 Jahre zusammengetragen und ausgewertet [442]. Ihre errechneten Werte sind nicht als genaue Zahlen aufzufassen, sondern als ungefähre Schätzung zu betrachten. Die Aspekte außerhalb der Therapie wie z. B. soziale Unterstützung, spontane Bes-

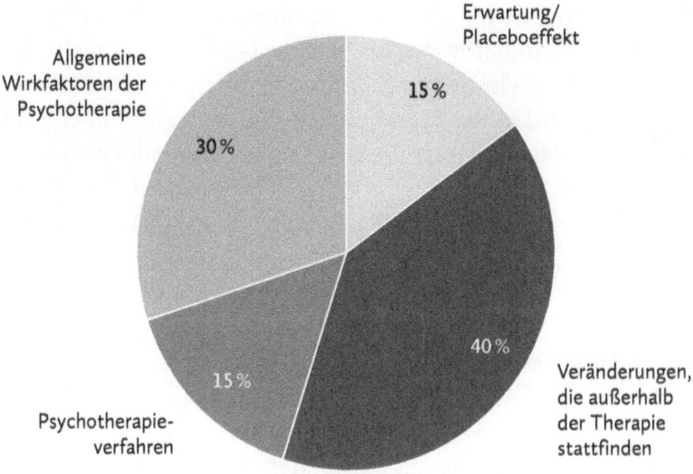

Anteil der verschiedenen therapeutischen Faktoren am Therapieerfolg [442].

serung, erfreuliche Wendungen oder Neuerungen tragen zu etwa 40% des Therapieerfolges bei. Menschen verfolgen eine Grundtendenz in Richtung Besserung und Stabilisierung. Die allgemeinen Faktoren, die maßgeblich durch die therapeutische Beziehung bestimmt werden, bei denen aber persönliche Merkmale des Patienten und Therapeuten eine Rolle spielen, tragen mit etwa 30% bei. Die spezifischen Psychotherapietechniken oder -verfahren sind für etwa 15% verantwortlich. Zuletzt spielen die Erwartungshaltung des Patienten und der Placeboeffekt eine Rolle, die auch etwa 15% ausmacht [442].

Sie sehen also, dass die therapeutische Beziehung essenziell ist. Daher sollten Sie bei Ihrer Psychotherapeutenwahl unbedingt darauf achten, dass die »Chemie« stimmt, erst danach sollten Sie sich Gedanken um das richtige Verfahren machen.

Im Folgenden werde ich die Richtlinienverfahren kurz beschreiben, damit Sie einen Eindruck bekommen, welche Unterschiede es dabei zu beachten gilt und mit welchem Sie sich vielleicht am wohlsten fühlen würden. Für eine ausführliche Darstellung verweise ich auf die entsprechenden Lehrbücher.

Für die dynamischen Verfahren werde ich nur die tiefenpsychologisch fundierte Psychotherapie beschreiben, nicht die analytische Psychotherapie, denn sie verliert immer mehr an Relevanz, wird in der Praxis nicht mehr oft angewendet, und die Studienlage ist auch nicht sehr überzeugend. Grundsätzlich kann Psychotherapie im Einzel-, im Paar- und im Gruppensetting stattfinden. Nachgewiesen wirksam ist die Psychotherapie in jedem Setting [443–447].

Kognitive Verhaltenstherapie (KVT)

Ein wesentlicher Ansatz dieses Verfahrens ist die Lerntheorie mit ihren objektiv beobachtbaren und experimentell geprüften Gesetzmäßigkeiten. Seitdem die Verhaltenstherapie in den fünfziger Jahren begründet wurde, erlebte sie durch ihre Ausrichtung auf die Forschung der klinischen Psychologie und ihren Nachbardisziplinen eine stetige Weiterentwicklung, sodass man heute schon von einer gemeinsamen Familie mit kognitiven, behavioralen sowie Akzeptanz- und Mindfulness-bezogenen Anteilen sprechen kann.

Die kognitive Verhaltenstherapie beginnt zunächst mit einer individuellen Problemanalyse, woraus sich – auf wissenschaftlicher Forschung beruhende – therapeutische Interventionen ergeben. Ziel dabei ist es, ein Problemverhalten zu verändern und die Bewältigungsstrategien zu verbessern. Eine ausführliche Diagnostik ist dabei essenziell, sie wird unter anderem durch Symptom- und Stimmungsprotokolle bzw. Tagebücher unterstützt und ermöglicht somit dem Patienten eine spezifische und gleichzeitig nicht wertende Selbstbeobachtung. Der Patient wird dabei als ein sich aktiv steuerndes Individuum angesehen, das zwar von den Gegebenheiten und Situationen der Umwelt beeinflusst wird, aber selbst seine Umwelt gestalten und reagieren kann. Insofern hat der Patient nicht einfach eine Störung, er reagiert vielmehr auf Umweltfaktoren mit seinen erlernten Mitteln.

Nach der ausführlichen Diagnostik mit der Problem- und Verhaltensanalyse, Fragebögen sowie der Darstellung der Biografie erfolgt gemeinsam die Bestimmung des Behandlungsziels. Die Psychoedukation, die ich bereits im Kapitel »10 Wege aus der Depression« beschrieben habe, spielt in diesem Verfahren eine sehr wichtige Rolle, sie ermöglicht ein gemeinsames Erarbeiten des Modells zur Entstehung und Aufrechterhaltung der Symptomatik (das sogenannte individuelle Störungsmodell), woraus der Behandlungsplan abgeleitet wird.

Die KVT basiert auf dem Prinzip »Hilfe zu Selbsthilfe« – es bedeutet, dass die Patienten zum Erlernen von Methoden, Techniken und Strategien angeleitet werden, welche sie selbst in Zukunft anwenden können. Dieses Wissen wird mithilfe von verschiedenen Interventionen vermittelt, um förderliches Verhalten aufzubauen und unerwünschtes Verhalten abzubauen. Eine der am besten untersuchten und wirksamsten Interventionen ist die **Expositionstherapie**. Sie wird insbesondere bei Problemverhalten, das situations- oder stimulusabhängig ist, eingesetzt. Der Patient wird dabei nach einer ausführlichen Vorbereitungsphase systematisch dem zuvor vermiedenen Reiz bzw. der Situation ausgesetzt, was entweder gedanklich oder real geschehen kann. Auf das zuvor benutzte Vermeidungsverhalten wird verzichtet, was eine neue korrigierende Lernerfahrung ermöglicht [443, 445].

Eine bei der Depressionsbehandlung wichtige Intervention ist die **Verhaltensaktivierung**. Häufig kommt es in der Depression durch Kraft-, Energie-, Interessen- und Motivationslosigkeit zu einer Reduzierung von angenehmen oder überhaupt jeglichen Tätigkeiten und zu einem sozialen Rückzug. Meist fängt es damit an, dass die vermeintlich wichtigeren, arbeitsbezogenen Tätigkeiten unverändert fortgeführt werden, während positive, angenehme Tätigkeiten wie Sport, sich mit Freunden zu treffen oder Schlafen reduziert werden. In dieser Intervention erfolgen eine Aktivitätenplanung und ein Monitoring der Aktivitäten. Die Aktivitäten werden entsprechend den Präferenzen der Patienten geplant, das Vorgehen geschieht aber in kleinen Schritten, um keine Überforderung zu provozieren. Zeitgleich findet ein Monitoring der Aktivitäten statt, auf Protokollen dokumentiert der Patient die Stimmung während der einzelnen Aktivitäten. Die Verhaltensaktivierung ist vergleichsweise leicht umsetzbar, überzeugt trotzdem durch eine hohe Wirksamkeit und zeigt die deutlichste Verbesserung im Vergleich zu anderen Interventionen.

Soziale Kompetenzen sind bei psychischen Erkrankungen wie der Depression oft eingeschränkt, daher ist ein **Training sozialer Kompetenzen** sinnvoll. Es sollen Verhaltensweisen aufgebaut werden, um die eigenen Interessen und Bedürfnisse besser vertreten zu können, und es soll geübt werden, diese der Situation angemessen einzusetzen. Meist erfolgt dies im Gruppensetting, da sich Rollenspiele dafür gut eignen. Typische Defizite der sozialen Kompetenzen sind: keine Forderungen stellen, nicht Nein sagen oder generell seine Bedürfnisse nicht äußern zu können.

Eine **kognitive Umstrukturierung** wird bei dysfunktionalen Kognitionen eingesetzt. Dysfunktionale Kognitionen treten in der Depression häufig auf, sie werden auch kognitive Verzerrungen genannt. Dabei handelt es sich um fehlerbehaftete, negative Überzeugungen, Einschätzungen und Annahmen. Alles ist negativ, hoffnungslos und macht keinen Sinn. Betroffene denken, dass sie perfekte Arbeit leisten müssen, aber eigentlich Versager sind. Lob kann nicht angenommen werden.

Die Fehleinschätzungen lassen sich meist auf bestimmte Aspekte zurückführen: 1.) Personalisieren – z. B. bezieht man es auf sich, wenn andere lachen; 2.) Schwarz-Weiß-Denken – alles ist entweder gut oder schlecht, dazwischen gibt es nichts; 3.) Übergeneralisierung – von einem einzigen Ereignis wird eine allgemeine Schlussfolgerung gezogen: Ich habe eine schlechte Note in Mathe geschrieben, also muss ich ein schlechter Schüler sein; 4.) Emotionale Beweisführung – ein Gefühl wird als Beweis für eine bestimmte Annahme gewertet: Ich fühle mich dumm, also muss ich auch dumm sein;

mögliche Beweise des Gegenteils wie akademische Erfolge werden nicht gewertet.

Mithilfe von Gedankenprotokollen können solche Denkverzerrungen identifiziert werden. Nach Identifikation der verzerrten Gedanken wird mittels der sokratischen Gesprächsführung versucht, die Fehlannahmen durch scheinbar naives Nachfragen aufzudecken. Nach dem Aufdecken geht es darum, die Fehlannahmen nicht durch positive, sondern durch funktionale Annahmen zu ersetzen. Diese sollen für den Patienten hilfreich sein, realistisch und unverzerrt. Schließlich soll der Patient die neuen, funktionalen Überzeugungen im Alltag überprüfen und mit der Wirklichkeit abgleichen, im sogenannten Realitätscheck.

Bei psychischen Erkrankungen finden wir häufig Defizite in der Emotionsverarbeitung, also wie wir unsere Gefühle wahrnehmen und mit ihnen umgehen. Daher wird dem **Training der Emotionsregulation** eine zentrale Rolle in der Behandlung psychischer Erkrankungen zugeschrieben. Dies kann durch verschiedene Komponenten geschehen.

Wie bereits erwähnt, ist Psychoedukation eine wichtige Komponente der Therapie. Sie sehen also, Psychoedukation ist ein wichtiger Faktor in praktisch allen Behandlungsrichtungen der Depression. Sie dient dem Ziel, sich selbst und die eigene Erkrankung besser zu verstehen. In der psychoedukativen Komponente werden das Entstehen der Emotionen, Frühwarnzeichen, die Angemessenheit der Emotion sowie die Möglichkeiten der Regulation thematisiert. Um die Gefühle dann zu regulieren, können unter anderem Achtsamkeits- oder Entspannungstechniken eingesetzt werden, auf die ich später noch näher eingehen werde. Darüber hinaus können auch andere Strategien, die unter dem Begriff »Ressourcenaktivierung« erfasst werden, behilflich sein, um verbesserte Stressregulation zu erreichen. Für mich persönlich habe ich entdeckt, dass Musik zu hören oder selbst zu machen sowie auf einem Wackelbrett zu balancieren, sehr hilfreich und selbstregulierend sein kann. Nicht zuletzt ist das Skills-Training im Rahmen der Dialektisch-Behavioralen Therapie – einer KVT-Form, die bei Borderline-Persönlichkeitsstörungen zur Anwendung kommt – eine weitere gute Möglichkeit, insbesondere mit sehr intensiven Gefühlen umzugehen [448].

Eine weitere Intervention ist das **Problemlösetraining**. Es basiert auf der Annahme, dass psychische Beschwerden oder Erkrankungen teilweise durch unzureichende oder ineffektive Problemlösefähigkeiten verursacht oder verschärft werden. Das Problemlösetraining soll daher die Patienten befähigen, effektivere Strategien zur Bewältigung von Schwierigkeiten und Herausforderungen des Alltags zu entwickeln. Indem man lernt, Probleme systematisch und konstruktiv anzugehen, kann man seine Situation besser bewältigen und zu einer Verbesserung der psychischen Verfassung beitragen. Die Schritte des Problemlösetrainings beinhalten zunächst die Problemerkennung und -identifizierung, danach sammelt man Alternativen, das Problem anzugehen, von denen man eine auswählt, um mit ihr einen Umsetzungsplan zu erstellen.

Weitere mögliche Interventionen sind **Verhaltensexperimente**. Hiermit können individuelle Annahmen und Überzeugungen durch geplante Aktivitäten überprüft werden. Dies kann im Therapiesetting oder im realen Alltag des Patienten erfolgen. Wie eingangs bereits beschrieben, wird die KVT fortlaufend weiterentwickelt gemäß der aktuellen Forschung auf dem Gebiet der klinischen Psychologie, aber auch der angrenzenden Fächer. Es wurden daher nun weitere Verfahren entwickelt, die als dritte Welle der KVT gelten.

Die **Metakognitive Therapie (MKT)** ist eines von ihnen. Hier geht es jetzt nicht darum, »was« wir denken, sondern vielmehr um das »Wie« [449], also nicht um die Denkinhalte, sondern um die Art und Weise, wie wir über unsere eigenen Gedanken denken und diese verarbeiten. Es gibt metakognitive Überzeugungen, die sowohl positive wie negative Annahmen über das Denken umfassen. Positiv wäre z. B., wenn wir annehmen, dass unser Denken und Grübeln nützlich ist, um einen Ausweg zu finden; negativ, wenn wir nur die Unkontrollierbarkeit der Gedanken vor Augen haben und uns diese belasten. Ziel der MKT ist es nun, diese metakognitiven Überzeugungen zu verändern, um die Kontrolle über das eigene Denken zu verbessern und weniger auf unproduktive Denkstile wie Grübeln angewiesen zu sein. Im Rahmen dieser Intervention soll man zunächst verstehen, wie die metakognitiven Überzeugungen zu den psychischen Beschwerden beitragen. Mithilfe der losgelösten Achtsamkeit oder *detached mindfulness* lernt man, die Gedanken und Gefühle aus einer distanzierten Perspektive zu betrachten, ohne sich automatisch damit zu identifizieren. Zuletzt sollen Bewältigungsmechanismen erlernt werden, um exzessives Grübeln durch effektivere, funktionalere Methoden zu ersetzen.

Akzeptanz- und Commitment-Therapie (ACT)

Die Akzeptanz- und Commitment-Therapie ist eine jüngere Weiterentwicklung der KVT und gehört ebenfalls zu deren dritter Welle. Im Vordergrund steht, den Menschen als Ganzes wahrzunehmen, seine Biografie, seine kulturellen Einflüsse und seine aktuelle Situation. Die Therapie verfolgt keinen vorgefertigten Ablauf, sondern wird an die konkreten Erfordernisse und Bedürfnisse des Patienten angepasst. Hauptsächliches Ziel ist es, dessen Flexibilität und damit das psychische Wohlbefinden zu erhöhen.

Flexibilität ist ein substanzieller Bestandteil der Resilienz (Anpassungsfähigkeit) und daher eine entscheidende Eigenschaft, um eine psychische Erkrankung zu überstehen und gleichzeitig die Rückfallwahrscheinlichkeit zu minimieren. Wie schon der Name sagt, ist Akzeptanz ein wichtiger Baustein dieser Therapie. Akzeptanz bedeutet jedoch nicht, etwas gutzuheißen, sondern lediglich, dies als gegeben anzunehmen – gelöst von einer Bewertung der Situation oder Tatsache. Wir alle haben Aspekte in unserem Leben, die wir nicht gut finden oder die sogar belastend sind. Manche von diesen Aspekten lassen sich ändern, andere nicht. Für den letzten Fall ist Akzeptanz entscheidend, dies hilft, einen Umgang mit unveränderlichen, für uns aversiven Situationen finden zu können. Ein weiterer Baustein ist die Achtsamkeit, die Patienten werden darin bestärkt, aufmerksam im Hier und Jetzt zu sein, den Moment wahrzunehmen und nicht zu bewerten. Außerdem sollen hinderliche, negative Gedanken als solche erkannt werden, damit man einen besseren Umgang mit diesen erlernen kann. Schließlich ist es ein wichtiger Bestandteil der Therapie, Werte für sich und sein Leben zu finden, woran man sich orientieren möchte, und zu wissen, dass man mehr ist als nur die Rollen, die man ausfüllt.

Achtsamkeitsbasierte kognitive Therapie (Mindfulness Based Cognitive Therapy, MBCT)

Achtsamkeit ist in vielen Aspekten der KVT und der neueren Verfahren der dritten Welle ein wesentlicher Baustein. Achtsamkeit ist eine Form der Aufmerksamkeitslenkung, ein bewusstes Sein im Hier und Jetzt, ohne es zu bewerten. Achtsamkeitsbasierte Interventionen können bei psychischen Erkrankungen sehr gut wirksam sein, dies hat z. B. eine Metaanalyse über 142 Studien mit 12005 Teilnehmern ergeben [450]. Die Achtsamkeitsbasierte kognitive Therapie kombiniert Techniken der KVT mit Übungen zur Achtsamkeit. Die Patienten sollen so lernen, depressionsfördernde Gedanken, Gefühle und Körperempfindungen zu erkennen und aus Grübeln und negativen Gedankenschleifen auszusteigen. Die MBCT wurde entwickelt, um Patienten nach einer Depression mit einer gezielten Rückfallprophylaxe zu versorgen.

Cognitive Behavioral Analysis System for Psychotherapy (CBASP)

Diese Methode wurde entwickelt, um auf die besonderen Bedürfnisse und Herausforderungen von Patienten mit einer chronischen Depression einzugehen. CBASP unterscheidet sich von den anderen Formen der KVT durch die Integration von Techniken, die soziale Fertigkeiten der Patienten verbessern sollen. In diesem Sinne integriert der Ansatz kognitiveverhaltenstherapeutische, interpersonelle und psychodynamische Strategien zu einem eigenständigen Modell.

Das Konzept geht davon aus, dass chronisch depressive Patienten früher ungünstige Beziehungserfahrungen gemacht und deswegen Schwierigkeiten haben, ihre Beziehungsgestaltung richtig wahrzunehmen. Eine Situationsanalyse hilft, die Auswirkungen des veränderten Verhaltens auf andere zu erkennen und neue, effektivere Verhaltensweisen zu erlernen. Ein wichtiger Aspekt ist dabei die therapeutische Beziehung. Wie in der KVT vorgesehen, sind Psychotherapeutin oder Psychotherapeut aktiv gestaltend, strukturierend und unterstützend, offenbaren sich aber darüber hinaus auch diszipliniert persönlich, damit der Patient eine Chance hat, die Auswirkungen seines Verhaltens zu erfahren. Zunächst werden also das Verhalten und die daraus resultierenden Schwierigkeiten analysiert, danach erlebt der Patient, welche Konsequenzen aus seinem Verhalten erwachsen, um eine Kontrolle über Entscheidungen und Reaktionen zu erhalten. Zuletzt steht das Lernen im Vordergrund, wie positive zwischenmenschliche Beziehungen aufgebaut und aufrechterhalten werden können.

Tiefenpsychologisch fundierte Psychotherapie

Dies ist ein psychodynamisches Psychotherapieverfahren, das bedeutet, dass die »Dynamik« der Psyche im Focus steht. Man kann es sich als Konflikt aus dem Streben nach Lust und dem Vermeiden von Unlust vorstellen. Psychodynamische Verfahren haben ihre Wurzeln in der analytischen Psychotherapie, die tiefenpsychologisch fundierte Psychotherapie ist eine Weiterentwicklung.

Sie wurde begründet, um einige der langwierigen und eher schwierigen Aspekte der traditionellen analytischen Psychotherapie anzupassen und zugänglicher zu machen. Dieses Verfahren konzentriert sich auf die unbewussten Prozesse, die unserem Denken und Verhalten zugrunde liegen. Dabei sollen tiefliegende emotionale Konflikte aufgedeckt und bearbeitet werden, die für die aktuellen Symptome und Probleme verantwortlich sind. Innere Konflikte sollen bewusst gemacht werden, aber auch Abwehrmechanismen und Widerstände, die einer Aufdeckung dieser inneren Konflikte entgegenstehen. Die Abwehrmechanismen sollen unlustvolle Symptome und Beschwerden wie Angst, Schuld- oder Schamgefühle vermeiden.

Ein Focus dieses Verfahrens richtet sich auf unsere Vergangenheit. Es wird davon ausgegangen, dass Dinge, die in unserer frühen Kindheit, aber auch Jugend passiert sind – Geburt, Elternhaus, Erziehung, frühkindliche Bindungen –, für unsere jetzigen Probleme oder psychischen Erkrankungen verantwortlich sein können. Daher nimmt die biografische Arbeit einen großen Teil dieser Psychotherapie ein. Ein weiterer Punkt ist die Regression. Die Arbeit an diesen beschriebenen Anteilen kann dazu führen, dass kindliche Muster reaktiviert werden und man sich daher wieder kindlich und unreif verhält.

Die therapeutische Beziehung ist hier natürlich auch ein ganz wesentlicher Bestandteil der Psychotherapie. In diesem Rahmen kann eine Übertragung und Gegenübertragung stattfinden. Damit sind die Reaktionen des Patienten auf den Psychotherapeuten und umgekehrt gemeint. Dies ist nicht selten, denn häufig werden ganz persönliche Sorgen zum ersten Mal angesprochen, ohne dass es dabei zu einer Ablehnung, vielmehr zu einem wohlwollenden Umgang kommt. Es sind also die Gefühle gemeint, die der Therapeut auslöst, aber auch umgekehrt die Gefühle, die ein Patient auf der Therapeutenseite auslöst.

Die Unterschiede zur klassischen analytischen Psychotherapie sind unter anderem das Setting. Während bei der Analyse der Patient auf einer Couch liegt und der Therapeut am Kopfende in einem Sessel ohne Blickkontakt zum Patienten Platz genommen hat, sitzen sich Patient und Therapeut bei der tiefenpsychologisch fundierten Psychotherapie gegenüber. Die Analyse wird mit drei bis vier Wochenstunden deutlich hochfrequenter durchgeführt als die Tiefenpsychologie.

Systemische Therapie

Dieses Verfahren wurde erst 2020 als Richtlinienverfahren in Deutschland anerkannt. Es legt den Focus auf die zwischenmenschlichen Beziehungen, also beispielsweise in einer Familie, einer Partnerschaft oder einem anderen sozialen Netzwerk. Das Verfahren basiert auf der Annahme, dass das Verhalten eines Menschen nicht isoliert betrachtet werden kann, sondern immer nur in Zusammenschau der Interaktionen seines sozialen Systems. Psychische Beschwerden oder Erkrankungen werden als Ausdruck nicht entwicklungsgerechter familiärer Strukturen gesehen. Daher sollen Kommunikations- und Interaktionsmuster innerhalb der Familie bzw. des sozialen Systems identifiziert und dann verändert werden, um das Funktionieren des Systems zu fördern und so die psychische Verfassung des Einzelnen zu verbessern.

Konkret werden dafür neben dem Patienten auch Partnerinnen, Familienmitglieder, Freunde, Arbeitskollegen oder sogar auch Lehrer und Ärztinnen mit einbezogen und zu ihrem Verhalten und ihrem Erleben befragt. Es werden aber auch die System-Umwelt-Grenzen thematisiert: Wer gehört noch zur Familie, wer nicht mehr? Wie verhält es sich mit der Schwiegermutter oder der Freundin des Sohnes? Das Verfahren beschäftigt sich mit zirkulären Wechselwirkungen in Bezug auf Wahrnehmen und Verhalten zwischen den Menschen innerhalb des sozialen Systems, mit den psychischen Symptomen und der Umwelt. Ein Beobachter kann von außen beim zirkulären Austausch der einzelnen Systemmitglieder mit der Zeit Muster erkennen, die sich als Regeln formulieren lassen. Bei der Kommunikation ist es natürlich auch entscheidend, welche Beziehungsbotschaft neben dem sachlichen Inhalt vermittelt bzw. verstanden wird. Der Beziehungsaspekt stimmt häufig nicht mit dem Inhalt überein und wird vom Empfänger auf seine Weise interpretiert, was eine heftige Reaktion auslösen kann.

Spezielle Interventionstechniken der systemischen Therapie sind u. a. systemische Fragen. Diese sollen den systemischen Kontext eines Problems erfassen und die Verbindung mit den Systemmitgliedern schaffen. Ein Genogramm stellt dabei eine grafische Umsetzung der Familienstruktur dar und ähnelt dabei einem Familienstammbaum. Für die Intervention der Familienskulptur wird ein Mitglied aufgefordert, die Familie räumlich so darzustellen, dass die Beziehungen zu den anderen Mitgliedern offensichtlich werden. Dies kann als lebende Skulptur geschehen, dabei können die Beteiligten nach der Aufstellung zu ihrem Erleben befragt werden, was interessante Aufschlüsse vermittelt. Oder es erfolgt eine Aufstellung mit Ersatzfiguren, etwa aus LEGO und Playmobil oder anderen Figuren. Schließlich können hiermit auch verschiedene Phasen der Familie oder des sozialen Gefüges dargestellt werden, z. B. vor und nach dem Beginn einer neuen Stelle oder dem Tod eines Systemmitglieds.

Nebenwirkungen der Psychotherapie

Ja, auch Psychotherapie kann Nebenwirkungen haben, nicht nur die Medikamente. Dies ist vielen erst mal nicht bewusst. Zur professionellen Durchführung einer Psychotherapie, ganz gleich welchen Verfahrens, gehört auch, am Anfang der Therapie ähnlich wie in einem Beipackzettel über diese Nebenwirkungen aufzuklären. Neben den erhofften positiven Veränderungen durch die Therapie sollten auch die potenziellen negativen Auswirkungen der Therapie klar dargestellt werden. Eine Psychotherapie kann auf verschiedene Lebensbereiche einen substanziellen Einfluss nehmen, und manchmal ist das Ergebnis in dieser Form nicht vom Patienten gewünscht. So kann es z. B. kurzfristig erst mal zu einer Verschlechterung der Symptomatik kommen, insbesondere wenn das ganze Ausmaß der Problematik und Schwierigkeiten offensichtlich wird. Leider kann es auch zu einer Verschlechterung der Suizidalität kommen mit Auftreten konkreter Suizidgedanken, die dann ein sofortiges Handeln notwendig machen. Die

Beschäftigung mit schwierigen Themen aus der Kindheit oder Traumen wird meist als sehr intensiv und belastend erlebt.

Ein unschöner und ärgerlicher Aspekt ist leider, dass allein die offizielle Diagnosestellung schon Nebenwirkungen haben kann. Ist man noch nicht Mitglied einer privaten Krankenversicherung, möchte dies aber werden, könnte dieser Prozess erschwert oder gar ausgeschlossen werden. Eine Stelle innerhalb des Beamtenrechts anzutreten, könnte auch Komplikationen beinhalten, auch könnte z. B. die Flugtauglichkeit bei Piloten beeinträchtigt werden. Während Stigmatisierung immer ein großes Thema ist, könnte es durch das Ansprechen von Schuld- oder Schamgefühlen auch zu einer Selbststigmatisierung kommen. Ebenso sind Konflikte mit nahen Bezugspersonen möglich, wenn z. B. innerhalb der Therapie schwierige Beziehungsmuster festgestellt werden.

Nicht selten habe ich erlebt, dass sich Patienten nach der Behandlung von ihren Partnern getrennt haben. In einem Fall rief mich die Partnerin eines Patienten sogar an und schimpfte wüst, was wir mit ihrem Mann gemacht hätten, dass er sie jetzt verlasse ...

Menschen können sich eben durch eine Psychotherapie in eine Richtung entwickeln, die zwar für sie selbst als positiv und fördernd erlebt wird – diese Auffassung muss die Umgebung jedoch nicht teilen.

2. Hilfe auf Rezept – Antidepressiva

Kann ich eine depressive Verstimmung, eine Energie- und Kraft-, eine Interessen- und Motivationslosigkeit sowie Konzentrations- und Merkfähigkeitsdefizite überhaupt mit einem Medikament behandeln? Sollte ich nicht lieber die Beschwerden allein durchstehen? Ohne einen Eingriff in die Prozesse meines Gehirns? Diese Fragen stellen sich viele unserer Patienten. Es gibt da draußen im Internet, in den sozialen Medien und auf anderen Plattformen leider viele **Mythen** über den Einsatz von Antidepressiva. Daher möchte ich erst einmal mit den wichtigsten dieser falschen Erzählungen aufräumen:

Antidepressiva machen nicht abhängig

Wenn ein Antidepressivum nach erfolgreicher Behandlung wieder abgesetzt werden soll, wird es in der Regel ausgeschlichen, damit sich der Körper daran gewöhnt. Bei zu schnellem Absetzen können Absetzsymptome auftreten, wie zum Beispiel Schwindel, Gangunsicherheit oder grippeähnliche Symptome. Dies ist aber nicht zu verwechseln mit einer Abhängigkeit, die einen körperlichen und psychischen Entzug produziert. Ein Antidepressivum gibt mir keinen »Kick«, verleiht mir auch keine übermenschlichen Kräfte oder andauernde Wachheit. Wenn ich psychisch gesund bin und ein Antidepressivum einnehme, merke ich – außer vielleicht den Nebenwirkungen – keine Wirkung, also keine stimmungsaufhellenden oder stärkenden Effekte. Diese setzen erst bei einer psychischen Erkrankung ein, wenn es zu einer Veränderung des neuronalen Gleichwichts gekommen ist. Es wird nämlich nur eine Normalisierung der psychischen Verfassung eintreten. Daher lassen sich Antidepressiva in der Regel eben nicht vom Dealer meines Vertrauens am Bahnhof erwerben ... Ich muss vom Antidepressivum auch nicht immer mehr nehmen: Wenn die richtige Dosis erst mal gefunden und eingestellt ist, bleibt sie, es kommt nicht zu einer Toleranzentwicklung wie bei abhängig machenden Substanzen.

Antidepressiva verändern nicht die Persönlichkeit

Neben dem Mythos über die Abhängigkeit höre ich diesen zweiten am meisten. Nein, Antidepressiva verändern nicht die Persönlichkeit. Die Depression verursacht das – durch die Depression werden wir negativer, sie legt sich wie ein schwarzer Teppich über unsere Gedanken, unsere Einstellung und unsere Wahrnehmung. Alles ist plötzlich schwarz und negativ, selbst erfreulichen Dingen oder Situationen können wir nichts Positives abgewinnen. Vielmehr stellen Antidepressiva unsere alte Persönlichkeit wieder her. Ich sage meinen Patienten immer: Das Antidepressivum wird Sie nicht ändern, es macht Sie weder zu einem besseren noch zu einem schlechteren Menschen. Es wird Sie eher zu dem Menschen machen, der Sie vor der Depression gewesen sind.

ACHTUNG: Vorsicht vor Beruhigungsmitteln wie den Benzodiazepinen

Hier machen wir einen kleinen Einschub. Benzodiazepine gehören nicht zu den Antidepressiva, sondern sind Beruhigungsmittel, sie machen uns ruhiger, nehmen uns die Angst und helfen auch beim Schlafen. Das Beste ist, sie wirken sofort, kurz nachdem wir sie eingenommen haben. Klingt gut, oder? Leider haben Benzodiazepine wie Lorazepam (Tavor), Diazepam (Valium) oder Midazolam – sie alle binden am $GABA_A$-Rezeptor, der hemmende Signale im Gehirn vermittelt – entscheidende Nachteile. Bei längerer Einnahme führen sie zu einer Abhängigkeit und zu einer Wesensveränderung. Benzodiazepine haben natürlich ihre Berechtigung bei kurzzeitigem Einsatz von akuter Suizidalität oder schweren Angstzuständen, sollten aber keinesfalls ohne ärztliche Aufsicht über längere Zeiträume eingenommen werden. Bedauerlicherweise passiert es aber immer wieder, dass Patienten eine Abneigung vor Antidepressiva mit der Angst vor Abhängigkeit und Persönlichkeitsveränderungen entwickeln und dann die vermeintlich harmlosen Benzodiazepine erhalten, die jedoch genau diese Eigenschaften mitbringen.

Ich muss das Antidepressivum für den Rest meines Lebens einnehmen

Dies ist eine weitere Sorge, die immer wieder geäußert wird. Nein, das Antidepressivum muss nicht bis zum Lebensende eingenommen werden. Das ist übrigens vielmehr bei Medikamenten für hohen Blutdruck oder bei Diabetes mellitus der Fall, aber da scheint es nicht so problematisch zu sein ... Jedenfalls sollte das Antidepressivum laut Leitlinie mindestens sechs Monate nach klinischer Remission, also wenn alle Beschwerden nicht mehr vorliegen, weitergenommen werden. Danach sollte es eine gemeinsame Entscheidungsfindung zwischen Arzt und Patient geben, ob und wie lange das Antidepressivum noch fortgesetzt werden soll. Hierbei spielen mehrere Faktoren eine Rolle, auf die ich später noch eingehen werde.

Antidepressiva machen dick oder beeinträchtigen den Sex

»Wenn ich dick werde, dann werde ich erst recht depressiv.« Diesen Satz habe ich schon oft gehört. Zugegeben, manche Antidepressiva können den Appetit und manchmal auch das Gewicht steigern, wie z. B. Mirtazapin. Aber es gibt auch andere, die das gewiss nicht tun, etwa Bupropion. Manche Antidepressiva können auch zu sexuellen Funktionsstörungen führen, so die SSRIs oder die SNRIs. Wobei man fairerweise auch festhalten muss, dass meist die Depression selbst zu den ausgeprägtesten sexuellen Funktionsstörungen führt. Bupropion, aber auch Mirtazapin werden dafür keine solchen Probleme hervorrufen.

Antidepressiva färben meine Umwelt rosarot, und plötzlich ist alles gut

Diesen Punkt kann ich gut nachvollziehen, ich würde auch nicht gerne gleichgültig oder mit einer verzerrten Wahrnehmung durch die Welt laufen wollen, selbst wenn es eine rosarote, positive Verzerrung wäre. Aber wie ich oben schon zur Abhängigkeit ausgeführt habe: Antidepressiva verändern nicht die Wahrnehmung, sie normalisieren vielmehr eine negativ eingefärbte Wahrnehmung, wie sie in der Depression typischerweise auftritt. Auch wird es unter der Behandlung mit einem Antidepressivum weiterhin Stimmungsschwankungen geben, nur eben nicht die krankhafte Traurigkeit. Wenn etwas Trauriges passiert, wird man traurig sein, alles andere wäre auch sehr belastend und einschränkend.

Die ersten Antidepressiva kamen wie geschildert in den fünfziger Jahren auf den Markt. Ausgehend von ihren Wirkmechanismen wurden sie »trizyklische Antidepressiva« und »Monoaminoxidase-« bzw. »MAO-Hemmer« genannt. Antidepressiva, auch die meisten der in den Folgejahren neu entwickelten Medikamente, führen zu einer Erhöhung der Monoamine, also der neuronalen Botenstoffe Serotonin, Noradrenalin und Dopamin im Spalt zwischen zwei Nervenzellen, der Synapse. Diese Erhöhung der Monoamine wird durch eine Blockade der rücktransportierenden Serotonin-, Noradrenalin- oder Dopamintransporter oder durch eine Hemmung des monoaminabbauenden Enzyms Monoaminoxidase ermöglicht. Eine weitere Möglichkeit besteht darin, einen Autorezeptor zu hemmen, der für eine negative Rückkopplung von Serotonin steht (alpha-2-Blocker). Diese Wirkmechanismen, die Monoamine im synaptischen Spalt zu erhöhen, führten zur Monoaminmangel-Hypothese der Depression [siehe auch Kapitel »Die Monoaminmangel-Hypothese«].

Mittlerweile weiß man aber, dass dieses Konzept nicht alle Aspekte der Depression und nicht alle Wirkmechanismen der Antidepressiva erklären kann. Vielmehr fördern Antidepressiva substanziell die Neuroplastizität [451–453]. Somit kehren sie die Folgen von Stress um und führen zu einer Normalisierung der Signalweitergabe im Gehirn. Stress kann nämlich die Signalweitergabe zwischen den Nervenzellen nachhaltig behindern, sodass die Verbindungen zwischen den Nervenzellen dünner oder weniger werden bis hin zum Absterben einzelner Nervenzellen, z. B. im Bereich des Hippocampus, einem Areal, das für Merkfähigkeit und Gedächtnis zuständig ist. Antidepressiva können diese Effekte wieder umkehren und führen zu einer Stärkung der neuronalen Verbindungen und erneutem Wachsen von Nervenzellen im Hippocampus [452, 453]. Zudem normalisieren sie auch die dauerhaften Aktivierungen und die nicht funktionierenden negativen Rückkopplungsschleifen des Stress-Hormon-Systems und des Immunsystems.

Welche Antidepressiva stehen uns nun zur Verfügung? Sie werden nach ihren primären Wirkmechanismen eingeteilt, wobei die eigentlichen Wirkungen noch darüber hinausgehen. Grundsätzlich ist zu sagen, dass entgegen mancher Behauptungen alle diese Antidepressiva wirksam sind und die Wirksamkeit deutlich über den Placeboeffekt hinausreicht. Dies konnte z. B. in einer großen Metaanalyse über 522 Studien mit 116 477 Teilnehmern und 21 Antidepressiva gezeigt werden [145].

Zudem ist wichtig zu wissen, dass der Wirkeintritt leider etwa zwei bis sechs Wochen auf sich warten lässt. Unerfreulicherweise treten die Nebenwirkungen sofort ein – allerdings werden die meisten nach wenigen Tagen auch wieder verschwinden. Daher ist es wichtig, die ersten Tage, sofern es möglich ist und die Nebenwirkungen nicht eine außergewöhnliche Belastung darstellen, zu überstehen und abzuwarten, ob sich die Nebenwirkungen nicht wieder in Luft auflösen. Würde man gleich in den ersten beiden Tagen aufgrund der Nebenwirkungen die Behandlung mit dem Antidepressivum aufgeben, so hätte man irgendwann alle Antidepressiva durchprobiert.

Der nächste wichtige Punkt ist die Dauer der Behandlung. Laut Leitlinie sollte das Antidepressivum nach erfolgreicher Behandlung der Depression noch mindestens sechs Monate fortgeführt werden, wobei ich meistens eher zwölf Monate empfehle. Eine Reduktion oder ein Absetzen des Antidepressivums innerhalb dieser Zeit würde mit großer Wahrscheinlichkeit einen Rückfall provozieren. Meinen Patienten und auch meinen Studenten erkläre ich es immer so (Architekten, Bauingenieure und alle, die sich professionell mit Brückenbau beschäftigen, bitte ich hier um Nachsicht, falls Ihnen technische Fehler auffallen): Wenn Sie eine Brücke bauen, haben Sie ein Holzgerüst, auf das Sie Stahlträger legen und dann den Beton hineingießen. Danach warten Sie so lange, bis der Beton ausgehärtet ist. Nach erfolgter Aushärtung können Sie das Holzgerüst wieder entfernen und die Brücke nutzen, um darüberzufahren. Wenn Sie aber die stabile Aushärtung nicht

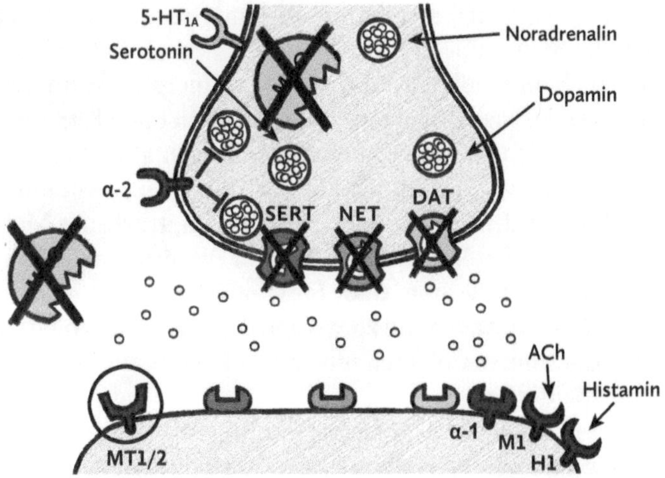

Wirkmechanismen der meisten Antidepressiva: TCA: Hemmung der Serotonin- und Noradrenalintransporter (SERT und NET) sowie Blockierung der adrenergen (α-1), cholinergen (M1) sowie histaminergen (H1) Rezeptoren; MAO-Hemmer: irreversible oder reversible Hemmung des Enzyms MAO; SSRI: Hemmung des Serotonintransporters (SERT); SNRI: Hemmung des Serotonin- und Noradrenalintransporters (SERT und NET); Bupropion: Hemmung des Noradrenalin- und Dopamintransporters (NET und DAT); Mirtazapin: Blockierung des α-2-Autorezeptors, histaminerge Rezeptoren (H1) und bestimmter weiterer Serotoninrezeptoren (5-HT_2 und 5-HT_3, nicht in der Abb.); Agomelatin: Stimulierung der Melatoninrezeptoren 1 und 2 sowie Blockierung eines Serotoninrezeptors (5-HT_{2C}, nicht in der Abb.).

abwarten und das Holzgerüst vorzeitig entfernen, wird die Brücke vermutlich beim ersten Drüberfahren einstürzen. So ist es auch mit den Antidepressiva, die eine Zeit für die Stabilisierung der neuronalen Vorgänge brauchen, auch wenn depressive Symptome nicht mehr auftreten.

Die wesentlichen Klassen der Antidepressiva sind folgende:

Trizyklische Antidepressiva (TCA)

Die TCA gehören zu den wirksamsten Antidepressiva, Imipramin war das erste, das eingesetzt wurde. Weitere sind Amitriptylin, Clomipramin, Trimipramin, Nortriptylin und

Doxepin. TCAs haben mehrere Wirkmechanismen. Sie hemmen die Serotonin- und Noradrenalinwiederaufnahme, sind aber auch anticholinerg und antihistaminerg wirksam, hemmen also die Neurotransmitter Acetylcholin und Histamin.

Diese vielen Wirkmechanismen bedingen allerdings auch einige Nebenwirkungen. Es können Müdigkeit, Benommenheit, Schläfrigkeit, Schwindel, Herzklopfen, trockener Mund, Verstopfung, Zittern, EKG-, Puls- und Blutdruckveränderungen, Libidominderung und Erektionsstörungen auftreten. Grundsätzlich ist wichtig zu wissen, dass diese Nebenwirkungen nicht immer auftreten müssen, es kommt auf den einzelnen Patienten an.

Aber trotzdem ist das Nebenwirkungsprofil doch größer als bei den anderen Antidepressiva, weshalb die TCA nicht unbedingt als erstes Antidepressivum eingesetzt werden sollten. Trotzdem sind sie wichtige Antidepressiva, die bei der therapieresistenten Depression wirklich gut helfen können. Amitriptylin hilft auch sehr gut bei chronischen Schmerzen, die unabhängig von einer Depression auftreten. Es ist immer eine Abwägung von Kosten und Nutzen hilfreich, je nach Schwere der Symptomatik verlieren manche Nebenwirkungen ihren Schrecken.

Monoaminoxydase- bzw. MAO-Hemmer

Wie der Name schon sagt, hemmen die MAO-Hemmer das Enzym, das die Monoamine Serotonin, Noradrenalin und Dopamin abbaut. Somit führen auch sie zu einer Erhöhung der Monoamine im synaptischen Spalt. Es gibt zwei wichtige MAO-Hemmer: Moclobemid, das die MAO reversibel, also nur zeitweise, hemmt, und Tranylcypromin, das die MAO irreversibel hemmt, also zerstört.

Als Nebenwirkungen kann es bei beiden Substanzen zu Schlafstörungen, Schwindel, Kopfschmerzen und Ruhelosigkeit kommen. Aufgrund des Wirkmechanismus dürfen sie nicht mit anderen Medikamenten kombiniert werden, die Serotonin erhöhen bzw. den Monoaminhaushalt signifikant beeinflussen. Bei Tranylcypromin muss zusätzlich noch eine tyraminarme Diät eingehalten werden.

Tyramin findet sich in vielen Lebensmitteln wie reifem Käse, Schokolade, Walnüssen, Fischkonserven, Tofu, eingelegten Gurken, Pilzen, Bohnen, Wildfleisch und Joghurt. Es stimuliert den Kreislauf, was wir normalerweise nicht merken, da es schnell von den MAOs abgebaut wird. Geschieht dies aber aufgrund einer irreversiblen MAO-Hemmung nicht, kann es zu einer massiven Blutdruckerhöhung und zum Auftreten eines Serotoninsyndroms kommen. Daher ist Tranylcypromin kein Antidepressivum, das gleich zu Beginn einer Behandlung gegeben wird, sondern sollte nur bei einer therapieresistenten Depression zum Einsatz kommen.

Selektive Serotonin-Wiederaufnahmehemmer (SSRI, selective serotonin reuptake inhibitor)

Auch hier ist der Name Programm: Diese Medikamente hemmen den Serotonintransporter und führen somit zur Erhöhung von Serotonin im synaptischen Spalt. Vertreter dieser Klasse sind Citalopram, Escitalopram, Fluoxetin, Paroxetin und Sertralin.

Grundsätzlich sind die SSRI recht gut verträglich und kommen daher oft als erste Antidepressiva zum Einsatz. Nebenwirkungen können am Anfang Übelkeit, Erbrechen, Schwindel, Unruhe, Anspannung, sexuelle Funktions- sowie Schlafstörungen sein. Sie sind gut wirksam, und die Nebenwirkungen, wenn sie überhaupt auftreten, sollten nach einigen Tagen wieder verschwunden sein. Zu erwähnen ist noch, dass Fluoxetin, wenngleich es sehr wirksam ist, die längste Halbwertszeit der SSRI hat.

Serotonin- und Noradrenalin-Wiederaufnahmehemmer (SNRI, serotonin and noradrenaline reuptake inhibitor)

Zu den SNRI gehören Venlafaxin, Desvenlafaxin, Duloxetin und Milnacipran. Sie hemmen die Serotonin- und Noradrenalinwiederaufnahme. Das Nebenwirkungsprofil ist – entsprechend der Wirkmechanismen – ähnlich der SSRI, zusätzlich berichten Patienten noch von Schwitzen, Blutdruck- und Pulserhöhungen, stärkerer Unruhe und Nervosität. Bei Venlafaxin können ausgeprägtere Absetzphänomene auftreten, dafür ist es aber sehr gut wirksam, auch bei erfolglosem SSRI-Einsatz oder einer therapieresistenten Depression. Es wurde beobachtet, dass Duloxetin auch bei chronischen Schmerzen helfen kann. Milnacipran wird überwiegend über die Nieren ausgeschieden und kann somit auch bei beeinträchtigter Leberleistung verschrieben werden. Insgesamt sind die SNRI sehr gut wirksam und verträglich.

Noradrenalin- und Dopamin-Wiederaufnahmehemmer

Zu dieser Klasse gehört Bupropion, das zu einer Erhöhung von Dopamin und Noradrenalin im synaptischen Spalt führt. Hier kommt es nicht zu einer Erhöhung des Serotonins wie bei den bereits beschriebenen Antidepressiva, somit fehlen die klassischen serotonergen Nebenwirkungen wie Libidoverlust und Erektionsstörungen. Aufgrund der dopaminergen Wirkung ist auch eine Wirkung bei ADHS beschrieben. Zudem wird es zur Entwöhnungsbehandlung bei Nikotinabhängigkeit eingesetzt.

Nebenwirkungen sind Schlafstörungen, Unruhe, Anspannung, Kopfschmerzen, Blutdruckerhöhungen und Appetitlosigkeit, in seltenen Fällen kann es zu einer Senkung der Krampfschwelle kommen. Bei der bipolaren affektiven Störung wurde für Bupropion ein geringeres Switch-Risiko in eine Manie beobachtet. Insgesamt haben wir auch hier eine gute Verträglichkeit und eine gute Wirksamkeit.

Noradrenalin und spezifisch-serotonerges Antidepressivum

Zu dieser Klasse mit dem eher sperrigen Namen gehört Mirtazapin. Es blockiert den hemmenden alpha2-Adrenozeptor, was zur Erhöhung von Serotonin und Noradrenalin im synaptischen Spalt führt. Zeitgleich hemmt Mirtazapin die

Wirkung von Histamin. Eine Besonderheit ist, dass Mirtazapin zusätzlich bestimmte Serotoninrezeptoren blockiert, was dazu führt, dass typische serotonerge Nebenwirkungen wie sexuelle Funktionsstörungen nicht auftreten.

Die Nebenwirkungen umfassen Müdigkeit – was aber auch therapeutisch ausgenutzt wird, um den Schlaf zu verbessern – sowie Appetit- und Gewichtszunahme. Insgesamt sehr gutes Wirkungs- und Nebenwirkungsprofil.

Noradrenalin-Wiederaufnahmehemmer

Zu dieser Kategorie zählt Reboxetin. Typische Nebenwirkungen sind Schlaflosigkeit, Mundtrockenheit, Verstopfung, Schwindel und Schwitzen. Das Institut für Qualität und Wirtschaftlichkeit im Gesundheitswesen (IQWiG) hat im Auftrag des gemeinsamen Bundesausschusses (G-BA) die Wirksamkeit von Reboxetin überprüft und negativ bewertet, weshalb das Medikament nicht mehr von den gesetzlichen Krankenversicherungen erstattet werden kann.

Melatonerges Antidepressivum

Als Vertreter dieser Gruppe ist Agomelatin ein Antidepressivum mit einem neuartigen pharmakologischen Profil, denn es aktiviert die Melatoninrezeptoren 1 und 2 und hemmt einen Serotoninrezeptor, der eine dopaminerge und noradrenerge Signalweitergabe verstärkt. Durch die Wirkung auf die Melatoninrezeptoren verbessert Agomelatin den Schlaf.

Klassische Nebenwirkungen wie Übelkeit, Erbrechen, Appetit- und Gewichtszunahme oder sexuelle Funktionsstörungen treten nicht auf. Allerdings wurde bei einigen Patienten eine Erhöhung der Leberwerte beobachtet. Es soll Wirksamkeitsvorteile bei der Anhedonie sowie bei ängstlich-depressiven Patienten geben.

Serotonin-Rezeptorblocker und -Wiederaufnahmehemmer

Trazodon blockiert bestimmte Serotoninrezeptoren und in höheren Dosierungen auch die Serotoninwiederaufnahme.

Typische Nebenwirkungen können Schwindel, Kopfschmerzen und Müdigkeit sein. Es kommt aber nicht zu Appetit- oder Gewichtszunahme oder zu sexuellen Funktionsstörungen. Vielmehr kann es in seltenen Fällen bei Männern zu einem Priapismus kommen, also einer schmerzhaften, andauernden Erektion. Wenn es auch abenteuerlich klingt, ist dies ein urologischer Notfall und für die Betroffenen sehr belastend. Aufgrund seines Nebenwirkungsprofils mit fehlender Gewichtszunahme und fehlenden sexuellen Funktionsstörungen, aber auch einer sehr guten Schlafanstoßung ist es ein ideales Medikament, das bei Schlafstörungen innerhalb der Depression eingesetzt werden kann.

Der Aspekt der Suizidalität unter der Therapie mit Antidepressiva

Es gibt eine kontroverse Diskussion, ob Antidepressiva – insbesondere bei Kindern, Jugendlichen und jungen Erwachsenen – das Suizidrisiko erhöhen können. Gerade die SSRIs stehen hier im Verdacht [454, 455]. Ich selbst habe in meiner Zeit am Max-Planck-Institut zu diesem Thema geforscht und z. B. genetische Marker untersucht, die mit Suizidgedanken unter einer Therapie mit Antidepressiva assoziiert waren, was auch *treatment-emergent suicidal ideation* (TESI) genannt wird [456, 457].

Insgesamt wird aber immer wieder klar gezeigt, dass Antidepressiva die Suizidrate senken [458, 459] und einen protektiven Effekt auf Suizidalität haben [460]. Als die US-Gesundheitsbehörde Food and Drug Administration (FDA) eine Warnung über Antidepressiva hinsichtlich der Suizidalität herausgab, führte das zunächst zu einem Rückgang der Verschreibungen von Antidepressiva [461, 462] und in der folgenden Zeit in den USA und den Niederlanden zu einem Anstieg der Suizidalität [463].

Ein weiterer Punkt ist, dass Suizidgedanken nicht nur unter der Behandlung mit Antidepressiva auftreten können, sondern auch während der Psychotherapie [464]. Während der Behandlung mit Antidepressiva kommt es in den ersten Wochen erst mal zu einer Verbesserung des Antriebs, der Kraft und der Energie, ohne dass sich dabei die Stimmung oder möglicherweise bestehende Suizidgedanken verändert hätten. Daher ist dies ein kritisches zeitliches Fenster, in dem Suizidgedanken nun vielleicht ausgeführt werden, da vorher lediglich der Antrieb dazu gefehlt hat.

Es ist also wichtig, dieses Thema zu berücksichtigen, insbesondere am Anfang der Behandlung und insbesondere in der Altersgruppe der 18- bis 24-Jährigen [465]. Die Datenlage spricht ganz klar für ein engmaschiges Monitoring, aber eben nicht für das Vorenthalten einer wichtigen und wirksamen Behandlungsform [466].

Auf dem Weg zu den Psychedelika – das Nasenspray gegen Depression

Ketamin ist kein neues Medikament, es ist schon seit Jahrzenten in der Anästhesie und Notfallmedizin als Narkosemedikament im Einsatz. Seit einigen Jahren wird Ketamin aber auch als Infusionsbehandlung gegen Depression off-label und in Studien verwendet, es wirkt als Blocker eines bestimmten Glutamatrezeptors, des N-Methyl-D-Aspartat- oder NMDA-Rezeptors. Hierunter kommt es zu einem vorübergehenden Anstieg der Glutamat-Ausschüttung und zur Stimulation von weiteren Glutamatrezeptoren, den a-Amino-3-hydroxy-5-methyl-4-isoxazol-Propionsäure-, kurz AMPA-Rezeptoren, die dann eine Kaskade anstoßen, die Neuroplastizität stimuliert und die Verbindungen zwischen Nervenzellen erhöht [452, 467]. Wie bereits beschrieben, kommt es auch hier zu einer Normalisierung der unter Stress bzw. unter der Depression reduzierten neuronalen Verbindungen [452].

Unter der Behandlung mit Ketamin zeigt sich eine schnelle Verbesserung depressiver Symptome, die binnen Stunden bis wenigen Tagen einsetzt [467]. Seit 2021 ist nun Esketamin als Nasenspray in Deutschland erhältlich und für die Behandlung der therapieresistenten Depression sowie einer psychiatrischen Notfallsituation bei Depression zugelassen. Esketamin ist das S-Enantiomer von Ketamin. Um dies besser verstehen zu können: Ketamin ist ein chirales Molekül, es hat zwei spiegelbildliche Formen, die nicht deckungsgleich sind, sogenannte Enantiomere: das S-Enantiomer und das R-Enantiomer. Das S-Enantiomer aktiviert den NMDA-Rezeptor stärker und weist eine bessere antidepressive Wirksamkeit auf als das R-Enantiomer [467]. Esketamin kann bei der therapieresistenten Depression eingesetzt werden, wenn bereits zwei Behandlungsversuche mit unterschiedlichen Antidepressiva erfolglos waren.

Zusätzlich zu der Behandlung mit Esketamin ist aber noch eine begleitende Behandlung mit einem SSRI oder SNRI erforderlich. Esketamin wird als Nasenspray verabreicht – ein Sprühstoß in jedes Nasenloch zweimal pro Woche über mehrere Wochen, je nach klinischem Verlauf und Schema. Nebenwirkungen sind Dissoziationen, Müdigkeit, Schwindel, Kopfschmerzen sowie ein vorübergehender Blutdruckanstieg. Es wurde diskutiert, ob solche »psychedelischen« Nebenwirkungen wie Dissoziationen auch Teil der therapeutischen Wirkung von Esketamin ausmachen, da beobachtet werden konnte, dass das Ausmaß der Dissoziation mit der klinischen Verbesserung korrelierte [468].

Die Verordnung von Esketamin muss durch einen Facharzt für Psychiatrie getroffen werden, die Anwendung erfolgt durch den Patienten selbst unter der Aufsicht von medizinischem Fachpersonal. Nach der Anwendung des Nasensprays ist eine Überwachung und Nachbeobachtung durch das Fachpersonal notwendig, zum Beispiel muss eine Kontrolle des Blutdrucks erfolgen. Mit Esketamin haben wir erstmals seit Jahren einen neuen medikamentösen Behandlungsansatz erhalten, der durch einen schnellen Wirkeintritt gekennzeichnet ist. Daher wurde Esketamin bereits in die Leitlinie als Therapieoption bei therapieresistenter Depression aufgenommen [429].

Was wäre, wenn man (Es-)Ketamin und Psychotherapie kombinierte?

Es ist nicht neu, Psychotherapie mit Antidepressiva zu kombinieren, tatsächlich zeigen die Studien eine Überlegenheit der Kombinationsbehandlung gegenüber den einzelnen Therapieformen. Insofern klingt es erst mal nicht besonders aufregend, eine psychotherapeutische Behandlung auch mit Ketamin/Esketamin zu unterstützen. Wie bereits beschrieben, fördern Ketamin und Esketamin die Ausbildung neuer neuronaler Verbindungen und die Neuroplastizität in besonderem Maße und vor allem innerhalb sehr kurzer Zeit. Es wird nun diskutiert, ob durch die neuroplastische Wirkung das emotionale Lernen in der Psychotherapie unterstützt wird sowie emotionale Erfahrungen hervorgerufen und das Engagement und die Motivation für die Therapie gesteigert werden [469].

Manche Untersuchungen zeigen, dass psychedelische Erfahrungen bei der Ketaminbehandlung den Therapieerfolg verbessern, es sollen neue Perspektiven ermöglicht, ein kritisches Reframing stimuliert sowie eine persönliche Einsicht und Erkenntnis vermittelt werden [470-473]. Dies bildet eine Parallele zu den Studien mit Psychedelika wie Psilocybin [473], auf die ich später noch ausführlich eingehen werde. Ähnlich wie bei Psychedelika, vermutlich aber nicht in dem gleichen Umfang, soll durch eine Verstärkung der Psychotherapie mit Ketamin der Zugang zu traumatischen Gedächtnisinhalten und deren Löschung erleichtert werden [474]. Hier fehlen aber noch Studien, die eine abschließende Bewertung dieser Effekte zulassen.

Patientin Felicitas B., 42 Jahre

Frau B. war eine der ersten Patientinnen in unserer Klinik, die wir mit Esketamin (Spravato) behandelten. Im Vorfeld hatte sie viel durchgemacht. Sie hatte einen sehr fordernden Job, leitete eine Abteilung in einem großen deutschen Konzern. Vor ihren

Vorgesetzten und Mitarbeitern wollte sie keine Schwäche zeigen. Sie schlief nur noch wenige Stunden, wachte immer um drei Uhr nachts auf und konnte nicht mehr einschlafen. Sie konnte sich nicht mehr konzentrieren, alle Energie steckte sie in ihre Arbeit, damit niemand bemerkte, dass sie nicht mehr leistungsfähig war.

Daher vernachlässigte sie auch alle Aktivitäten, die ihr Spaß machten oder ihr wichtig waren. Sie traf ihre Freundinnen nicht mehr und besuchte ihr Fitnessstudio nicht mehr, in das sie vorher zweimal pro Woche gegangen war. Sie wurde dünnhäutig, leicht reizbar. Bereits kleinste Dinge konnten sie an die Decke gehen lassen. Es dauerte nicht mehr lange, da hatte ihr Freund genug und verließ sie, zog aus der gemeinsamen Wohnung aus.

Felicitas nahm dies zum Anlass, sich Hilfe zu suchen, so konnte es nicht weitergehen. Ihr Hausarzt vermittelte ihr eine Psychiaterin, außerdem hatte sie Glück – sie lebt in einer deutschen Großstadt – und fand einen Psychotherapeuten, der ihr einen Therapieplatz anbieten konnte. Die Psychiaterin startete eine Behandlung mit Escitalopram, einem selektiven Serotonin-Wiederaufnahmehemmer. Der Psychotherapeut begann eine kognitive Verhaltenstherapie. Felicitas war sehr motiviert und freute sich, dass etwas vorankam. Allerdings ging es ihr trotz aller Bemühungen weiter schlechter. Mittlerweile fragten schon ihre Kollegen, ob es ihr denn gut gehe, sie wirke irgendwie abwesend.

Dann passierte es: Während einer wichtigen Besprechung mit ihrem Vorstand hatte Felicitas einen Blackout. Sie konnte sich nicht mehr erinnern, was sie vorstellen wollte. Nun konnte sie die Tränen nicht mehr zurückhalten und rannte aus dem Besprechungsraum.

Entgegen ihrer Befürchtungen hatten ihre Vorgesetzten Verständnis für ihre Lage. Nach längeren Gesprächen mit ihrer Psychiaterin und ihrem Psychotherapeuten entschied sich Felicitas zu einer stationären Behandlung in unserer Klinik. Wir stellten die Medikation von Escitalopram auf Venlafaxin um, ein Sero-

tonin- und Noradrenalin-Wiederaufnahmehemmer. Sie erhielt weiter Psychotherapie und alle anderen wichtigen Therapiemodule wie Kunsttherapie, Sport- und Bewegungsgruppen, therapeutisches Klettern sowie Achtsamkeits- und Entspannungsgruppentherapie.

Leider verbesserte sich ihre psychische Verfassung immer noch nicht. Da sie nun zwei unterschiedliche Antidepressiva in ausreichender Dosis und Dauer erhalten hatte, konnten wir offiziell eine therapieresistente Depression diagnostizieren, was den Weg für Esketamin frei machte, denn derzeit ist es für die anfängliche Behandlung der Depression nicht zugelassen. Als Nasenspray soll es nur in einem therapeutischen Setting verabreicht werden, in der ersten Stunde kann es zu einer Blutdruckerhöhung kommen, weshalb der Blutdruck gemessen werden muss, und es können dissoziative Symptome auftreten.

Doch unsere Patientin berichtete von einem beruhigenden Gefühl, sie wurde etwas müde, und das vorher bestehende Gedankenkarussell machte endlich mal Pause. Am Abend nach der Behandlung fühlte sie sich das erste Mal besser, seit Langem hatte sie das Gefühl, wieder etwas Leben in sich zu spüren. Leider ging es ihr am nächsten Tag wieder genauso schlecht wie zuvor. Wir ließen uns aber nicht entmutigen und führten wie empfohlen die Behandlung mit Esketamin fort.

Nach weiteren zwei Wochen kam es schließlich zu einer deutlichen Aufhellung von Felicitas' Stimmung, sie hatte wieder Energie und Kraft, und bei ihr stellte sich die Hoffnung ein, auch ihren fordernden Job wieder zu schaffen. Die Behandlung mit Esketamin schien auch die Psychotherapie zu fördern. Am Ende der Behandlung war Felicitas erleichtert und sehr zufrieden, sie fühlte sich so wie früher. Sie hatte sich nun einiges vorgenommen, was sie in ihrem Leben ändern wollte, und beabsichtigte auch, einiges umzusetzen, was sie sich in der Psychotherapie in unserer Klinik erarbeitet hatte.

EXKURS

Therapie der bipolaren Depression

Im ersten Kapitel habe ich Ihnen die Unterschiede zwischen der unipolaren und der bipolaren Depression vorgestellt. Grundsätzlich könnte man in unserem Fachgebiet fast sagen, dass Diagnosen Schall und Rauch sind und es wichtiger ist, das Syndrom – also mehrere Symptome, die zusammenhängen – als die Diagnose zu behandeln. Dies gilt aber nicht für die bipolare Störung. Sie ist gekennzeichnet durch einen episodischen Krankheitsverlauf mit depressiven und manischen Phasen. Ohne manische Phasen gibt es also keine bipolare Störung.

Wieso ist es nun wichtig, eine unipolare und eine bipolare Depression zu unterscheiden? Verabreicht man einem Patienten mit einer bipolaren Störung innerhalb einer depressiven Episode ein Antidepressivum, kann es passieren, dass sich die Krankheitsphase in eine Manie umwandelt, klinisch spricht man von einem »Switch« [41].

Diesen Switch möchte man unbedingt vermeiden. Zum einen passieren in der Manie häufig Vorfälle, die den Patienten und/oder seine Angehörigen massiv belasten, wie der Verlust des Partners, Jobs und Geldes. Zum anderen ist nach der Manie die Depression meist schwerer ausgeprägt, und der Phasenwechsel bringt ein erhöhtes Risiko für Suizid mit sich.

Was gilt es also zu beachten? Essenziell ist bei der Behandlung der bipolaren Erkrankung eine Medikation mit einem Stimmungsstabilisierer, auch *mood stabilizer* genannt. Der Klassiker und Goldstandard ist immer noch Lithium [41, 475]. Es senkt das Risiko, eine neue depressive oder manische Episode zu entwickeln, zusätzlich hilft es, das Suizidrisiko um ein Fünffaches zu senken [476]. Außerdem hat Lithium auch neuroplastische Effekte, es kann die kognitive Leistung steigern und das Demenzrisiko senken [477].

Das klingt alles sehr gut, allerdings kann Lithium auch Nebenwirkungen und Risiken haben. Es verfügt über eine sehr enge therapeutische Breite, man muss es daher vorsichtig dosieren und sollte in gewissen Abständen immer wieder messen, dass die Konzentration im Blut nicht zu hoch und nicht zu niedrig ist. Wenn die Konzentration zu niedrig ist, wirkt das Mittel nicht, und es könnte sich wieder eine Depression oder Manie entwickeln. Ist die Konzentration zu hoch, treten möglicherweise Nebenwirkungen auf oder verschlimmern sich bis hin zu einer Intoxikation. Häufige Nebenwirkungen, die auch bei normalen Spiegeln auftreten können, sind unter anderem Zittern, Gewichtszunahme oder verstärktes Wasserlassen. Die Nierenfunktion sollte nach langjähriger Einnahme daher überwacht werden.

Neben Lithium gibt es auch noch weitere Stimmungsstabilisierer. Die atypischen Antipsychotika Quetiapin und Aripiprazol zeigen auch eine gute Wirksamkeit, um depressive oder manische Episoden zu verhindern. Eine weitere Möglichkeit bietet das Antiepileptikum Lamotrigin. Neben persönlichen Präferenzen und dem Nebenwirkungsspektrum sollte die Schwere der manischen Episoden für die Wahl des Stimmungsstabilisierers ausschlaggebend sein. Stehen schwere manische Episoden im Vordergrund, sollte Lithium oder ein Antipsychotikum eingesetzt werden, stehen eher die depressiven Episoden im Vordergrund, kann auch Lamotrigin ausreichend sein [41, 475].

Wie behandele ich nun eine bipolare Depression? Es sollte unbedingt ein stimmungsstabilisierendes Medikament eingesetzt werden. Dies könnte bereits auch ausreichend sein, eine Depression zu behandeln, ist es aber oft nicht. Es gibt nun Studien, die empfehlen, ein SSRI oder Bupropion einzusetzen, da darunter das Switch-Risiko am geringsten ist [478]. Andere Studien wiederum zeigen kein erhöhtes Switch-Risiko, ganz gleich, welches Antidepressivum eingesetzt wird, solange der Patient einen Stimmungsstabilisierer einnimmt [479].

Persönlich richte ich mich daher an der Schwere der manischen Episode aus. Gibt es Hinweise auf eine wirklich schwere manische Episode, z. B. wenn sich der Patient in einer Manie eine Prügelei mit der Polizei geliefert hat, versuche ich, neben einer guten Stimmungsstabilisierung mit einem SSRI oder Bupropion auszukommen. Wenn eher die depressiven Episoden im Vordergrund stehen, stelle ich die psychopharmakologische Behandlung aus dem gesamten Spektrum der Antidepressiva zusammen, natürlich neben der stimmungsstabilisierenden Medikation.

3. Psychedelika – den Geist offenbaren

Seit Beginn des Einsatzes von Antidepressiva in den Fünfzigern haben sich in den letzten 70 Jahren psychiatrischer Forschung und Weiterentwicklung die Nebenwirkungen deutlich reduziert. Es wurden aber nicht die Wirkmechanismen grundsätzlich verändert, auch verkürzte sich die notwendige Behandlungsdauer nicht, ebenso wenig vergrößerte sich der Anteil an Patienten, die auf ein Medikament ansprachen. Mit den Psychedelika scheint es nun einen Paradigmenwechsel zu geben, fast als ob es der Beginn einer neuen Ära wäre.

Was sind Psychedelika? Der Begriff wurde von dem britischen Psychiater Humphrey Osmond und seinem Landsmann, dem Schriftsteller Aldous Huxley, 1957 geprägt [480]. Das Wort ist eine Kombination aus den griechischen *psychë* für »Seele« und *dëlos* für »sichtbar machen«, es bedeutet also »unseren Geist offenbaren«. Damit soll ihr Name herausstellen, dass Psychedelika unsere Wahrnehmung, Gedanken und Gefühle verändern können. Es sind Halluzinogene, die über einen bestimmten Serotoninrezeptor, den 5-HT_{2A}-Rezeptor, wirken. Sie sehen also, dieser Paradigmenwechsel ist gar nicht so neu.

Tatsächlich hat der Schweizer Chemiker Albert Hofmann das Lysergsäurediethylamind (LSD) 1938 als erstes synthetisches Halluzinogen synthetisiert [481]. Als damals junger Chemiker untersuchte er für Sandoz Inhaltsstoffe von Heilpflanzen, u. a. die aus Mutterkorn, einem Pilz, der Getreide befällt.

In einem Experiment machte das von ihm synthetisierte LSD die Tiere nur unruhig, weshalb er sich anderen Substanzen zuwendete. Im Jahr 1943, mitten im Zweiten Weltkrieg, widmete er sich dann noch einmal dem LSD. Obwohl er normalerweise sehr vorsichtig bei seinen Experimenten war, kam er dieses Mal zufällig in Kontakt mit LSD. In den Stunden darauf erlebte er einen nicht abreißenden Strom von fantastischen Bildern, außergewöhnlichen Formen und einem intensiven kaleidoskopartigen Farbenspiel [481]. Es war der erste LSD-Trip der Welt [482].

Hofmann erwartete damals nicht, dass sein Sorgenkind LSD, wie er es in seiner Autobiografie nannte, als Droge missbraucht werden könnte, sondern sah eher das Potenzial für die psychiatrische Forschung, weil es ähnliche Symptome wie die einer Schizophrenie auslösen konnte [481]. Daher bewertete er den LSD-Konsum der Jugend in den darauffolgenden Jahren auch eher als verständliche Reaktion auf die Leere einer materialistischen Gesellschaft, die ihre Verbindung zur Natur verloren hatte [481, 482].

Nun wurden in den fünfziger und sechziger Jahren viele Studien durchgeführt und Tausende Patienten im Rahmen einer Psychotherapie mit LSD (und auch dem in Pilzen enthaltenen Psilocybin) behandelt [483]. Timothy Leary, ein Psychologe der Harvard-Universität, war einer der Wissenschaftler, die Psilocybin und LSD in Zusammenhang mit Psychotherapie untersuchten. Allerdings entwickelte er sich zu einem Hippie-Guru, der in San Francisco vor Tausenden seiner Anhänger eine Gegenkultur gegen das damalige Establishment predigte: »Turn on, tune in, drop out«, sinngemäß »Mach an, stell ein, steig aus«. Die Psychedelika, insbesondere LSD, sollten den Menschen helfen, die Spießigkeit der Bürgerlichkeit zu überwinden und ihr wahres Selbst zu entdecken. Da ein zentrales Element Proteste gegen den Vietnamkrieg waren, wurde dies von Regierungskreisen nicht gebilligt, und es wurde 1970 mit dem »Controlled Substances Act« ein Gesetz erlassen, das den Besitz von Psilocybin und LSD verbot. Drei

Jahre danach wurde auch noch eine entsprechende UN-Konvention verabschiedet und brachte die Behandlung und die Forschung mit Psychedelika zum Erliegen [483, 484].

Ein Wendepunkt könnte das Jahr 2006 gewesen sein. Nicht nur wurde auf einem großen Symposium in Basel der 100. Geburtstag von Albert Hofmann gefeiert, sondern es wurde auch eine international sehr beachtete Studie der Johns-Hopkins-Universtät in Baltimore veröffentlicht. Seit vielen Jahren war es die erste doppelt-verblindete Studie, die an psychisch gesunden Freiwilligen die Wirkung von Psilocybin untersuchte. Als »aktives Placebo« wurde Methylphenidat ausgewählt, damit die Teilnehmer auch mit dem Placebo eine psychotrope Wirkung erlebten und so nicht die Substanzen unterscheiden konnten. Die Teilnehmer berichteten nach der Einnahme von Psilocybin über Veränderungen ihrer Wahrnehmung und eine Art mystischer Erfahrung. Sie stuften ihr Erlebnis mit Psilocybin als eines der bedeutendsten Erfahrungen ihres Lebens ein – so bedeutend, dass sie es mit der Geburt des ersten Kindes oder dem Tod eines Elternteils verglichen [485]. Selbst als sie vierzehn Monate nach der Studie erneut befragt wurden, stuften fast zwei Drittel ihr Erleben nach Psilocybin als eine ihrer fünf wichtigsten Lebenserfahrungen und ihrer fünf wichtigsten spirituellen Erfahrungen ein. 64% von ihnen gaben an, dass es ihre Lebenszufriedenheit substanziell erhöht hatte [486].

Grundsätzlich reicht der Gebrauch von psychedelisch wirkenden Pflanzen aber noch viel weiter, nämlich mehrere Jahrtausende zurück. In den indischen Veden wurde immer wieder »Soma« erwähnt, ein Trank mit berauschender Wirkung. Ein anderes Beispiel ist ein vor etwa 2000 Jahren im antiken Griechenland jährlich auf der Straße von Athen nach Eleusis stattfindendes Fest, auf dem wohl ein berauschender Trank konsumiert wurde, der eine besondere Einsichtsfähigkeit vermitteln sollte. Die Psilocybin-Pilze wurden von Azteken im Rahmen von Heilungs- und religiösen Ritualen verwendet. Meskalin, eine Substanz aus dem Peyote-Kaktus, wurde von

Ureinwohnern im amerikanischen Süden und im nördlichen Mexiko schon vor mehr als 5000 Jahren bei nächtlichen Tanzritualen konsumiert. Und Ayahuasca wurde von Ureinwohnern des Amazonas eingesetzt, um ihre Seele zu reinigen. Es ist ein psychedelischer Tee, der aus einer Mischung der Amazonaspflanzen Banisteriopsis caapi und Psychotria viridis entsteht.

Psychedelika sind also Substanzen, die für eine bestimmte Zeit die Wahrnehmung und das Bewusstsein verändern. Psilocybin ist die Substanz, für die mittlerweile die erfolgversprechendsten Studien zur Behandlung der Depression vorliegen, und für 3,4-Methylendioxy-N-methylamphetamin (MDMA) widmeten sich sehr spannende Studien der Behandlung der posttraumatischen Belastungsstörung, weshalb Psilocybin und MDMA von der amerikanischen Food and Drug Administration den *Breakthrough-Therapy*-Status erhalten haben, was bedeutet, dass das Zulassungsverfahren für diese beiden somit als bahnbrechende Therapiemittel eingestuften Substanzen beschleunigt wird. Psilocybin, LSD und Ayahuasca (Dimethyltryptamin, DMT) haben ähnliche Wirkweisen, für die Depressionsbehandlung ist nun aber erst mal nur Psilocybin relevant.

Im Jahr 1955 probierte der Amateuermykologe und New Yorker Bankier Robert Gordon Wasson während eines Mazateken-Rituals in Mexiko kleine braune Pilze aus. Deren berauschende und bewusstseinsverändernde Wirkung beschrieb er dann 1957 in einer Fotogeschichte im Magazin *LIFE*. Hier wurde erstmals der Begriff *Magic Mushrooms*, magische Pilze oder Zauberpilze, für den Pilz Psilocybe mexicana – auch Mexikanischer Kahlkopf – geprägt [487]. Albert Hofmann und der französische Mykologe Roger Heim isolierten dann 1958 das Psilocybin aus den Zauberpilzen [481, 488]. Es kann die Wahrnehmung verändern, die Sensitivität für die Umwelt erhöhen, eine Euphorie auslösen, aber für die Dauer von etwa drei bis sechs Stunden auch psychotische Zustände wie Halluzinationen und paranoides Wahnerleben produzieren. An weiteren körperlichen Effekten können auch Übelkeit und Kopfschmerzen auftreten [489]. Ein wichtiger Effekt der Psychedelika ist aber eine vorübergehende Verbesserung unserer neuronalen Plastizität, also einer Umstrukturierung der neuronalen Struktur oder Funktion, um besser an die dynamische Umwelt angepasst zu sein [490].

Mehr oder weniger gleichzeitig wurden an der Universität von Los Angeles, der Johns-Hopkins-Universität und der New-York-Universität Studien mit lebensbedrohlich an Krebs Erkrankten durchgeführt. Psilocybin führte zu einer ausgeprägten Verbesserung der Depression und der Angst, aber auch einer Verbesserung der Lebensqualität und des Lebenswillens [491–493]. Darüber hinaus berichteten die Patienten aber auch, dass sich ihr Blick auf die Krebserkrankung und die Aussicht zu sterben verändert hatte. Manche berichteten sogar, dass sie die Angst vor dem Tod verloren, eine neue Perspektive mit einer tiefgreifenden Akzeptanz erlangt hatten. In einer anderen Studie wurde Psilocybin Patienten mit einer behandlungsresistenten Depression verabreicht. Hier zeigte sich eine sehr schnelle, bereits nach einer Woche eintretende Besserung der Symptome, die sogar nach sechs Monaten noch anhielt.

Wenn man sich die Studien anschaut, stellt sich ja grundsätzlich auch die Frage: Was passiert danach, wie lange halten die Effekte an, wenn die Studien längst vorbei sind? Eine weitere Studie der Johns-Hopkins-Universität untersuchte bei 27 depressiven Patienten den Zeitraum von einem Jahr nach einer einmaligen Gabe von Psylocibin, und es zeigte sich, dass selbst nach diesem einen Jahr drei Viertel der Patienten immer noch auf die Behandlung ansprachen [494].

Übrigens gab es auch andere Untersuchungen zu Psilocybin. In einer kleinen Studie mit 15 Tabakabhängigen waren zwölf von ihnen selbst sechs Monate nach einer Psilocybin-Einnahme noch abstinent [495]. In einer Pilotstudie konnte Psilocybin bei alkoholabhängigen Teilnehmern die Tage ohne Alkohol deutlich steigern [496]. Eine daraufhin durchgeführte randomisierte, doppelt-verblindete Studie mit 95 Alkoholabhängigen erbrachte ein ähnliches Ergebnis: In der 32 Tage dauernden Beobachtungszeit hatten die Teilnehmer ohne Psilocybin 23,6% Tage mit hohem Alkoholkonsum, doch mit Psilocybin nur 9,7% Tage [497]. Neben den Studien zu Abhängigkeitserkrankungen wurden schon erste positive Befunde bei Patienten mit Zwangsstörungen beobachtet. In einer kleinen Studie mit neun Patienten konnte die Psilocybin-Einnahme bei allen Teilnehmern die Zwangssymptome verbessern [498, 499].

Wieso scheinen Psychedelika, insbesondere Psilocybin, bei so unterschiedlichen Erkrankungen wie Depression, Sucht und Zwängen zu helfen? Wie wirkt Psilocybin überhaupt? Teilnehmer der Studien sprechen von einem einzigartigen mystischen und spirituellen Erlebnis. Dies kann die Auflösung des eigenen Ichs beinhalten und das Gefühl, mit der Natur oder dem Universum zu verschmelzen, aber auch, Zugang zu einer alternativen Realität zu bekommen [482]. Patienten beschrieben ihren depressiven Zustand in den Studien, als ob sie von ihrem früheren Ich, ihren Gefühlen und Überzeugungen getrennt wären. Manche sprachen davon, in einem geistigen Gefängnis festzustecken. Psilocybin schaffte es nun, die Verbindung zu diesem früheren Ich, den Gefühlen und den Werten wiederherzustellen, und ermöglichte es den Patienten, aus dem geistigen Gefängnis und den Grübelschleifen auszubrechen. Es verschafft also eine Möglichkeit, die Welt wieder mit anderen Augen, mit Kinderaugen zu sehen, ohne voreingenommen zu sein und sich eben nicht nur von Erfahrungen und Konventionen leiten zu lassen. Erstmals ermöglicht es eine neue Perspektive, das destruktive Gedankenkreisen hinter sich zu lassen und in neuen Bahnen und Verbindungen zu denken.

Eine niederländische Wissenschaftlerin des Imperial College in London, Mendel Kaelen, verglich die Zusammenhänge mit einem schneebedeckten Berg [482]. Hinunterfahrende Schlitten hinterlassen eine Spur im Schnee, je mehr Schlitten nun hinunterfahren, desto tiefer werden die Spuren und desto mehr werden die nachfolgenden Schlitten in die Spuren gezogen. Irgendwann fahren alle Schlitten immer nur in den gleichen Bahnen den Berg hinab. Die Psychedelika glätten quasi vorübergehend den Schnee, sodass es wieder möglich ist, völlig neue Bahnen und damit neue Hänge an dem Berg auszuprobieren. Es kommt also zu einer vorübergehenden Destabilisierung von festgefahrenen oder festgelegten Einstellungen und Überzeugungen, Grübelschleifen und verkrustete Verhaltensmuster werden aufgebrochen [500, 501]. Durch eine die Psychedelika begleitende Psychotherapie können jetzt neue Denk- und Verhaltensstrukturen ermöglicht werden.

Der britische Psychopharmakologe Robin Carhart-Harris beschrieb diese Effekte als Erhöhung der Gehirn-Entropie – die spontane Gehirnaktivität nimmt zu, und neuronale Bahnen erweitern ihr bisheriges Netzwerk [502]. Weiter beschrieb Carhart-Harris es als Spektrum der kognitiven Zustände, also Erkennen, Denken und Wahrnehmen, zwischen einem sehr rigiden Zustand mit zu viel Ordnung – wie bei Depression, Zwangsstörung oder Sucht – und einem sehr flexiblen, losgelösten Zustand mit zu wenig Ordnung – wie in einem Traum oder bei einer Schizophrenie. Dies würde auch erklären, weshalb Psychedelika bei Psychosen nicht helfen, eher den Zustand verschlimmern. Ein optimaler Zustand wäre also ein flexibles Gehirn mit nicht zu viel, aber auch nicht zu wenig Ordnung [502]. Psychedelika verschieben nun den Zustand vorübergehend in Richtung höherer Entropie mit mehr Flexibilität und weniger Ordnung, damit die Standardmuster aufgebrochen werden können und in einer Zeitspanne von maximaler Neuroplastizität neue Gedanken und Verhaltensmuster erlernt werden können [500–503].

Sie werden sich vielleicht fragen, wieso können die anderen Antidepressiva, wie z. B. die SSRIs, nicht die gleichen Effekte erzielen? Im Grunde dreht sich doch auch hier bei den Psychedelika alles nur um Serotonin. Nun, Psilocybin aktiviert einen Serotoninrezeptor, den 5-HT_{2A}-Rezeptor [484]. Grundsätzlich könnte man sagen, die SSRIs stimulieren eher andere

Serotoninbahnen, die etwa den Serotoninrezeptor 5-HT_{1A} involvieren [504]. Insofern wirken Psychedelika zwar ähnlich, aber doch anders als unsere klassischen SSRI-Antidepressiva. Während die SSRIs Stressbelastung, Impulsivität und Angst reduzieren und Resilienz und Bewältigungsmöglichkeiten erhöhen sollen, können sie auch die Tendenz haben, emotionales Erleben einzuschränken. Psychedelika führen zu einer Reduktion von rigidem Denken und einer eher erhöhten Sensitivität gegenüber der Umwelt [504]. Diese erhöhte Sensibilität verdeutlicht die Notwendigkeit, die Psychedelika-Therapie in ein geeignetes Setting mit Psychotherapie einzubetten [504].

All diese Befunde scheinen doch sehr vielversprechend zu sein. Sollten wir nun sagen: Psychedelika für alle? Jeder könnte auf diese Weise lästige Verhaltensweisen ablegen, Depressionen, Zwänge und Süchte würden verschwinden. Wir sähen unser Leben endlich wieder klar und könnten mit der Natur wieder eins werden. So einfach ist es natürlich nicht. Auch bei Psychedelika gibt es die Risiken und Nebenwirkungen, über die Sie Ihr Arzt oder Apotheker aufklären sollte. Zugegeben, es ist nicht so schlimm, wie manche immer warnen, es ist so gut wie unmöglich, an einer Überdosis Psilocybin zu sterben, auch hat es kein Abhängigkeitspotenzial [505]. Allerdings können unter Psilocybin sehr unangenehme Erfahrungen wie z. B. Horrortrips auftreten. Daher sollte vorher eine Abklärung erfolgen, ob es eine Veranlagung oder eine familiäre Vorbelastung zu einer Psychose bzw. einer Schizophrenie gibt. Einlieferungen aufgrund eines Psychedelika-Konsums sind tatsächlich recht selten und dann meist aufgrund von Panikattacken [506]. Allerdings neigen Menschen unter dem Einfluss von Psychedelika zu unvernünftigem Verhalten, fallen irgendwo runter oder überqueren verkehrsreiche Straßen. Aus diesem Grund und der Möglichkeit, psychotisches Erleben und einen Horrortrip zu entwickeln, sollten Psychedelika nicht allein oder auf Partys eingenommen werden, sondern ausschließlich in einem medizinischen Setting mit psychotherapeutischer Begleitung [484, 504, 507]. Derzeit wird zwar diskutiert, ob eine Kombination aus Psilocybin und Psychotherapie wirklich notwendig ist, um den Behandlungserfolg zu erhalten. Es gibt Überlegungen, dass eine reine psychotherapeutische Unterstützung während der Psilocybinbehandlung ausreichend ist, um die Sicherheit zu gewährleisten, Psilocybin mit einer nach den Regeln der ärztlichen Kunst durchgeführten Psychotherapie zu kombinieren [508]. Andererseits sprechen viele Befunde dafür, dass gerade die Kombination des Psilocybins mit den neuroplastischen Effekten und dem Aufbrechen eingefahrener Denkstrukturen mit einer Psychotherapie das gesamtheitlichere Verfahren darstellt, um eine Depression zu behandeln [509].

Neuere Studien konnten die Wirkung des Psilocybins bei Depression bestätigen, so eine doppelt-verblindete, randomisierte Studie aus Zürich, in der die Psilocybinwirkung bei 52 depressiven Patienten untersucht wurde und eine substanzielle Verbesserung der depressiven Beschwerden zur Folge hatte [510]. Allerdings erbrachte die bislang größte Studie ein etwas ernüchternderes Ergebnis. In einer doppelt-verblindeten, randomisierten kontrollierten Phase-II-Studie erhielten 233 freiwillige Teilnehmer mit einer behandlungsresistenten Depression eine von drei verschiedenen Dosierungen von Psilocybin, wobei die geringste Dosierung als Kontrollsubstanz verwendet wurde. Während es zu einer signifikanten Verbesserung der depressiven Beschwerden nach der Einzeleinnahme der höchsten Psilocybindosis mit 25 Milligramm im Vergleich zu den zwei anderen, niedrigeren Dosierungen kam, erreichten in dieser Studie nur etwa ein Drittel der Patienten eine komplette Remission der Beschwerden [511].

Immerhin konnte eine erneute Analyse der Daten deutliche Verbesserungen in den wichtigen Bereichen depressive Symptome, Angstsymptome und Funktionsfähigkeit zeigen [512]. Eine aktuelle Metaanalyse über die verfügbaren Studien mit mittlerweile 436 Patienten erbrachte eine grundsätzliche Wirksamkeit von Psilocybin bei Depression, zeigte allerdings einen Vorteil bei Patienten, die bereits Psilocybin erhalten hatten [513]. Somit gibt es einen weiteren Forschungsbedarf, um die Behandlungsalgorithmen zu optimieren oder Auswahlmechanismen zu finden, für welche Patienten dies die richtige Therapieform ist.

Derzeit läuft die EPIsoDE-Studie unter der Leitung von Gerhard Gründer, Professor am Zentralinstitut für Seelische Gesundheit in Mannheim, zusammen mit der Berliner Charité und der MIND European Foundation for Psychedelic Science als Projektpartner. Diese Studie soll mit über 140 Teilnehmern die Wirkung von Psilocybin eingebettet in therapeutische Begleitung bei behandlungsresistenter Depression untersuchen. Somit ist sie die zweitgrößte Psilocybinstudie, die es je gab.

Wie Sie nun gesehen haben, können Psychedelika wie Psilocybin einzigartige Veränderungen in den neuronalen Vorgängen auslösen und damit die Depression behandeln. Manche werden sich vielleicht fragen, ob es auch andere, nicht pharmakologische Möglichkeiten gibt, das Bewusstsein zu erweitern. Wenn man das Psychedelikum genommen hat, ist es ja erst mal im Körper und entwickelt seine Effekte, ein Abbruch bei Nichtgefallen ist schwierig. Insofern wären andere Möglichkeiten interessant, die bei Schwierigkeiten sofort – zumindest in der Regel – abgebrochen werden könnten.

Die Effekte von Psychedelika wurden auch mit bildgebenden Verfahren wie der funktionellen Magnetresonanztomografie (fMRT) im Gehirn untersucht. Dabei konnte eine Hemmung des Default-mode-Netzwerkes beobachtet werden, das mit Selbstreferentialität, abschweifender Gedanken, Grübeln und autobiografischem Gedächtnis assoziiert wurde [514, 515]. Veränderungen des Netzwerkes wurden mit einigen psychischen Erkrankungen in Zusammenhang gebracht, wie der Depression, ADHS, Angsterkrankungen, der posttraumatischen Belastungsstörung, oder auch einem allgemeinen Alterungsprozess [516]. Eine Hemmung des Default-mode-Netzwerkes konnte tatsächlich auch nach anderen Interventionen beobachtet werden. Meditieren hilft, sich von Grübelschleifen abzuwenden, und reduziert das Default-mode-Netzwerk, ähnlich wie es Psychedelika schaffen [517].

Atemtechniken bieten eine weitere Möglichkeit, das Bewusstsein vorübergehend zu verändern. Über eine gesteuerte oder verstärkte Atmung kann sich eine Leichtigkeit einstellen, visuelle Störungen, spontane Bewegungen, Missempfindungen, aber auch Weinen, Schreien oder Lachen [518]. Einer der Mechanismen ist u.a. eine kurzzeitig reduzierte Sauerstoffsättigung, die hemmende neuronale Schaltkreise einschränken [518]. Andere Techniken, die das Bewusstsein verändern können, sind Reizdeprivation – also der Entzug von Sinneseindrücken – z.B. als Selbstisolation in einer Klosterzelle, Schlafdeprivation, Trance-Musik, rituelle Tänze und sich Hitze oder Kälte aussetzen [519].

4. Weitere biologische Verfahren: Elektrokrampftherapie und Co.

Neben der psychopharmakologischen Behandlung mit Antidepressiva gibt es auch noch weitere biologische Verfahren, die bei der Depression eingesetzt werden können. Der Einsatz richtet sich auch hier – gemäß der Leitlinie – nach der Schwere der Symptomatik, teilweise nach bestimmten Symptomen und natürlich nach den Präferenzen des Patienten. Im Folgenden werde ich Schlafentzug, Lichttherapie und die Gehirn-Stimulationsverfahren vorstellen.

Schlafentzug

Schlafentzug klingt erst mal nicht angenehm. Sie werden denken: Ich kann während der Depression ja eh schon nicht schlafen, also mache ich doch längst Schlafentzug. Aber so einfach ist es nicht. Während der Depression ist der Schlaf tatsächlich nachhaltig gestört. Durch den Schlafentzug wird er künstlich noch weiter verkürzt, sodass ein großer Schlafdruck entsteht, der den Schlaf in der nächsten Nacht besser macht.

Wir alle kennen das Phänomen: Haben wir mal eine Nacht wenig oder gar nicht geschlafen, aus welchen Gründen auch immer, schlafen wir in der nächsten Nacht viel tiefer und länger. Beim Schlafentzug gibt es zwei Varianten, den kompletten und den partiellen. Beim kompletten Schlafentzug muss man die ganze Nacht wach bleiben und sich irgendwie beschäftigen. In der Klinik wird einem dabei manchmal mit Spielen, Puzzles und ähnlichen Aktivitäten geholfen. Am nächsten Tag ist es – wie man sich vorstellen kann – sehr mühsam, aber auch sehr wichtig, den Tag durchzustehen, ohne einen Mittagsschlaf zu halten. Dies wird meist zwei- bis dreimal in der Woche durchgeführt.

Der partielle Schlafentzug verkürzt nur die Schlafzeit. Dabei wird die normale Bettgehzeit beibehalten, aber der Wecker z. B. um ein oder zwei Uhr in der Nacht gestellt, damit man den restlichen Teil der Nacht wach verbringt. Diese teilweise Form des Schlafentzugs ist deutlich verträglicher als der komplette. Generell wird Schlafentzug gerne bei einer Depression mit Morgentief eingesetzt, um die weiteren Behandlungskomponenten wie Antidepressiva oder Psychotherapie zu unterstützen. Doch ist dies nicht für jeden gleichermaßen geeignet und auch körperlich eine Belastung.

Lichttherapie

Die Lichttherapie hatte ich im Kapitel über die verschiedenen Subtypen der Depression bereits kurz erwähnt. Im Jahr 1982 wurde die erste Fallstudie zur Lichttherapie veröffentlicht [520]. Sie kommt vor allem bei der saisonalen affektiven Erkrankung, umgangssprachlich der Winterdepression, zum Einsatz, wirkt aber auch bei anderen depressiven Episoden [521-523]. Hierzu wird eine sehr helle Lichtquelle mit etwa 10 000 Lux verwendet, was der Lichtintensität an einem sonnigen Frühlingstag entspricht und etwa 5- bis 20-mal so hell wie eine gewöhnliche Raumbeleuchtung ist. Vor diese Lichtquelle setzt man sich dann z. B. jeden Tag in der Früh etwa eine halbe Stunde.

Es wurden schon viele Mechanismen diskutiert, zum Beispiel eine Hemmung des Melatonins, um den zirkadianen Rhythmus zu verbessern. Während helles Licht natürlich unseren zirkadianen Rhythmus verbessert, war dieser Mechanismus aber nicht entscheidend bei der Depressionsbehandlung. Vielmehr gibt es nun Hinweise, dass Lichttherapie auch über die neuronalen Botenstoffe Glutamat und GABA wirken könnte, die wir schon in früheren Abschnitten, darunter zum Ketamin-Spray, kennengelernt haben [522].

Elektrokrampftherapie

Bereits in den dreißiger Jahren wurde der Zusammenhang zwischen dem Auslösen eines epileptischen Anfalls und der Verbesserung depressiver Symptome beschrieben. Damals wurde noch mit Kampfer und Insulin experimentiert, bevor mit dem Einsatz einer elektrischen Stimulation begonnen wurde. Die Elektrokrampftherapie (EKT) hatte zeitweise ein sehr schlechtes Image, selbst heute gibt es immer noch Stimmen, die von Foltermethoden sprechen. Auch hier möchte ich noch einmal den Film *Einer flog über das Kuckucksnest* erwähnen, in dem die EKT als Disziplinierungswerkzeug ohne Narkose verwendet wird. In den Anfängen wurde sie auch tatsächlich ohne Narkose eingesetzt, aber das war vor sehr vielen Jahren.

Die EKT ist eine der besten Behandlungsmöglichkeiten, die wir haben. Etwa 80–90% der depressiven Patienten sprechen darauf an [524, 525], eine Rate, die wir weder mit Antidepressiva noch mit Psychotherapie erreichen.

Und warum setzen wir die EKT nicht immer und sofort ein?, werden Sie sich jetzt fragen. Nun, zum einen ist sie ein recht aufwendiges Verfahren. Es braucht dazu einen Psychiater sowie die Unterstützung durch ein Anästhesieteam. Der Patient erhält eine etwa fünfminütige Kurznarkose, üblicherweise ohne Intubation, nur mit einer Maskenbeatmung. Diese ist erforderlich, da der Patient eine Muskelrelaxation erhält, somit sind kurzzeitig alle Muskeln, auch die der Atemmuskulatur, gelähmt. Somit kommt es nicht zu einem generalisierten

Krampfen der ganzen Muskulatur, sondern es krampfen nur die Gesichtsmuskeln und vielleicht Muskeln am Unterschenkel, wenn vorher die Blutzufuhr vermindert wurde. Nachdem die Kurznarkose wirkt und der Patient schläft, erfolgt ein sehr kurzer Stromimpuls, teilweise sogar unter einer Millisekunde, der über Elektroden an der Kopfhaut induziert wird. Der eigentliche Krampfanfall dauert typischerweise zwischen 25 und 75 Sekunden. Während der gesamten Prozedur werden in einer Elektroenzephalografie (EEG) die Hirnströme abgeleitet und in einem Elektrokardiogram (EKG) die Herztätigkeit überwacht. Danach wacht der Patient nach etwa fünf Minuten wieder auf.

Trotz der vermeintlich intensiven Prozedur kommt es in der Regel nicht zu schwereren Nebenwirkungen. Diese sind meist Merkfähigkeits- und Gedächtnisstörungen. Darüber hinaus können natürlich auch die üblichen Narkoserisiken auftreten, die es bei einer Kurznarkose gibt. Während meiner Zeit am Max-Planck-Institut für Psychiatrie und an der psychiatrischen Universitätsklinik in Würzburg habe ich sehr viele EKTs durchgeführt, und das mit sehr gutem Erfolg. Die EKTs werden zwei- bis dreimal in der Woche geplant, im Ganzen werden etwa zehn bis zwölf EKTs durchgeführt.

Sie sehen, es ist wirklich ein sehr aufwendiges Verfahren, deutlich aufwendiger, als morgens eine Tablette zu nehmen oder einmal in der Woche zur Psychotherapie zu gehen. Ein weiterer Nachteil dieses Verfahrens ist die Rückfallwahrscheinlichkeit: Erfolgt nach der letzten EKT keine weitere Behandlung, so kann die Rückfallrate über 80% betragen [526, 527]. Daher sind Erhaltungs-EKTs wichtig, um den Therapieerfolg zu sichern. Das bedeutet, dass z. B. zwei Wochen nach der letzten EKT eine weitere durchgeführt wird, danach wieder nach zwei bis drei Wochen, und so werden die Abstände immer weiter vergrößert, sofern der klinische Zustand gleich bleibt. Somit ist auch im Hinblick auf die Stabilität und Rückfallwahrscheinlichkeit eine Medikation oder eine Psychotherapie mit deutlich weniger Aufwand verbunden.

Aber trotz des vorhandenen Aufwandes – und dies ist mir ganz wichtig, hier zu erwähnen: Bei einer therapieresistenten Depression, wenn also formal zwei unterschiedliche Antidepressiva in ausreichender Dosierung und Dauer nicht geholfen haben, ist die EKT ein wirklich gutes Verfahren, das angestrebt werden sollte.

Patient Gerhard M., 73 Jahre

Herr M. war einer meiner ersten Patienten. Ich kann mich noch sehr gut an unser Aufnahmegespräch erinnern. Er war Bibliothekar gewesen, aber schon einige Jahre in Rente. Bücher waren sein Leben, er hatte eine Sammelleidenschaft. Daneben hatte es ihm besonders der heilige Sebastian angetan, er berichtete mir ausführlich über ihn. Der römische Soldat der Leibwache des Kaisers Diokletian in Mailand bekannte sich öffentlich zum Christentum, weshalb der Herrscher Bogenschützen auf ihn feuern ließ. Allerdings starb er nicht, sondern wurde von einer Witwe wieder gesund gepflegt. Daraufhin ging Sebastian zurück zu Diokletian und bekannte sich erneut zum Christentum. Dieses Mal ließ der Kaiser ihn mit Keulen erschlagen. Die Darstellungen zeigen den heiligen Sebastian immer von vielen Pfeilen durchbohrt, vermutlich haben Sie ihn auch bereits in Kirchen oder an anderen Orten gesehen.

Im Aufnahmegespräch erzählte Herr M. mir, dass er Germanistik, Philosophie und Geschichte studiert hatte, und fragte mich dann unverblümt, was ich außer Medizin noch studiert hätte. Nur ein einziges Studium absolviert zu haben, war für ihn nicht so richtig vorstellbar. Aber ich musste ihn enttäuschen, denn ich habe tatsächlich nur Medizin studiert. Ich fand das eine Studium schon ausfüllend genug, ein zweites hätte ich wirklich nicht machen wollen.

Er quittierte meine Antwort mit einem wohlwollenden Lächeln. Doch eigentlich litt er unter einer schweren Depression, hatte keinen Lebensmut mehr, keine Kraft, nichts machte ihm mehr Freude. Wir verabreichten ein Antidepressivum in aufsteigender Dosierung. Leider besserte sich darunter die Depression nicht. Daher stellten wir das Antidepressivum auf ein anderes um, aber auch unter dem neuen Mittel kam es zu keiner Besserung. Deswegen entschieden wir uns, Herrn M. die Elektrokrampftherapie anzubieten. Er war durch die Depression sehr belastet und wollte nur, dass es besser werde, daher willigte er ein.

Ein Team der Anästhesie war für die Kurznarkose verantwortlich. Herr M. erhielt ein Medikament zum Schlafen und ein Medikament, damit sich die Muskulatur entspannte und es nicht zu einem »richtigen« Krampfanfall mit Verkrampfen der gesamten Muskulatur kam. Aufgrund der nur kurzen Narkose bekam Herr M. eine Maskenbeatmung. Wir verabreichten den Stromimpuls, der nur Millisekunden dauerte, die Krampfzeit betrug bei Herrn M. jetzt und auch später immer mehr als 40 Sekunden, was gut war. Aufgrund der Kurznarkose bekam er ohnehin nie etwas davon mit.

Bereits nach der fünften EKT zeigte sich eine leichte Verbesserung der Kraft und des Antriebs, nach der siebten kam es erstmalig zu einer leichten Stimmungsaufhellung. Da Herr M. die EKTs jeweils gut vertrug – er berichtete immer nur von leichten Merkfähigkeitsstörungen, konnte sich am Tag der EKT nicht mehr an das Mittagessen erinnern –, setzten wir die Serie bis zur 14. fort. Zeitgleich erhielt Herr M. noch ein Antidepressivum zur Unterstützung. Nach der 14. EKT kam es zu einer deutlichen und stabilen Besserung, er konnte wieder lachen, sein Lebensmut war zurückgekehrt, und er freute sich auf sein Zuhause und seine Bücher. Somit konnten wir Herrn M. ohne depressive Beschwerden nach Hause entlassen.

Transkranielle Magnetstimulation (TMS)

Die repetitive transkranielle Magnetstimulation (rTMS) ist ein weiteres Gehirnstimulationsverfahren, im Gegensatz zu der EKT kommt es dabei aber üblicherweise nicht zu einem Krampfanfall. Ursprünglich wurde die TMS in der Neurologie als diagnostisches Verfahren eingesetzt, um die Funktion von motorischen Leitungsbahnen zu testen. Bei diesen Untersuchungen wurde beobachtet, dass es manchmal zu einer Stimmungsaufhellung kam. Als die Idee in Großbritannien aufkam, dieses Verfahren auch in der Psychiatrie einzusetzen, ohne dass ein Krampfanfall ausgelöst werden würde, wurde sie sehr kritisch beurteilt [528].

Erstmals wurde die antidepressive Wirksamkeit der TMS Anfang der neunziger Jahre an der psychiatrischen Universitätsklinik in Bonn untersucht [529]. In der folgenden Zeit wurde das Verfahren immer weiter verfeinert und angepasst. Grundsätzlich wird mit einer Spule, die an den Kopf gehalten wird, ein Magnetfeld erzeugt, dass die darunterliegenden Gehirnareale stimuliert. Da das Verfahren sehr gut verträglich ist – meist treten nur lokale Missempfindungen oder Kopfschmerzen auf –, ist weder eine Narkose noch eine Muskelrelaxation erforderlich.

Es gibt verschiedene Möglichkeiten, wie die rTMS durchgeführt werden kann, dabei unterscheiden sich die Lokalisierung des Magnetfeldes und die Häufigkeit der Stimulationen. Ein typischer Behandlungszyklus umfasst z. B. fünf 20- bis 30-minütige Stimulationen in einer Woche, und dieser Zyklus wird dann für drei bis sechs Wochen fortgeführt. Mittlerweile gibt es sehr viele Studien, die eine gute Wirksamkeit der rTMS in der Depressionsbehandlung demonstrieren konnten [530].

Im Vergleich zu der EKT ist die rTMS deutlich nebenwirkungsärmer, allerdings erreicht sie nicht die gleiche Wirksamkeit [531]. In der Zusammenschau konnte aber eine gute Balance zwischen Wirkung und Nebenwirkungen bei der rTMS beobachtet werden, weshalb dieses Verfahren nun auch in die Leitlinie zur Behandlung der behandlungsresistenten Depression mit aufgenommen wurde [429].

Transkranielle Gleichstromstimulation

Die transkranielle Gleichstromstimulation gehört auch zu der Familie der nicht invasiven Gehirnstimulationsverfahren [532, 533]. Dabei werden Elektroden auf der Kopfhaut angebracht, um über sie einen schwachen Gleichstrom abzugeben. Studien konnten bereits in den sechziger Jahren zeigen, dass eine schwache Stromstimulation die spontane neuronale Aktivität modulieren kann [534]. Der Gleichstrom ist bei diesem Verfahren so schwach, dass im Gegensatz zur rTMS ein Auslösen einer neuronalen Aktivität nicht stattfinden kann. Es kommt lediglich zu einer Modulation der vorhandenen Feuerrate der Nervenzellen.

Auch bei diesem Verfahren gibt es mehrere Protokolle, typischerweise erfolgt die Stimulation über 20 bis 30 Minuten auf einer täglichen Basis in einem zwei- bis dreiwöchigen Intervall. Anfänglich konnte gezeigt werden, dass sich unter dieser Behandlung depressive Symptome gut bessern. Allerdings erbrachte kürzlich eine große Multicenterstudie mit 160 Patienten ein ernüchterndes Ergebnis. Im Vergleich zu einer Scheinbehandlung gelang es der transkraniellen Gleichstrombehandlung nicht, eine signifikante Verbesserung der depressiven Beschwerden zu erreichen [535]. Somit gibt es noch Forschungsbedarf, um das Verfahren weiter zu optimieren.

Tiefenhirnstimulation

Die Tiefenhirnstimulation ist auch ein Gehirnstimulationsverfahren, aber wie der Name schon sagt, ein invasives. Dazu wird eine neurochirurgische Operation durchgeführt. Während der Operation ist der Patient wach, es erfolgt nur eine Lokalanästhesie der Kopfhaut. Nachdem eine Bohrlochtrepanation ein kleines Loch am Schädel geschaffen hat, wird eine Sonde zu einem bestimmten neuronalen Kerngebiet vorgeschoben. Die Sonde wird von einem Ring geführt, der vorher am Schädel angebracht wurde. Wenn das Kerngebiet erreicht ist, stimuliert die Sonde die umliegenden Nervenzellen.

Das gleiche Verfahren wird z. B. bei der Parkinson-Erkrankung erfolgreich eingesetzt. Bereits intraoperativ kann es zu einer Besserung der depressiven Symptomatik kommen, Patienten berichten von einer Stimmungsaufhellung und plötzlich einsetzender Ruhe und Entspannung. Allerdings ist es noch ein experimentelles Verfahren, es besteht noch keine Einigkeit darüber, welche Kerngebiete stimuliert werden sollten, um das beste Ergebnis zu erreichen. Wie man sich auch vorstellen kann, ist es das aufwendigste Verfahren, das wir haben, um eine psychische Erkrankung zu behandeln.

EXKURS

Therapie der therapieresistenten Depression

Was sollte man tun, wenn es nicht gelingen will, die Depression zu behandeln? In der Klinik sehen wir typischerweise fast nur Patienten, bei denen es in der Behandlung Schwierigkeiten gab, sonst hätte die ambulante Behandlung ja ausgereicht. Definitionsgemäß kommt es bei einer therapieresistenten Depression zu keiner wesentlichen Verbesserung, obwohl mindestens zwei Antidepressiva in ausreichender Dosierung und ausreichender Dauer verabreicht wurden. Die Depression ist gut behandelbar, das möchte ich auch hier in diesem Abschnitt noch mal herausstellen. Allerdings gibt es Verläufe, bei denen es zu Schwierigkeiten oder Komplikationen kommt.

Was haben wir nun für Möglichkeiten, wenn die Behandlung nicht auf Anhieb gelingt? Gemäß der Leitlinie sollte zunächst versucht werden, die Ursache für das Fehlschlagen der Behandlung zu klären [429]. Ist es die richtige Diagnose? Gibt es weitere Erkrankungen, die die Behandlung der Depression erschweren? Wurde die Medikation richtig eingenommen?

Ein wichtiger Baustein der Behandlung ist hier das Therapeutische Drug Monitoring (TDM), auf das ich detailliert im diesem direkt nachfolgenden Exkurs eingehen werde. Mithilfe des TDM können wir die Spiegel der Medikamente im Blut bestimmen, wir wissen also, ob das Medikament eingenommen wurde und wie hoch der Spiegel ist. Ist der Spiegel zu niedrig, sollte das Antidepressivum erst mal bis in den Referenzbereich erhöht werden. Wenn nun mögliche Ursachen für ein Nichtansprechen ausgeschlossen wurden, gibt es weitere Möglichkeiten.

Eine solche ist die Kombination mit der Psychotherapie, wenn dies nicht schon im Vorfeld erfolgt ist. Es gibt aber auch die Möglichkeit, das Antidepressivum gegen ein anderes auszutauschen oder mit einem zweiten zu kombinieren. Das Antidepressivum kann auch durch ein anderes Medikament, das nicht zur Klasse der Antidepressiva gehört, ergänzt werden, das nennen wir augmentieren. Hier kommen dann Antipsychotika oder Lithium zum Einsatz.

Außerdem kann das Antidepressivum mit der transkraniellen Magnetstimulation ergänzt werden. Wenn weiterhin keine ausreichende Verbesserung der Beschwerden erreicht wird, sollte die Behandlung mit Esketamin oder der Elektrokrampftherapie geprüft werden [429]. Steht von Anfang an die Psychotherapie als Behandlungsverfahren im Vordergrund, sollte auch hier erst mal evaluiert werden, welche Ursachen dem mangelnden Behandlungserfolg zugrunde liegen könnten. Daraufhin kann die Psychotherapie angepasst oder intensiviert werden. Bleibt ein Therapieansprechen aus, sollte eine Medikation mit einem Antidepressivum erfolgen [429].

EXKURS

Personalisierte Medizin – Therapeutisches Drug Monitoring und Gentests

Im Kapitel über die Antidepressiva hatte ich Ihnen beschrieben, wie wir zusammen mit unseren Patienten das – hoffentlich richtige – Antidepressivum auswählen. Die Auswahlkriterien sind unter anderem die persönlichen Präferenzen, insbesondere in Bezug auf mögliche Nebenwirkungen, zusätzlich bestehende Erkrankungen, Vorerfahrungen mit Antidepressiva und die im Vordergrund stehenden Beschwerden.

Im Gegensatz zu anderen Fachdisziplinen haben wir leider keine messbaren Parameter, die ein bestimmtes Medikament vorgeben, wie dies in der Tumorbehandlung längst gängige Praxis ist. In Bezug auf ein Behandlungsmonitoring haben wir aber tatsächlich schon einen guten messbaren Parameter: Das Therapeutische Drug Monitoring liefert uns die aktuellen Medikamentenspiegel im Blut.

Wieso sind diese Spiegel nun interessant? Wir sind alle verschieden, wir unterscheiden uns im Alter, im Geschlecht, in der Ethnie, in den Begleiterkrankungen, in weiteren Medikamenten, die wir einnehmen, im Konsum von Nikotin oder Alkohol und natürlich in unserer Genetik. All diese Unterschiede können Einfluss auf den Stoffwechsel nehmen, also wie wir Medikamente verstoffwechseln. Selbst wenn ein Patient, der sich von einem anderen Patienten im Alter, im Geschlecht und in der Herkunft nicht unterscheidet, die gleiche Dosis eines Antidepressivums einnimmt, bedeutet das nicht, dass beide Patienten die gleichen Medikamentenspiegel im Blut haben [536]. Es gibt vielmehr eine hohe Varianz an Stoffwechselunterschieden. Maßgeblich ist dafür unsere Enzymausstattung in der Leber, die wiederum genetisch bestimmt ist [537]. Grob gesagt gibt es Menschen mit einem Durchschnittsstoffwechsel, aber auch Menschen, die Medikamente zu schnell – sogenannte *rapid metabolizer* – oder zu langsam – *poor metabolizer* – verstoffwechseln [538].

Man kann sich vorstellen, dass dies Einfluss auf die Behandlung hat. Jemand mit einem schnellen Stoffwechsel erreicht die notwendigen Spiegel im Blut nicht und erfährt darum vermutlich keine Besserung der Beschwerden. Jemand mit einem langsamen Stoffwechsel erreicht hohe Spiegel im Blut und hat daher ein erhöhtes Risiko für Nebenwirkungen [536]. Aus diesem Grund wird empfohlen, bei einer Unwirksamkeit einer Medikation oder auch bei Nebenwirkungen, die nicht unbedingt durch die Dosierung erklärt werden können, eine Spiegelbestimmung aus dem Blut vornehmen zu lassen, also das TDM anzuwenden.

Die Arbeitsgruppe Therapeutisches Drug Monitoring der Arbeitsgemeinschaft für Neuropsychopharmakologie und

Pharmakopsychiatrie (AGPN), zu der ich auch gehöre, legt die Referenzbereiche der psychopharmakologischen Medikamente fest. Wir schauen uns dazu alle Studien an, die zu den Spiegeln der einzelnen Medikamente veröffentlicht wurden, und bilden daraus einen Konsens [536, 539]. Das Nichtansprechen oder ausgeprägte Nebenwirkungen sind aber nicht die einzigen Gründe für die Anwendung des TDM. Bei bestimmten Medikamenten sollte eine Spiegelkontrolle erfolgen, wie zum Beispiel Lithium oder die trizyklischen Antidepressiva (Amitriptylin und andere). Daneben gibt es noch eine Reihe weiterer Gründe, das TDM einzusetzen, insbesondere, um besondere Patientengruppen zu schützen, etwa Kinder und alte Menschen, Patienten mit erheblichen Vorerkrankungen und schwangere oder stillende Frauen [536].

Es gibt gute Untersuchungen, die zeigen, dass TDM ein Therapieansprechen vorhersagen kann [540-542], dass es Be-

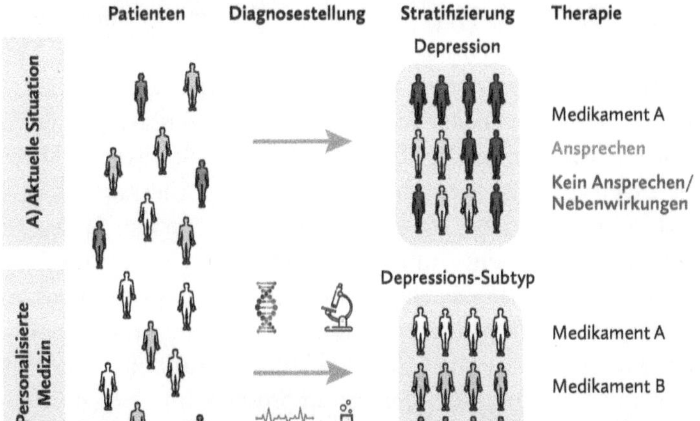

Derzeit werden Behandlungsoptionen nach klinischem Ermessen verordnet. Dabei kommt es nicht immer sofort zu einer Remission, also kompletten Verbesserung der Beschwerden. Eine maßgeschneiderte, individuelle Behandlung im Sinne einer personalisierten Medizin, der Precision Medicine, würde mithilfe von genetischen Markern oder Biomarkern den Patienten mit der richtigen Behandlung matchen [266].

handlungskosten sinken lässt [543], dass Nebenwirkungen weniger auftreten und auch Folgekosten sinken [544, 545]. Gerade kürzlich konnte gezeigt werden, dass der Einsatz des TDM den Krankenhausaufenthalt um mindestens 2,5 Tage verkürzt und somit direkte und indirekte Kosten sowie emotionale Belastung ein- und erspart [546].

Das TDM ist ein sehr wichtiges Instrument, um die Sicherheit bei der medikamentösen Behandlung zu erhöhen. Allerdings muss dafür der Patient das Medikament erst mal in der Regel mindestens fünf Tage einnehmen, damit sich eine Spiegelbestimmung überhaupt lohnt. Interessant wäre es natürlich, im Sinne einer personalisierten Medizin, der *Precision Medicine*, genetische oder andere Marker vor Behandlungsbeginn zu erfassen, um dann den Patienten mit dem richtigen Antidepressivum zu matchen [266, 547].

Dazu wird rege geforscht, insbesondere werden Biomarker gesucht, die ein Therapieansprechen neuer Medikamente, welche das Stress-Hormon-System oder das Immunsystem zum Ziel haben, vorhersagen sollen [152, 264, 265, 285, 548, 549]. Bislang hat es aber noch keiner dieser Biomarker oder auch neuen Therapieansätze in den klinischen Einsatz geschafft. Anders hingegen genetische Marker, die den Stoffwechsel bzw. den Weg von der Einnahme bis ins Gehirn vorhersagen sollen.

Ein interessantes Gen, das ABCB1, kodiert einen Transporter, der Medikamente und andere Substanzen wieder aus dem Gehirn pumpt [550]. Es wurde nun gezeigt, dass verschiedene Varianten des Gens die Funktion des Transporters vorhersagen können und somit einen Rückschluss auf den Transport und die Konzentration der Antidepressiva im Gehirn erlauben [550-552]. Andere genetische Marker können vorhersagen, wie ein Medikament verstoffwechselt wird. Unsere Enzymausstattung in der Leber – im Wesentlichen sind es die Cytochrome P450 (CYP) – bestimmt maßgeblich die Verstoffwechslung der Medikamente [537, 553].

Wenn wir nun bestimmte genetische Varianten bestimmen, können wir einen Rückschluss auf die Enzymausstattung ziehen, da die Enzyme ja auch genetisch festgelegt sind. Mittlerweile gibt es kommerzielle genetische Tests, die bei der Auswahl der Medikamente helfen sollen bzw. angeben, ob man bei bestimmten Medikamenten Stoffwechselveränderungen bei der Dosierung berücksichtigen muss [554]. In den USA und in Kanada sind schon einige Tests erhältlich, in Deutschland gibt es bislang nur wenige. In einigen Studien konnte nun demonstriert werden, dass diese Tests tatsächlich etwas die Zeit bis zur erfolgreichen Behandlung verkürzen konnten, insbesondere, wenn sie genetische Varianten der Enzyme CYP2D6 und CYP2C19 detektierten [555, 556]. Dementsprechend wird von einigen Fachgesellschaften empfohlen, die genetischen Varianten dieser beiden Enzyme zu testen, wenn über die Medikation entschieden werden soll [557].

5. DIGAs und weitere internet- und mobilbasierte Therapiemöglichkeiten

Es ist keine Neuigkeit, dass Therapieplätze in Deutschland schwierig zu bekommen sind. Die Wartelisten sind lang, manchmal schafft man es noch nicht mal, auf eine Warteliste gesetzt zu werden. Die Bundespsychotherapeutenkammer hat aus Abrechnungsdaten der Kassenärztlichen Bundesvereinigung ermittelt, dass im Jahr 2019 die durchschnittliche Wartezeit vom Erstgespräch bis zum Therapiebeginn 142 Tage betrug [20].

Seit wenigen Jahren gibt es nun ein weiteres Angebot, das unbegrenzt erhältlich und ohne Wartezeit verfügbar ist: die internet- und mobilbasierten Interventionen (IMI), sprich Anwendungen für Computer oder Mobiltelefone, die eine Unterstützung zum Selbstmanagement und Selbstmonitoring anbieten. Diese Programme setzen sich meist aus psychoedukativen Inhalten, also dem Vermitteln des Krankheitswissen, verhaltenstherapeutisch-basierten Interventionen und Monitoring-Elementen zusammen. Ein wichtiger Teil davon sind die digitalen Gesundheitsanwendungen (DIGA), zertifizierte Medizinprodukte, die im Verzeichnis des Bundesamtes für Arzneimittel und Medizinprodukte (BfArM) nach § 139 e SGB V gelistet sind. Um dauerhaft aufgeführt zu werden, müssen die DIGAs bestimmte Anforderungen in Bezug auf Versorgungseffekte erfüllen, aber auch zu Datenschutz, Sicherheit und Funktionstauglichkeit. Ärzte und Psychotherapeuten können die DIGAs dann verordnen. Die IMI bieten somit einen niedrigschwelligen Zugang und werden in der Leitlinie empfohlen, sofern vorher eine adäquate Diagnostik, Indikationsstellung und Aufklärung erfolgt [429].

Sie werden sich nun fragen, ob so eine therapeutische Intervention über das Internet oder über eine App überhaupt funktionieren kann. Hierzu gibt es schon einige Studien, die sich genau dieser Frage gewidmet haben. Gerade Interventionen aus der kognitiven Verhaltenstherapie eignen sich, über Apps und andere elektronische Medien angewendet zu werden. In Studien wurde beobachtet, dass verhaltenstherapeutische Interventionen über das Internet depressive Symptome verbessern konnten und diese Effekte auch längere Zeit anhielten [558].

Wie verhält es sich im Vergleich Internet vs. *Face-to-face*-Behandlung, also wenn ich einem Psychotherapeuten gegenübersitze? Diese Frage wollten zwei Metaanalyse mit über 20 bzw. 155 Studien mit 1418 bzw. 15191 Teilnehmern beantworten. Interessanterweise zeigte sich in beiden Studien keine klare Überlegenheit eines Verfahrens [559, 560]. Weitere Analysen erwiesen, dass der Ansatz der *blended therapy*, also der Kombination von *face-to-face* mit internetbasierter Therapieform, einen Vorteil bietet. Bestimmte Dinge müssen nicht in der eigentlichen Psychotherapiesitzung besprochen werden, wie z. B. psychoedukative Inhalte, und die klassische Psychotherapie kann durch Monitoring-Instrumente ergänzt werden [561–563].

Die DIGAs ermöglichen eine jederzeit verfügbare Online-Psychotherapie auf Rezept. Derzeit sind fünf DIGAs für die Behandlung der Depression verfügbar:

- deprexis
- Selfapys Online-Kurs bei Depression
- Novego: Depression bewältigen
- edupression.com
- elona therapy Depression

Darüber hinaus gibt es noch zahlreiche DIGAs, die den psychischen Bereich betreffen, wie Angststörungen, Alkohol- und Nikotinabhängigkeit, chronische Schmerzen, chronischer Tinnitus, Essstörungen, nicht organischer Vaginismus und Schlafstörungen. DIGAs können die Wartezeit auf einen Therapieplatz überbrücken, können aber auch auf die Therapie vorbereiten oder im Sinne eines *Blended-therapy*-Ansatzes die klassische Psychotherapie ergänzen. Sie können auch eine Nachsorgemöglichkeit nach der Entlassung aus der stationären Therapie sein, z. B. arbeiten wir in unserer Klinik mit der App mentalis Phönix, die solch eine Nachsorge/Überbrückung bietet, wobei sie keine DIGA ist [564]. Als weiteres Beispiel aus dem Nicht-DIGA-Bereich sei hier noch iFightDepression zu nennen, das ebenfalls einen *Blended-therapy*-Ansatz verfolgt [565-567].

Wie kann man sich nun grundsätzlich so eine DIGA oder eine andere internetbasierte Intervention vorstellen? Die Interventionen decken verschiedene Bereiche ab, die üblicherweise auch Bestandteil einer kognitiven Verhaltenstherapie sind. Elementar ist die Vermittlung des Krankheitswissens, die Psychoedukation. Je mehr ich über meine Erkrankung weiß, desto besser kann ich mit ihr umgehen und sie bewältigen; dies steigert die Selbsthilfemöglichkeiten und die Selbstwirksamkeit. Danach geht es darum, Probleme zu identifizieren, zu analysieren und Lösungsmöglichkeiten zu entwickeln. Dabei können auch biografische Inhalte wie Kindheitserinnerungen oder Schemata relevant werden. Weiter geht es darum, Tagesstruktur und Verhalten wieder aufzubauen, was häufig in der Depression verloren gegangen ist, genauso wie Beziehungen und Bindungen zu nahen Menschen. Schließlich spielen aber auch Interventionen zur Emotions- und Stressregulation eine Rolle, Entspannungs- und Achtsamkeitsverfahren können geübt werden. Ein überspannendes Thema ist dabei die positive Psychologie und Akzeptanz.

Die Wirksamkeit der DIGAs und weitere internetbasierte Interventionen im Bereich der Depressionsbehandlung sind mittlerweile in einigen Studien untersucht worden. Zwei Übersichtsarbeiten aus dem *Deutschen Ärzteblatt* und der Fachzeitschrift *Der Nervenarzt* haben die Daten zusammengetragen [568, 569]. Es gibt also gute Studien, die eine Wirksamkeit belegen, insbesondere der *Blended-therapy*-Ansatz, also die Kombination aus *face-to-face* mit der elektronischen Intervention, scheint die meisten Vorteile zu bieten.

6. Stressmanagement: Achtsamkeit und Entspannungsverfahren

Stress und Depression haben einen bidirektionalen Zusammenhang. Stress erhöht das Risiko für eine Depression, und umgekehrt vergrößert die Depression die Anfälligkeit gegenüber Stress [570]. Daher ist es wichtig, einen Weg zu finden, mit Stress besser umgehen zu können. Eine Verbesserung der Resilienz und der Bewältigungsmechanismen sind dabei zentrale Elemente. Hierfür gibt es einige Möglichkeiten, von denen ich drei vorstellen möchte. Diese Darstellung ist aber nicht abschließend zu betrachten, eine Auflistung aller relevanter Verfahren würde ein eigenes Buch ergeben.

Achtsamkeit

Mittlerweile kann man der Achtsamkeit kaum noch aus dem Weg gehen, überall scheint sie Thema zu sein: in Zeitungen, Zeitschriften und Social Media, Buchhandlungen warten mit einem Arsenal an unterschiedlichen Ratgebern auf. Aber was ist eigentlich Achtsamkeit? Und ist sie hilfreich bei der Depressionsbehandlung? Tatsächlich ist Achtsamkeit ein wichtiges Werkzeug im Umgang mit Stress und Gefühlen.

Sie ist eine Form der Aufmerksamkeitslenkung auf den aktuellen Moment, ohne zu urteilen oder zu bewerten [571]. Vergangenheit und Zukunft sollen ausgeblendet werden, nur die aktuelle Situation wird wahrgenommen. Man nimmt also die Gedanken, Gefühle, körperliche Empfindungen und die Umwelt bewusst wahr, bewertet sie aber nicht. Mithilfe von Achtsamkeit kann auch zu negativen Gedanken wie »Ich bin nichts wert« eine innere Distanz aufgebaut werden, indem sie nicht verstärkt, sondern einfach urteilsfrei hingenommen werden, bis sie von allein wieder verschwinden. Achtsamkeit ist bei Weitem keine neue Erfindung, bereits vor über 2500 Jahren war sie Bestandteil östlicher Meditationsansätze.

Typischerweise kann Achtsamkeit auf zwei unterschiedliche Arten praktiziert werden. Zum einen können spezifische Übungen durchgeführt werden, wie zum Beispiel eine Atemmeditation oder ein Body-Scan. Bei einem Body-Scan begibt man sich zunächst in eine bequeme Position, dies kann im Liegen, aber auch im Sitzen und im Stehen sein, und schließt die Augen. Tiefe Atemzüge sollen nun entspannen, die Wahrnehmung fokussiert den Bauch, wie er sich dabei hebt und senkt. Nun beginnt man mit dem Scan, fängt entweder bei den Füßen an und bewegt sich zum Kopf vor oder umgekehrt. Man richtet die Aufmerksamkeit auf die einzelnen Körperteile, auf Wärme, Kälte, Schmerz, Kribbeln oder Druck, ohne diese Gefühle verändern oder bewerten zu wollen. Gerade bei angespannten oder schmerzhaften Bereichen lohnt es sich, dort etwas zu verweilen. Nach dem Scannen aller Körperteile folgt eine ganzheitliche Körperwahrnehmung, um ein Gefühl für den ganzen Körper zu entwickeln. Am Ende schließt man mit tiefen Atemzügen ab und öffnet die Augen.

Achtsamkeit kann aber auch in den Alltag integriert werden, indem man einfach gewisse Tätigkeiten achtsam durchführt. Als Beispiel können wir uns achtsames Essen anschauen. Zunächst wird die Mahlzeit ausgewählt und in Ruhe zubereitet, ohne dabei an das, was danach kommt, zu denken. Eine bequeme Sitzposition wird eingenommen, ablenkende elektronische Geräte wie Handy oder Fernseher sollten abgeschaltet sein. Nun nimmt man das Essen wahr, betrachtet die Farben und Formen und riecht die Aromen. Ein Moment der Dankbarkeit für die einzelnen Zutaten und die Zubereitung des Essens schließt sich an. Das Essen an sich sollte langsam sein: Wie fühlen sich die Speisen an? Wie schmecken sie? Wie fühlt sich das Kauen und Schlucken an? Am Ende des Essens schließt man mit einer Reflexion ab: Wie hat das Essen geschmeckt, war es zufriedenstellend? Wie fühle ich mich jetzt? Ganz wichtig ist nun, dass ich nicht während des Essens über Vergangenes nachdenke und mich z. B. über meinen Kollegen ärgere, der auf der Arbeit etwas Unbedachtes gesagt hat. Oder dass ich darüber nachdenke, ob ich nach dem Essen noch zum Sport gehe, Freunde besuche oder doch lieber meine Fernsehserie schaue.

Achtsamkeit ist auch fester Bestandteil bestimmter Psychotherapieansätze. Die achtsamkeitsbasierte Stressreduktion (MBSR) wird bei psychischen und körperlichen Beschwerden, aber auch als präventive Maßnahme eingesetzt [571]. Die achtsamkeitsbasierte kognitive Therapie (MBCT) ist zur Rückfallprophylaxe bei Depression entwickelt worden [572].

Progressive Muskelrelaxation nach Jacobson

»You must relax« ist ein Ratschlag und ein Buchtitel des amerikanischen Arztes Edmund Jacobson aus dem Jahr 1923. In seinem Buch beschrieb Jacobsen die Zusammenhänge zwischen erhöhter muskulärer Anspannung, hohem Blutdruck und Herzinfarkt. Ein emotionaler Anspannungszustand durch zum Beispiel Stress oder Angst führt zu einer muskulären Verspannung, die Schmerzen und mehr Stress produzieren kann. Er entwickelte die progressive Muskelrexalation (PMR), um einen Ausweg aus diesem Dilemma zu finden.

Die PMR soll eine Entspannungsreaktion und eine Bewältigung der Angst und Unruhe bewirken, hilft aber auch bei Schlafstörungen. Es ist ein perfektes Werkzeug, um Selbstwirksamkeit und Selbsthilfe zu steigern. Bei einer richtigen Durchführung sinken der Muskeltonus, der Blutdruck, der

Puls sowie die Atemfrequenz. Nach Entspannung der Muskulatur lassen häufig Schmerzen nach. Die PMR lässt sich überall und zu jeder Zeit durchführen. Nach und nach werden die unterschiedlichen Muskelgruppen angespannt und nach einer gewissen Zeit wieder entspannt.

Grundsätzlich ist es hilfreich, an einem ruhigen Ort in einer bequemen Position, im Liegen, Sitzen oder auch im Stehen zu beginnen. Man fängt mit einer Muskelgruppe, zum Beispiel den Füßen, an und arbeitet sich dann erst auf der einen, dann auf der anderen Körperseite nach oben vor. Diese Muskelgruppe soll nun etwa fünf Sekunden angespannt werden. Danach wird sie wieder entspannt, während man auf den Unterschied zwischen dem angespannten und dem entspannten Zustand achtet. Dieses Anspannen und Loslassen führt man schrittweise mit mehreren Wiederholungen durch alle Muskelgruppen über Füße, Beine, Arme, Hände, Bauch, Brust, Schultern, Nacken, Gesicht und Kopf durch. Nachdem alle Muskelgruppen angespannt und entspannt wurden, nimmt man sich einen Moment Zeit, um die Ruhe und körperliche Entspannung zu genießen.

Dieses Verfahren sollte man immer wieder üben. Wenn man es gut kann, hilft es in jeder Lage und Situation, besser mit Stress umgehen zu können. Die PMR lässt sich auch in fünf Minuten an einer kalten, lauten Haltestelle im Regen durchführen, während man auf den Bus wartet, man braucht nicht notwendigerweise viel Zeit und einen ruhigen, hellen und freundlichen Raum ...

Autogenes Training

Im Jahr 1926 stellt der deutsche Psychiater Johannes H. Schultz sein Konzept über autogene Organübungen vor. Es war ihm wichtig, dass diese Übungen im Gegensatz zur Hypnose selbst, also autogen, durchgeführt werden konnten, um einen Entspannungszustand herbeizuführen. Das Autogene Training, wie er es später nannte, sollte eine Methode der Selbsthilfe sein und die Selbstkontrolle und Selbstwirksamkeit steigern.

Das autogene Training basiert dabei auf drei wesentlichen Prinzipien: 1.) Reize aus der Umwelt oder auch von innen aus dem Körper sollen gedämpft werden; 2.) Selbstinstruktionen sollen wiederholt werden; 3.) Konzentration auf die Selbstsuggestionen. Die Intervention lässt sich in drei Stufen unterteilen: a) Unterstufe: Es werden einzelne Körperbereiche entspannt und Empfindungen wie Wärme und Schwere erzeugt; b) Mittelstufe: Die Empfindungen werden auf den ganzen Körper ausgeweitet und durch ein Visualisieren von beruhigenden Bildern und Situationen ergänzt; c) Oberstufe: Hier werden spezifischere Übungen zur Persönlichkeitsentwicklung und zur Verbesserung der Selbsteinsicht vermittelt.

Für die Durchführung eignet sich am ehesten ein ruhiger, nicht allzu heller Raum. Eine bequeme Position ist hilfreich, bei Anfängern im Liegen, aber auch im Sitzen ist es möglich. Man beginnt häufig mit einer vorgeschalteten Übung; beim Liegen mit geschlossenen Augen beobachtet man unvoreingenommen die Vorgänge im eigenen Körper für wenige Minuten. In einem Rundengespräch lassen sich danach Befürchtungen oder Fehlinterpretationen klären. Zentral sind Standardformeln für die Unterstufen-Übungen. Es gibt z. B. unterstützende Formeln wie »Ich bin ganz ruhig« oder Formeln für bestimmte Organe wie »Atem strömt leicht und warm aus«. Das Autogene Training führt zu einer Stressreduktion und kann Ängste lindern. Die Technik ist gut allein oder in der Gruppe unter Anleitung eines ausgebildeten Trainers einzuüben. Es erfordert allerdings regelmäßige Übung, um die Technik zu beherrschen und gute Ergebnisse zu erzielen.

7. Sport

Was könnte Ihr Wahlspruch sein: »Sport ist Mord«? Oder eher »Sitzen ist das neue Rauchen«? Wenn auf Sie das Letztere zutrifft und Sie versuchen, sich so häufig wie möglich zu bewegen, dann kommt hier eine gute Nachricht: Bewegung und

Sport senken deutlich Ihr Risiko, depressiv zu werden! Aber nicht nur das, selbst wenn ich schon depressiv bin, werde ich, wenn ich Sport treibe, zusätzlich zu einer der oben genannten Therapien, schneller wieder gesund, als wenn ich mich nicht körperlich betätige. Aber alles der Reihe nach …

Körperliche Inaktivität wurde längst als weltweite Pandemie anerkannt [573]. Es wurde berechnet, dass die körperliche Inaktivität der Grund von 9% der frühzeitigen Sterblichkeit ist, somit für 5,3 Millionen von 57 Millionen Todesfällen weltweit [574]. Ebenfalls weltweit verursacht körperliche Inaktivität Kosten von etwa 53,8 Milliarden US-Dollar jährlich in den Gesundheitssystemen (auf das Jahr 2013 bezogen) [575]. Davon werden 31,2 Milliarden von der öffentlichen Hand, 12,9 Milliarden vom privaten Sektor und 9,7 Milliarden von den Haushalten übernommen. Die auf körperliche Inaktivität zurückzuführenden Toten tragen zu einem Produktivitätsausfall von 13,7 Milliarden Dollar bei.

Dabei ist vielleicht am interessantesten: Körperliche Inaktivität verursacht einen Verlust von etwa 13,4 Millionen Jahren an gesundem Leben jährlich [575]. Daher werden weltweit Anstrengungen unternommen, diese globalen Pandemien zu bekämpfen. Maßnahmen sind zum Beispiel die Empfehlungen der WHO oder des Bundesministeriums für Gesundheit, die eine regelmäßige Bewegung fordern. Für Erwachsene in der Altersgruppe 18 bis 64 wird zum Beispiel empfohlen, jede Woche mindestens 150 Minuten mit moderater Intensität Sport zu treiben [576, 577].

Körperliche Aktivität ist aber nicht nur für unseren allgemeinen Gesundheitszustand relevant, sondern auch für unsere psychische Gesundheit. Hier gibt es einen bidirektionalen Zusammenhang. Während Menschen mit einer Depression sich deutlich weniger bewegen und die empfohlenen 150 Sportminuten pro Woche meist nicht schaffen, führt eine körperliche Inaktivität zu einem deutlich erhöhten Depressionsrisiko [222, 577, 578]. In großen Untersuchungen mit über 1,2 Millionen US-Bürgern konnte folgender Zusammenhang gezeigt werden: Diejenigen, die Sport trieben, gaben an, sich psychisch gesünder zu fühlen [579]. In einer prospektiven Studie, in der über 33000 psychisch gesunde Teilnehmer über elf Jahre begleitet wurden, zeigte sich, dass sportliche Betätigung das Risiko, depressiv zu werden, deutlich senkt [580]. Es hätte bereits eine Stunde Sport pro Woche genügt, um 12% der Neuerkrankungen zu verhindern [580]. Sport ist aber nicht nur präventiv, sondern kann auch therapeutisch sein.

Mittlerweile gibt es eine sehr große und robuste Datenlage, dass depressive Patienten schneller wieder gesund werden bzw. größere Symptomverbesserungen erreichen, wenn sie Sport machen [581]. Bei der therapeutischen Wirkung von Sport gibt es auch einen Dosiseffekt – mehr Sport scheint mehr zu helfen als weniger Sport [582, 583]. Eine viel zitierte Studie untersuchte 80 depressive Patienten im Alter von 20 bis 45 Jahren, die zufällig Gruppen mit unterschiedlicher Sportintensität oder einer Placebogruppe zugeteilt wurden [583]. Nach zwölf Wochen kam es bei der Sportgruppe, die gemäß den Empfehlungen des American College of Sports Medicine trainierte [584], zu einer 47-prozentigen Besserung der Beschwerden, bei der Gruppe mit niedrigerer Intensität nur um 30% und der Placebogruppe nur um 29% [583].

Kommt es eigentlich auf die Art des Sports an? In den meisten Studien kam Ausdauertraining wie Laufen oder Rudern zum Einsatz. Krafttraining wurde nun auch bereits gut untersucht und führt zu ähnlichen Ergebnissen [585]. Die Höhe des Kraftgewinnes beim Krafttraining scheint dabei aber interessanterweise keine Rolle zu spielen [585]. In Summe erzeugt wohl eine Kombination aus Ausdauer und Krafttraining die beste Wirkung [586].

Auf welche Weise wirkt Sport? Was bewirkt Sport in unserem Körper, dass wir nicht so leicht depressiv werden oder uns schneller von der Depression erholen? Diese Frage ist nicht so leicht zu beantworten. Vermutlich ist es eine Mischung aus verschiedenen Mechanismen. Sport kann die Aktivität unseres Stress-Hormon-Systems normalisieren [587-589]. Der

Körper reagiert wieder sensitiver auf Kortisol, die negativen Feedbackmechanismen funktionieren wieder, und es kommt nicht mehr zu einer dauerhaften Cortisol-Erhöhung. Auch die Aktivität des sympathischen Nervensystems und des Immunsystems scheint sich unter Sport zu normalisieren [590].

Ein anderer Mechanismus ist eine Verbesserung der Neuroplastizität, z. B. über eine Erhöhung des *Brain-derived neurotrophic factor* (BDNF). Wie Sie bereits in den vorausgegangenen Kapiteln gelesen haben, kann es unter chronischer Stressbelastung oder unter der Depression zu einem Schrumpfen des Hippocampus kommen, also dem Gehirnareal, das für die Merkfähigkeit und das Gedächtnis zuständig ist. Sport kann dies umkehren und führt wieder zu einer Zunahme des Hippocampus [591, 592].

Nun haben wir bei der Depression ja verschiedene Faktoren, die zur Entstehung beitragen. Die Erblichkeit ist einer davon. Eine große Studie hat deswegen zusätzlich zu den Leistungsdaten, die Teilnehmer auf einem Ergometer erbrachten, auch die genetischen Daten mit einbezogen [419]. Auch hier wurde ein eindeutiger Zusammenhang zwischen der objektiv gemessenen Leistung auf dem Ergometer und der Depression deutlich. Menschen mit dem gleichen genetischen Risiko, eine Depression zu entwickeln, konnten dieses Risiko senken, wenn sie Sport machten.

Die Autoren der Studie haben es auch anschaulich beschrieben: Tauscht man 15 Minuten Sitzen mit 15 Minuten anstrengender körperlicher Aktivität wie Rennen oder mit einer Stunde moderater körperlicher Aktivität wie schnellem Gehen, sinkt die Wahrscheinlichkeit, depressiv zu werden, um 26 % [419]. Ich finde, diese Studie zeigt sehr schön, dass wir nicht einfach unserer Genetik ausgeliefert sind, sondern es trotzdem selbst in der Hand haben, unser Risiko zu verändern.

Es liegt also ganz an uns, denn wie gesagt: Sitzen ist das neue Rauchen. Untersucht man die Daten mehrerer Studien mit über 100 000 Teilnehmern, wird offensichtlich, dass Sitzen das Depressionsrisiko deutlich erhöht [593]. In einer anderen Studie wurden über 60 000 Teilnehmer über mehrere Jahre begleitet. Hier ergab sich das gleiche Muster: Ersetzt man 60 Minuten Sitzen durch mäßige körperliche Aktivität, sinkt das Depressionsrisiko um 25% [594]. Interessanterweise scheint es aber auch abhängig davon zu sein, was wir tun, wenn wir sitzen. Das Depressionsrisiko soll nämlich nur beim »passiven« Sitzen wie etwa beim Fernsehschauen erhöht sein und eben nicht beim »aktiven« Sitzen wie z. B. beim Lesen oder Computerspielen [595, 596].

Sport wirkt aber nicht nur über die rein biochemischen Prozesse auf die Psyche, sondern auch über psychologische. Ein wichtiger Aspekt ist dabei Selbstwirksamkeit. Wie bereits im Kapitel über die Psychotherapie vorgestellt, bezeichnet Selbstwirksamkeit die Wahrnehmung und Überzeugung in die eigenen Fähigkeiten, etwas Neues oder Schwieriges zu schaffen. Sie ist daher auch ein wichtiger Bestandteil von Bewältigungsprozessen. Eine Sportart, die Selbstwirksamkeit in besonderer Weise fördert, ist das Klettern.

Eine Studie der psychiatrischen Universitätsklinik in Erlangen und der Friedrich-Alexander Universität Erlangen-Nürnberg untersuchte die Wirkung von therapeutischem Bouldern bei 233 depressiven Patienten [597]. Sie wurden zufällig in eine von drei Gruppen eingeteilt: eine mit therapeutischem Bouldern, eine mit einem standardisierten Sportprogramm und eine mit kognitiver Verhaltenstherapie. Nachdem die Teilnehmer über zehn Wochen begleitet worden waren, zeigte sich eine signifikant größere Verbesserung der Selbstwirksamkeit in der Bouldergruppe gegenüber der mit dem Sportprogramm, kein Unterschied hingegen zwischen der Bouldergruppe und der mit kognitiver Verhaltenstherapie. Somit wurde dokumentiert, dass therapeutisches Bouldern in der Gruppe die Selbstwirksamkeit vergleichbar mit der kognitiven Verhaltenstherapie, aber deutlich besser als »normaler« Sport steigern konnte [597].

In unserer Klinik haben wir auch eine Kletterwand montiert und verordnen das therapeutische Klettern bei Depres-

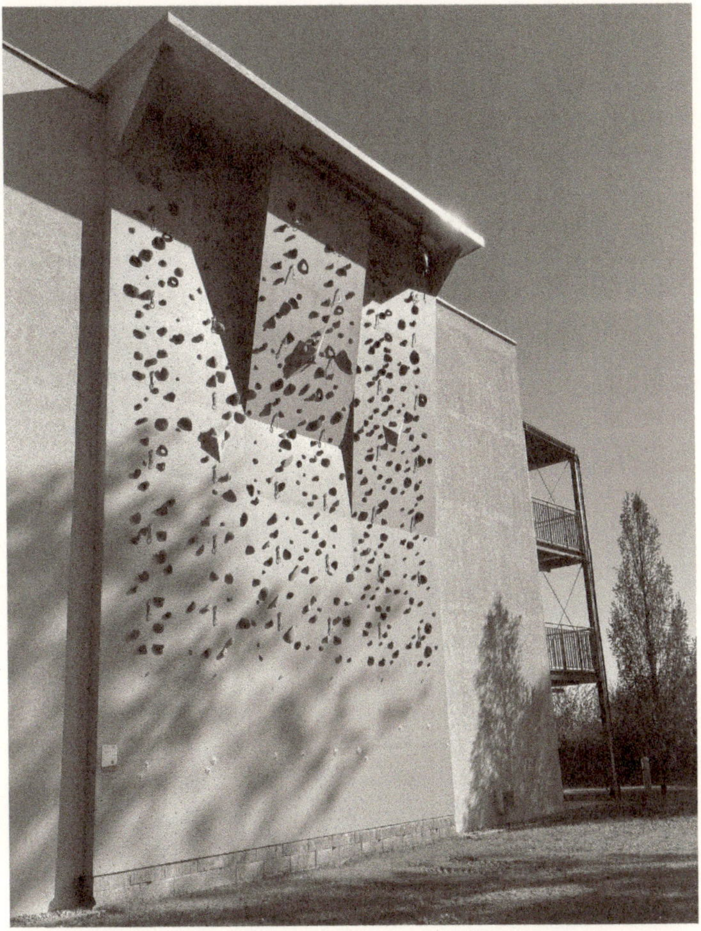

Kletterwand an unserer psychosomatischen Klinik Medical Park Chiemseeblick.

sionen, Angststörungen und ADHS. Unsere Patienten berichten immer wieder von einer deutlichen Verbesserung ihrer Selbstwirksamkeit, sie hatten – manche seit Langem – wieder das Gefühl, etwas selbst zu schaffen.

Vielleicht werden Sie sich fragen: Wenn Sport prinzipiell gut für die Psyche und protektiv gegen Depressionen wirkt, wie verhält es sich dann bei professionellen Sportlern? Tatsächlich scheint es, dass »zu viel« Sport auch nicht gesund ist [598]. Offenbar haben Profisportler zumindest nicht seltener an Depressionen zu leiden als Amateursportler [599, 600]. Aber nicht jede Sportart ist gleich. Wer Individualsportarten ausübt, hat wohl ein größeres Depressionsrisiko als Teamsportler [601]. Dabei scheint der Umgang mit einer Niederlage eine größere Rolle zu spielen. So wurde bei Schwimmern eine höhere Depressionsrate beobachtet [602], während Rugby-Spieler seltener unter einer Depression litten, dafür aber mehr von Angst und Alkoholmissbrauch belastet waren [603].

8. Ernährung

In den letzten Jahren wurden wir mit Ratgebern und Artikeln in Zeitungen und Zeitschriften überschwemmt, die mit wichtigen Empfehlungen darüber aufwarteten, wie wir uns ernähren sollen. Zugegeben, je mehr ich mich mit diesem Thema beschäftigt habe, desto größer wurde mein schlechtes Gewissen bei dem Konsum bestimmter Nahrungsmittel.

Leider muss ich aber sagen, durchaus zu Recht. Mit der *nutritional psychiatry* kümmert sich ein eigenes Fachgebiet um die Verbindung Ernährung und psychische Gesundheit, die Datenlage ist mittlerweile sehr gut. Schließlich leuchtet es ein, dass unser Essverhalten auch bei unserer psychischen Gesundheit eine große Rolle spielt; nicht ohne Grund heißt es: »Du bist, was du isst.«

Wie ich in anderen Abschnitten ausgeführt habe, gibt es einen relevanten Zusammenhang zwischen der Depression und unserem Immunsystem, aber auch unserem Mikrobiom im Darm. Beides wird maßgeblich durch unsere Ernährung beeinflusst. Im Folgenden möchte ich Ihnen die aktuelle Datenlage vorstellen – aber nicht, um zu sagen: Das sollten Sie unbedingt essen, dann wird alles gut, oder das dürfen Sie auf keinen Fall essen, sonst fallen Sie irgendwann tot um. Vielmehr möchte ich Ihnen einen Eindruck vermitteln, auf was man bei der Ernährung achten kann, um seine Resilienz zu verstärken oder damit man weiß, dass man seine Ernährung zeitweise mit anderen gesünderen Interventionen in seinem Lebensstil – wie zum Beispiel Sport – kompensieren sollte.

Grundsätzlich ist aus vielen Studien und Metaanalysen über diese Studien erwiesen, dass eine nährstoffreiche Ernährung, wie z. B. die mediterrane Ernährung, das Erkrankungsrisiko für Depression senkt [604]. Dieser Zusammenhang besteht über die gesamte Lebensspanne, also auch bei Kindern und Jugendlichen, und bleibt auch bestehen, wenn man relevante andere Faktoren korrigiert [219, 605, 606]. Es gibt sogar Studien, die einen Zusammenhang zwischen den Generationen aufzeigen, nämlich den Effekt der Ernährung der Mutter auf die psychische Gesundheit ihrer Kinder [607].

Auf der anderen Seite konnte gezeigt werden, dass eine Ernährung mit sogenannten hochverarbeiteten Lebensmitteln das Risiko für depressive Symptome deutlich erhöht [608]. Wenn nun dieser Zusammenhang bekannt ist, kann ich eine angepasste Ernährung auch als Therapie nutzen? Auch dies wurde bereits mehrfach untersucht. Und tatsächlich, in diesen Studien erhielten depressive Patienten eine mediterrane Diät sowie zuweilen eine Omega-3-Fettsäuren-Ergänzung, was zu einer deutlichen Besserung der depressiven Beschwerden führte [219, 609]. Zeitgleich wurde dokumentiert, dass die Ernährungsumstellung dem Gesundheitssystem Geld sparte, allein durch die Verbesserung der depressiven Beschwerden [610, 611].

Wie aber schafft es die mediterrane Ernährung, unsere psychische Gesundheit zu verbessern und die depressiven Beschwerden zu lindern? Ein wesentlicher Mechanismus scheint die antientzündliche Wirksamkeit zu sein [219, 612]. Die mediterrane Ernährung ist reich an Komponenten, die Entzündungsreaktionen eindämmen oder mildern können, wie z. B. die schon genannten Omega-3 Fettsäuren oder Polyphenole aus Blaubeeren und Kurkuma. Das wirkt sich nützlich aus, wenn das Immunsystem wie in der Depression hochgefahren ist [219, 612].

Ein weiterer Mechanismus ist der oxidative Stress. Gerade auf Zellebene konnten bei der Depression erhöhte Marker für oxidativen Stress gefunden werden [613, 614]. Die Ernährung kann diesen oxidativen Stress nun verstärken – wie mit der klassisch westlichen Ernährung – oder abmildern – etwa durch eine nussreiche Ernährung mit den Vitaminen C und E [612].

Unser Darm-Mikrobiom scheint bei der Depressionsentstehung auch eine nicht unwichtige Rolle zu spielen, wie ich bereits oben ausgeführt habe. Da unser Mikrobiom mit das erste System unseres Körpers ist, das mit der Nahrung in Kontakt kommt, liegt es nahe, dass bestimmte Mechanismen auch hier eine Rolle spielen. Aus Tierversuchen weiß man, dass eine Veränderung der Nahrung Auswirkungen auf die Bakterienstämme im Darm haben und dies Verhaltensänderungen hervorruft. So erhöhte eine westliche Ernährung mit hohem Fettanteil das Verhältnis der Bakterien Firmicutes und Bacteroides und führte zu einem depressionsähnlichen Verhalten [615, 616]. Dagegen konnte eine Nahrungsergänzung mit präbiotischen Komponenten eine durch Stress verursachte Reduktion der Bakterienstämme Bifidobacterium und Lactobacillus umkehren und normalisieren [617].

Auch auf die Stress-Hormon-Achse hat unsere Nahrung einen Einfluss. Studien zeigten, dass Vitamin C, aber auch Omega-3-Fettsäuren oder dunkle Schokolade die Cortisolspiegel senken können [612]. In verschiedenen Kapiteln habe ich die Wirkung des Stresses und der Depression auf den Hippocampus beschrieben und wie Medikamente oder auch Sport diese Veränderungen rückgängig machen können. Die Ernährung stellt nun eine weitere Möglichkeit dar, Einfluss auf die Nervenzellen im Hippocampus zu nehmen, im positiven wie im negativen Sinne. Eine westliche Ernährung mit einem hohen Fett- und Zuckeranteil stört eine positive Entwicklung der neuronalen Zellen im Hippocampus und beeinträchtigt kognitive Funktionen. Dagegen können Ernährungskomponenten wie Omega-3-Fettsäuren, Vitamine oder Probiotika, aber auch Polyphenole aus grünem Tee, Blaubeeren und Kakao stressbedingte Umbauvorgänge des Hippocampus wieder rückgängig machen [612].

Die meisten Interventionsstudien haben eine mediterrane Ernährung untersucht. Das soll aber nicht bedeuten, dass dies die einzige vernünftige Ernährung ist. Im Gegenteil, grundsätzlich lässt sich festhalten, dass eine Ernährung, die vollwertige und nicht verarbeitete Komponenten enthält, also eine ursprüngliche Ernährung, die antientzündlich wirkt, gute Effekte auf unsere psychische Gesundheit hat. Daher sollten ernährungsmedizinische Empfehlungen auch ethische, spirituelle und religiöse Aspekte, Allergien sowie persönliche Vorlieben berücksichtigen. Außerdem sollte Nachhaltigkeit in Bezug auf unser Klima und unsere zur Verfügung stehenden Ressourcen eine Rolle spielen, was auch von der EAT-Lancet-Kommission, deren Konzept für Landwirtschaft und Ernährung sowohl die Gesundheit der Menschen als auch der Erde, auf der sie leben, schützen soll, in ihren Leitlinien mit aufgenommen wurde [618].

Wie verhält es sich mit Nahrungsergänzungsmitteln? Die World Federation of Societies of Biological Psychiatry (WFSBP) hat hierzu eine Stellungnahme veröffentlicht [619]. Grundsätzlich sollte einer Ernährung, die ausgewogen ist und die hier beschriebenen Aspekte berücksichtigt, der Vorzug gegeben werden. In bestimmen Situationen, in denen eine solche Ernährung nicht möglich ist, können Nahrungsergänzungsmittel aber hilfreich sein [586, 619].

Um es kurz zusammenzufassen: Die Studienlage empfiehlt eine möglichst ursprüngliche Ernährung mit unverarbeiteten Lebensmitteln, einem hohen Gemüse- und Nussanteil, vollwertigem Getreide, Fisch, Omega-3-Fettsäuren und Olivenöl; dabei sollten möglichst wenig rotes Fleisch und Zucker konsumiert werden [586].

9. Natur als Therapie: Waldbaden

Waren Sie schon mal im Wald? Vermutlich ja. Wie hat es Ihnen dort gefallen? Wie haben Sie sich gefühlt? Seit der im Ausgang des 18. Jahrhunderts einsetzenden Industrialisierung haben wir uns immer weiter von der Natur entfernt. Wir verbringen die wenigste Zeit draußen, geschweige denn im Wald. Im Kapitel »Stress and the City« habe ich Ihnen beschrieben, welchen Einfluss das Stadtleben auf uns hat, aber auch, welche Effekte eine natürliche Umgebung bieten, um diese schädlichen urbanen Auswirkungen wieder zu beheben. Wir können also festhalten, dass Natur einen heilsamen Einfluss auf uns hat, insofern ist es nur konsequent, Natur auch »auf Rezept« zu verschreiben ...

Worum geht es beim Waldbaden? Der Begriff wird manchmal missverstanden, es hat nichts damit zu tun, in einem Waldteich baden zu gehen, und ebenso wenig mit Esoterik. Waldbaden ist ein Teil der japanischen traditionellen Medizin. Überträgt man den zugrunde liegenden japanischen Begriff *shinrin yoku*, dann bedeutet es, mit fünf Sinnen achtsam in den Wald einzutauchen.

Im Wald werden viele unangenehme Umwelteinflüsse von uns ferngehalten oder zumindest abgeschwächt. Wir werden vor einer direkten Sonneneinstrahlung, vor Hitze, aber auch Kälte geschützt. Auch Lärm, starke Niederschläge und Windgeschwindigkeiten werden abgemildert. Die Luftfeuchtigkeit ist erhöht, Sauerstoff wird produziert, und es findet ein Gasaustausch mit biogenen volatilen organischen Komponenten wie Isopren von Laubbäumen und Terpenen und Terpenoiden aus Nadelbäumen statt. Zusammengefasst ist es ein schonendes Waldklima mit angenehmem Licht, gemäßigter Temperatur, harmonischen Geräuschen und »würziger« Luft. Verständlicherweise kommen viele Untersuchungen zum Waldbaden aus Japan. Zum Beispiel wurde in Feldexperimenten mit 280 Teilnehmern in 24 Wäldern der Aufenthalt dort gegenüber dem in der Stadt verglichen. Das Verweilen

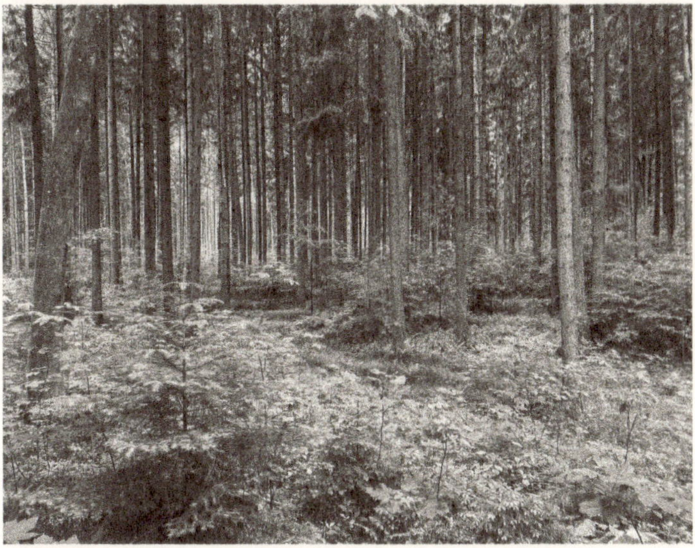

Im Waldkindergarten meines Sohnes.

im Wald führt zu einer Reduktion der Herzfrequenz, des Blutdrucks und des Cortisolspiegels, auch die psychische Verfassung besserte sich deutlich [620, 621]. Und in einer Studie mit 498 Teilnehmern zeigte sich nach 2,5 Stunden Waldbaden eine signifikante Abnahme von depressiven Symptomen und feindlich-gereizten Gefühlen [622]. Dies war besonders deutlich, je gestresster die Teilnehmer sich vor Beginn des Waldbadens gefühlt hatten [622].

Waldbaden lässt sich in eine stationäre Krankenhausbehandlung integrieren. In einem psychiatrischen Krankenhaus in Polen z. B. profitierten depressive Patienten während ihres stationären Aufenthaltes davon [623]. In einer anderen Studie erhielten depressive Patienten eine kognitive Verhaltenstherapie entweder im Krankenhaus oder im Wald. Die Verhaltenstherapie zwischen den Bäumen schien effektiver zu sein, die depressiven Beschwerden besserten sich in dieser Gruppe deutlich schneller [624]. Ein Waldprogramm wirkte sich in einer anderen Studie auch sehr nützlich auf die depressiven

Symptome bei Patienten mit einer Alkoholabgängigkeit aus [625].

Sie sehen, mittlerweile gibt es schon zahlreiche Studien, die den Aufenthalt im Wald oder das Waldbaden untersucht haben. In einer Übersicht über 28 Studien wurden signifikante Verbesserungen von Parametern des Herz-Kreislauf-Systems, des Stoffwechsels sowie des Immunsystems gefunden [626]. Auch konnten deutliche Verbesserungen bei depressiven und ängstlichen Symptomen beobachtet werden [626]. Eine weitere Übersichtsarbeit und Metaanalyse über elf systematische Arbeiten und 131 Studien bestätigte die substanziellen Verbesserungen im Herz-Kreislauf-System, im Immunsystem und in der Psyche [627]. Bezogen auf einzelne Erkrankungen ergaben sich positive Effekte des Waldbadens bei Patienten mit Depression, Angst und hohem Blutdruck [628-632].

Der Aufenthalt im Wald bzw. das Waldbaden als Intervention führt offensichtlich zu einer Reihe an Verbesserungen unserer körperlichen Vorgänge. Aber was genau wirkt nun im Wald? Das versuchten wiederum verschiedene Studien herauszufinden. Wir wissen ja, dass Sport und Bewegung helfen. Nun könnte es sein, dass nur die Bewegung den Effekt des Waldbadens ausmacht. Eine spannende Studie untersuchte körperliche Parameter wie die Lungenfunktion bei Teilnehmern über 60 Jahre, die in London einen zweistündigen Spaziergang entweder in der belebten Oxford Street oder im Hyde Park unternahmen. Die Spaziergänger im Park wiesen danach die deutlich besseren Lungenfunktionswerte auf [633]. Es ist also nicht egal, wo wir uns bewegen. Weitere Studien untersuchten die unterschiedlichen Komponenten des Waldes bzw. des Waldbadens [634]. Visuelle Effekte scheinen dabei ebenfalls eine Rolle zu spielen, so kann bereits das Anschauen eines Waldbildes den Blutdruck senken. Auch der typische Holzgeruch verbessert den Blutdruck, und taktile Effekte wie das Berühren von Blättern oder Rinde lösen positive Gefühle aus [634]. Eine andere Studie untersuchte die Wirkung von pflanzeneigenen Schutzsubstanzen – den Phytonziden – der Hinoki-Scheinzypresse, wenn sie in einem Zimmer vernebelt werden. Unter dieser Maßnahme sank der Noradrenalinspiegel und verbesserten sich immunologische Funktionen [635].

Aus eigener Erfahrung kann ich hier auch berichten: Seit 2020 bieten wir Waldbaden in unserer psychosomatischen Klinik an. Unsere entsprechende Therapiegruppe geht für etwa zwei Stunden in einen nahe gelegenen Wald, zentrale Elemente sind in dieser Zeit, absichtslos und achtsam zu schlendern und mit allen Sinnen in den Wald einzutauchen. Dabei geht es nicht nur um Entspannung, sondern auch darum, das Körpergefühl mit den Erfahrungen des Waldes zu verbinden: um Rasten und auch Staunen darüber, was wir im Wald an Geräuschen und Licht, an der Baum- und Pflanzenwelt vorfinden. Achtsamkeitsübungen wie achtsames Atmen werden integriert. Unsere Patienten berichten durchwegs von einer sehr positiven Erfahrung, die sie für den weiteren psychotherapeutischen Verlauf inspiriert.

10. Freunde und Beziehungen

Einsamkeit ist sehr belastend. Dabei kann man sie nicht richtig objektiv messen, es ist eher eine Diskrepanz zwischen den sozialen Kontakten, die jemand gerne hätte, und den Kontakten, die er wirklich hat [636]. Auf der anderen Seite kann man sich auch in Freundschaften und Beziehungen einsam fühlen [637]. Es gibt eine bidirektionale Verbindung zwischen Einsamkeit und Depression.

Einsamkeit erhöht das Risiko, depressiv zu werden, auf der anderen Seite habe ich ein zehnfach erhöhtes Risiko, einsam zu werden, wenn ich depressiv bin [638, 639]. Einsamkeit erhöht das Suizidrisiko sogar um das 17-Fache [640]. Somit gibt es viele Gründe, die gegen Einsamkeit sprechen bzw. für das Eingehen neuer Kontakte und Beziehungen. Verschiedene Interventionen werden von Experten empfohlen: 1.) soziale Fertigkeiten verbessern; 2.) auf bereits existierende soziale Unterstützung zurückgreifen; 3.) Möglichkeiten für neue soziale Kontakte finden und 4.) sogenannte Denkfehler bzw. automatische negative Gedanken verändern [641].

Der letzte Punkt scheint der vielversprechendste zu sein, da gerade in der Depression Selbstvertrauen und Selbstwert auf einem Tiefpunkt angelangt sind. Die Vorstellung, andere könnten etwas mit einem unternehmen wollen oder würden einen interessant finden, ist in der Depression oft absurd. An diesen Gedanken lässt sich gut arbeiten, um dann wieder alte Kontakte zu reaktivieren oder neue aufzubauen.

Prinzipiell sind auch Social Media eine Option. Es gibt Untersuchungen, die zeigen, dass positive soziale Interaktionen und soziale Unterstützung auf Social-Media-Plattformen mit einer Abnahme an Depression und Angst und negative Interaktionen und soziale Vergleiche eher mit einer Zunahme an Depression und Angst zusammenhängen [642]. Schaut man sich die multidimensionale Natur der Social-Media-Nutzung an, so zeigt sich doch ein signifikanter Zusammenhang zwischen der Zeit, die man dort verbringt, und der Ausprägung der depressiven Symptome. Insbesondere problematischer Konsum von Social Media ist stark mit depressiven Symptomen assoziiert [643]. Er ist gekennzeichnet von psychologischen Merkmalen und Verhaltensweisen von Abhängigkeit sowie einem Zwang, Social Media trotz der potenziellen negativen Konsequenzen zu nutzen.

Eigentlich liegt es auf der Hand, aber auch Studien zeigen, dass soziale Unterstützung die psychische Gesundheit fördert [644]. Soziale Unterstützung mit regelmäßigen Kontakten zu Freunden, Familienangehörigen, aber auch Mitarbeitern des Gesundheitswesens senkt die Stressbelastung und stärkt gesundheitsförderndes Verhalten [645]. Dies hat sogar einen wesentlichen Einfluss auf die Lebenserwartung. Eine Metaanalyse über 148 Studien mit über 300 000 Teilnehmern ergab, dass über alle Altersgruppen, Geschlechter und Ethnien hinweg starke soziale Bindungen mit einer höheren Chance, länger zu leben, verbunden waren [646]. Starke Sozialkontakte steigerten die Überlebenswahrscheinlichkeit um mehr als 50% [646].

Die Harvard Study of Adult Development begann im Jahr 1938 [647]. Sie untersuchte und begleitete drei Generationen aus bestimmten Familien über 80 Jahre lang. Alle zwei Jahre wurden den Teilnehmern Fragebögen zugeschickt, alle fünf Jahre erhielten die Forscher Einsicht in die Patientenakten, und alle 15 Jahre trafen sich die Wissenschaftler zu einem persönlichen Interview mit den Teilnehmern, um sich Notizen zu deren Verhalten und Aussehen zu machen. In den 80 Jahren wurden auch unzählige Ergebnisse aus Blutproben gesammelt, einschließlich der DNA, aber auch weitere klinische Daten wie EKGs oder MRT-Bilder. Durch Fragebögen und Befragungen wurden die Lebensgeschichten, Verhaltensweisen und Gewohnheiten der Teilnehmer genau dokumentiert. Die Forscher hatten somit Einblick auch in ganz intime Angelegenheiten wie die Zufriedenheit mit Ehe und Arbeit, Konfliktlösungen, den Umgang mit Eltern, Scheidung und Tod, politische und spirituelle Überzeugungen sowie Alkohol- und Nikotinkonsum. Auch wurden Kontakte zu Freunden, Hobbys und Freizeitbeschäftigungen erfasst.

Als die Forscher dann wissen wollten, was die Menschen am glücklichsten machte, kam nicht überraschend heraus, dass es nicht Geld war und auch nicht Karriere. Auch die Aspekte gesunde Ernährung und sportliche Betätigung, die ich Ihnen oben nahegelegt habe, waren es nicht, obgleich sie für die Gesundheit grundsätzlich auch hier wichtig waren. Doch für ein glückliches und zufriedenes Leben waren die sozialen Kontakte und innigen, starken Beziehungen am wichtigsten [647].

Mein Angehöriger ist depressiv, wie kann ich helfen?

Wie würden Sie es sich wünschen, dass Ihre Angehörigen auf Ihre Erkrankung reagieren? Diese Frage haben wir mit dem Chiemseer Bündnis gegen Depression e. V. immer wieder gestellt. Die Antworten ähneln einander sehr: zuhören, Respekt zeigen, akzeptieren, einfach nur da sein, das waren die häufigsten. Umgekehrt werden wir in der Klinik immer wieder von Angehörigen gefragt, was man tun, was man beachten solle.

Grundsätzlich ist es erst einmal wichtig, die Depression als das anzuerkennen, was sie ist – eine Erkrankung. Es ist nicht Faulheit, nicht böser Wille, keine Befindlichkeit, kein Charakterzug, es ist einfach eine Erkrankung, nicht mehr und nicht weniger. Deswegen sind folgende Ratschläge oder Aufforderungen nicht zielführend, sondern machen die Sache nur noch schlimmer:

- Reiß dich mal zusammen!
- So schlimm ist es doch nicht.
- Ich kenne jemanden, dem geht es noch viel schlechter als dir (und der stellt sich nicht so an …).
- Schlaf dich doch mal aus.
- Nimm mal Urlaub, fahr weg.

Das Deutschland-Barometer Depression, eine repräsentative Befragung von 5000 Menschen im Auftrag der Stiftung Deutsche Depressionshilfe und Suizidprävention, ermittelt die Auswirkungen der Depression auf wichtige Lebensbereiche [648]. In einer Erhebung wurde 2018 gezeigt, dass fast drei Viertel der Befragten während einer Depression keine Verbundenheit mehr mit ihren Mitmenschen empfanden. Somit kam es häufig zu Problemen in der Partnerschaft, was bei immerhin 45% zu einer Trennung geführt hat. 84% der Betroffenen gaben an, sich vom Partner unverstanden gefühlt und Vorwürfe erhalten zu haben. Dafür entwickeln 73% der jeweiligen Partner Schuldgefühle gegenüber dem Betroffenen und fühlen sich verantwortlich für dessen Erkrankung und Genesung [648].

Die Schwierigkeit liegt darin, dass man die Depression nicht sehen kann. Ein Beinbruch ist »einfacher«, für jeden ersichtlich, und manche dürfen sich auf dem Gips verewigen und ihren guten Wunsch oder einfach nur ihren Namen darauf schreiben. Das geht bei der Depression nicht. Die meisten wissen gar nicht, was Depression überhaupt ist, weder die Betroffenen noch ihre Angehörigen. Viele Erkrankte fühlen sich stigmatisiert oder haben davor Angst, stigmatisiert zu werden, also sagen sie ihren Angehörigen oder Kollegen erst mal nichts. Sie haben das Gefühl, an ihrem Zustand selbst schuld zu sein, möchten daher niemandem zur Last fallen und erlauben es sich nicht, Hilfe anzunehmen. Manchmal sind sie davon überzeugt, dass jemand wie sie keine Hilfe verdient hat. Außerdem leiden sie typischerweise unter Hoffnungslosigkeit, sie denken, dass es keinen Zweck hat, Hilfe anzunehmen, denn es wird sowieso nicht besser.

Was sollten Sie als Angehöriger also tun? Grundsätzlich ist es erst mal hilfreich, Verständnis zu signalisieren. Dies gelingt am besten, wenn man sich selbst über Depression informiert. Es ist gut, für den Betroffenen da zu sein, nicht, um gute Ratschläge zu erteilen, sondern wirklich einfach nur da zu sein. Es hilft nicht, über Beschwerden zu diskutieren oder gerade bei körperlichen Beschwerden diese auf die Psyche zu schieben. So hilft es, wenn Ihr Angehöriger Schmerzen hat und es zumindest keinen sichtbaren Grund für diese Schmerzen gibt, ihm nicht, wenn Sie sagen: Ist nicht so schlimm, ist nur psychisch. Die Schmerzen sind ja trotzdem da, sie werden nicht anders empfunden als Schmerzen, die von einer Wunde oder einem anderen körperlichen Problem herrühren. Häufig ist man in der Depression die ganze Zeit angespannt, und wenn nun die Muskeln die ganze Zeit angespannt sind und auf die Nerven drücken, dann schmerzt es irgendwann ordentlich. So ähnlich verhält es sich auch mit anderen körperlichen Beschwerden wie Übelkeit oder Verdauungsschwierigkeiten. Einen Ratschlag sollten Sie aber doch geben, nämlich einen Arzt oder Psychotherapeuten aufzusuchen.

Die Depression kann man behandeln, sie hat prinzipiell eine gute Prognose, aber natürlich nur, wenn die richtige Behandlung eingeleitet wird. Bieten Sie doch Ihrem Angehörigen an, für ihn einen Termin auszumachen und ihn zu begleiten. Manchmal gestaltet sich dies aber schwierig, der Besuch bei einem Facharzt für Psychiatrie oder einem Psychotherapeuten wird von manchen mit großer Sorge oder sogar Furcht begleitet – allerdings zu Unrecht. Eine Möglichkeit wäre es dann, erst mal zum Hausarzt zu gehen. Viele Hausärzte kennen sich gut in der Behandlung der Depression aus, in manchen Gegenden sind sie sogar die Einzigen, weil der nächste Facharzt kilometerweit weg ist. Wenn Ihr Angehöriger strikt verneint, dass es auch nur in die psychische Richtung gehen könnte, Sie aber den starken Verdacht auf eine Depression haben, raten Sie ihm doch, den Hausarzt mal aufzusuchen, um ihn wegen des schlechten Schlafs zu fragen.

Haben Sie das Gefühl, dass Ihr Angehöriger gefährdet ist, sich etwas anzutun? Wie ich Ihnen im zweiten Kapitel beschrieben habe, ist Suizid eine mögliche Folge der Depression, die man immer auf dem Schirm haben sollte. Nun ist es als Laie natürlich schwierig herauszufinden, wie groß die Gefahr in der Situation wirklich ist. Gab es Hinweise? Hat Ihr Angehöriger schon seine Angelegenheiten geordnet, oder hat er

Wertgegenstände verschenkt? Ist er sehr hoffnungslos und sieht gar keinen Sinn mehr im Leben?

Sie sollten ihn offen fragen, ob er Suizidgedanken oder -absichten hat. Mit dieser Frage können Sie nichts falsch machen. In der Regel ist sie eine Entlastung, die Betroffenen sind erleichtert, endlich darüber reden zu können. Denn Suizidalität ist noch mal mehr stigmatisiert als Depression.

Wenn Ihr Angehöriger gefährdet ist oder Sie es zumindest nicht ausschließen können, sollten Sie mit ihm die Notfallambulanz in einer psychiatrischen Klinik aufsuchen. Hier kann man sich 24 Stunden am Tag an sieben Tagen in der Woche vorstellen. Sollte Ihr Angehöriger aber nicht mehr im Gespräch erreichbar und nicht bereit sein, gemeinsam Hilfe aufzusuchen, dann sollten Sie zu seinem Schutz sofort einen Notarzt verständigen und bis zu dessen Eintreffen bei Ihrem Angehörigen bleiben. Der Notarzt wird dann die Suizidalität prüfen und je nach Schwere der Suizidgedanken eine Einweisung in eine psychiatrische Klinik vornehmen.

Ein weiterer Punkt: Haben Sie Geduld! Leider muss jeder der Beteiligten bei dieser Sache Geduld haben. Der Patient, der Behandler und der Angehörige. Das Gehirn ist sehr langsam in seiner Regenerationsfähigkeit und braucht Zeit. Egal, ob man Antidepressiva oder Psychotherapie erhält, beide Behandlungsoptionen brauchen Zeit. Aber auch wenn es dauert, es geht vorbei! Es ist nur eine Episode, die wieder ausheilt. doch bis dahin muss man damit klarkommen, nicht wirklich etwas tun zu können. Diese Gefühle von Hilflosigkeit oder Kontrollverlust sind für manche sehr schwer zu ertragen.

Hilfreich ist auch, sich mit anderen Angehörigen auszutauschen. Plötzlich ist man nicht mehr allein, sondern trifft auf Menschen, denen es genauso geht, Menschen mit den gleichen Ängsten und Nöten, mit Gefühlen von Schuld oder Hilflosigkeit. Wichtig ist auch, sich selbst etwas Gutes zu tun. Auch wenn Ihr Angehöriger erkrankt ist, heißt das nicht, dass Sie selbst nicht fröhlich sein dürfen. Im Gegenteil, Ihr Angehöriger hat nichts davon, wenn Sie sich alle positiven Dinge im Leben verwehren und plötzlich den ganzen Stress nicht mehr kompensieren können. Dann haben plötzlich auch Sie ein Risiko, depressiv zu werden. Deshalb ist es wichtig, auf sich zu achten und zu versuchen, angenehme Aktivitäten fest einzuplanen. Manchmal kann es sein, dass es trotzdem nicht reicht, dass alles zu viel wird, dann wäre es gut, wenn auch Sie professionelle Hilfe in Anspruch nehmen würden.

Für Angehörige gibt es verschiedene Möglichkeiten im Internet, sich zu informieren oder Kontakt mit anderen aufzunehmen. Die Stiftung Deutsche Depressionshilfe bietet ein umfängliches Informationsangebot, unter anderem auch ein Diskussionsforum für Betroffene und deren Angehörige:
https://www.diskussionsforum-depression.de

Die Initiative Familiencoach der AOK richtet sich gezielt an Angehörige. Es ist ein Onlineangebot, kostenfrei und anonym zugänglich, in dem in fünf Trainingsbereichen wichtige Themen angesprochen werden. Zunächst werden im »Depression und Alltag«-Bereich grundlegende Informationen und Tipps für den Alltag vermittelt. Im Bereich »Selbstfürsorge« geht es darum, sich selbst nicht zu vergessen und fürsorglich mit sich selbst umzugehen. Der Bereich »Beziehung stärken« gibt Ratschläge, wie die Beziehungsgestaltung in einer schwierigen Situation gelingen kann. Im Bereich »Was muss ich wissen?« erfährt man die grundlegenden Informationen wie Ursache, Beschwerden und Behandlungsmöglichkeiten. Der letzte Trainingsbereich »Depression im Alter« bearbeitet speziell die Bedürfnisse von älteren Betroffenen:
https://depression.aok.de

Seit fast 40 Jahren gibt es auch den Bundesverband der Angehörigen psychisch erkrankter Menschen (BApK) e. V. Er tritt ein für eine engagierte Selbsthilfe und setzt sich für eine kontinuierliche Verbesserung der Situation psychisch erkrankter Menschen und ihrer Familien ein:
https://www.bapk.de/der-bapk.html

Wer hilft mir?

Die Depression ist behandelbar. Die Prognose ist in der Regel gut. Mit dieser Aussage beginne ich mein Buch, und siezieht sich wie ein roter Faden durch. Die Frage ist jetzt, wer kann mich behandeln? Hier folgen verschiedene Fachdisziplinen, die ähnlich klingen, aber doch unterschiedlich behandeln:

Die Fachärztin bzw. der Facharzt für Psychiatrie und Psychotherapie:
Nach dem Medizinstudium schließt sich die Facharztausbildung für das Fach »Psychiatrie und Psychotherapie« an. Man ist also Arzt, spezialisiert auf psychische Erkrankungen. Es ist somit eine ärztliche Behandlung, es können Medikamente verschrieben werden, es kann aber auch psychotherapeutisch behandelt werden.

Die Fachärztin bzw. der Facharzt für Psychosomatische Medizin und Psychotherapie:
Nach dem Medizinstudium schließt sich hier die Facharztausbildung für das Fach »Psychosomatische Medizin und Psychotherapie« an. Die Spezialisierung erfolgt ähnlich wie beim Facharzt für Psychiatrie auch auf psychische Erkrankungen, wobei die Psychotherapie hier einen größeren Stellenwert einnimmt und die körperlich-seelischen Wechselwirkungen fokussiert werden. Da es eine ärztliche Behandlung ist, können auch Medikamente verschrieben werden.

Psychologische Psychotherapeutin bzw. psychologischer Psychotherapeut:

In dieser Berufsgruppe schließt sich nach dem Studium der Psychologie eine staatlich geregelte klinische Ausbildung/Weiterbildung an. Die Behandlung erfolgt mit der Psychotherapie. Um mit den gesetzlichen Krankenkassen abrechnen zu können, muss zusätzlich noch eine Zulassung erworben werden.

Diese drei Berufsgruppen können die Psychotherapie, sofern sie in einem der Richtlinienverfahren Verhaltenstherapie, systemische Therapie und tiefenpsychologisch fundierte Psychotherapie erfolgt, mit den gesetzlichen Krankenkassen abrechnen. Bei den privaten Krankenkassen kommt es auf die einzelnen Verträge an.

Die Hausärztin/der Hausarzt:

Meist sind sie die erste Stelle, an die sich Patienten wenden. Sie kennen ihre Patienten oft schon sehr lange, manchmal sogar schon als Kind und behandeln oft die ganze Familie. Einige Hausärzte nehmen regelmäßig an psychiatrischen Weiterbildungen teil und können Depressionen somit auch behandeln.

Es gibt nun unterschiedliche Behandlungssettings: ambulant, tagklinisch bzw. teilstationär oder stationär. Für die Wahl des Behandlungssettings ist der Schweregrad der Depression entscheidend, unter Berücksichtigung des Patientenwunsches. Ist die Depression schwer ausgeprägt, liegen eventuell noch psychotische Symptome oder Suizidgedanken vor, sollte die Behandlung stationär in einer Klinik erfolgen.

Ambulant:

Die Patienten können sich bei den oben genannten Berufsgruppen ambulant vorstellen, es wird nach einer ausführlichen Diagnostik eine psychotherapeutische und/oder medikamentöse Behandlung eingeleitet, durchgeführt und überwacht. Die Psychotherapie kann im Einzel oder in der Gruppe stattfinden, sie dauert üblicherweise 50 Minuten. Die Psychotherapie wird als Kurz- oder Langzeittherapie angeboten. Die gesetzliche Krankenversicherung genehmigt zunächst eine festgelegte Anzahl an Therapiestunden, das sogenannte Stundenkontingent. Die Kurzzeittherapie dauert nicht länger als 25 Therapiesitzungen mit jeweils 50 Minuten, sie ist die häufigste Psychotherapie. Wenn eine Kurzzeittherapie nicht ausreicht, kann eine Langzeittherapie beantragt werden. Die Anzahl der Stunden hängt hier von dem Verfahren ab. So sind es bei der kognitiven Verhaltenstherapie 60 Therapiesitzungen, bei der tiefenpsychologisch fundierten Psychotherapie auch 60, bei der systemischen Therapie 36 und der analytischen Psychotherapie 160.

Tagklinik für Psychiatrie/Tagklinik für Psychosomatische Medizin und Psychotherapie:
In diesem Behandlungssetting erhalten die Patienten neben der eigentlichen psychotherapeutischen und/oder medikamentösen Behandlung zusätzliche Behandlungsbausteine wie zum Beispiel Entspannungs- und Achtsamkeitsgruppen, Ergotherapie, Kunsttherapie oder auch soziales Kompetenztraining. Die Psychotherapie erfolgt meist im Einzel und in der Gruppe. Sie simuliert ein wenig einen Arbeitsalltag, der Patient geht morgens in die Tagklinik, und nach dem Therapieprogramm geht er am späten Nachmittag wieder nach Hause. Dies hat den Vorteil, dass der Patient nicht aus seinem Umfeld herausgenommen ist, sondern noch bei seiner Familie sein und zu Hause schlafen kann. Die Behandlungsdauer richtet sich nach der Schwere der Erkrankung, dies kann zwischen vier und sechs Wochen variieren, könnte aber auch einige Wochen in Anspruch nehmen.

Klinik für Psychiatrie und Psychotherapie/Klinik für Psychosomatische Medizin und Psychotherapie/Allgemeinkrankenhaus mit entsprechender Fachabteilung:

Bei einer schweren depressiven Episode bzw. einer Depression, die ambulant oder teilstationär nicht ausreichend behandelt werden konnte, sollte eine stationäre Behandlung erfolgen. Außerdem sollte eine Aufnahme erwogen werden, wenn die Gefahr einer Chronifizierung im Raum steht, der Patient isoliert ist, wenn schwere psychosoziale Faktoren vorliegen und die äußeren Lebensumstände eine Genesung behindern. Auch eine schwere zusätzlich bestehende körperliche Begleiterkrankung kann für eine stationäre Aufnahme sprechen. Die oben genannten Berufsgruppen können eine Krankenhauseinweisung verordnen. In der stationären Behandlung erfolgt die leitliniengerechte Behandlung medikamentös und/oder psychotherapeutisch. Die Behandlungsdauer richtet sich nach der Schwere der Erkrankung und dem Therapiefortschritt. Unter sechs Wochen ist kaum mit einer nennenswerten Verbesserung zu rechnen, in Einzelfällen ist eine Behandlung für einige Wochen notwendig. Die Psychotherapie wird im Einzel und in der Gruppe durchgeführt. Zusätzlich gibt es noch weitere Therapiebausteine wie Entspannungs- und Achtsamkeitsverfahren, Ergotherapie, Kreativverfahren wie Kunst-, Tanz- und Musiktherapie, Sportgruppen sowie soziales Kompetenztraining. In manchen Kliniken findet sich ein weiteres Angebot, etwa eine tiergestützte Therapie, therapeutisches Gärtnern und vieles mehr. In unserer Klinik im Medical Park Chiemseeblick bieten wir z. B. therapeutisches Klettern, therapeutisches Segeln und Waldbaden an. Außerdem haben wir eine LEGO-Gruppe und Therapiehunde.

Selbsthilfegruppen:

Diese Gruppen bieten die Möglichkeit, mit anderen Betroffenen ins Gespräch zu kommen. Meist sind sie selbst organisiert, manchmal gibt es aber auch organisierte Selbsthilfezentren. Gemeinschaftliche Unterstützung und Vertrautheit stehen im Mittelpunkt. Hier können Erfahrungen ausgetauscht und gegenseitiges Verständnis auf- und entgegengebracht werden. Gemeinsam Mut zusprechen und Trost spenden hilft vielen in der Krankheitsverarbeitung. Naturgemäß ist der Austausch mit Betroffenen weder durch Experten noch durch Angehörige ersetzbar. Man fühlt sich verstanden, weil die anderen das Gleiche durchmachen wie man selbst. Man ist also nicht allein mit der Erkrankung. Weil Selbsthilfegruppen nachweislich die Selbsthilfe (wie im Namen verankert) und die Selbstwirksamkeit stärken, wird der Besuch der Gruppen auch in der Depressions-Leitlinie empfohlen [429].

Nützliche Adressen

Befinden Sie sich in einer akuten Krise?

Wenden Sie sich bitte an Ihren behandelnden Arzt
oder Psychotherapeuten. Sie können sich
aber auch jederzeit an die nächste psychiatrische Klinik
oder an den Notruf wenden:
Notruf 112

Rund um die Uhr können Sie auch
die Telefonseelsorge kostenfrei anrufen:
0800 111 0 111 oder 0800 111 0 222

Wie finde ich eine Psychotherapeutin, einen Psychotherapeuten? Psychotherapeutenkammern gibt es in jedem Bundesland, mit Ausnahme der Ostdeutschen Psychotherapeutenkammer, die für mehrere Bundesländer zuständig ist. Auf den Internetseiten der Landespsychotherapeutenkammern kann dann in den jeweiligen Postbezirken gesucht werden. Die

Bundespsychotherapeutenkammer hat den Patientenratgeber *Wege zur Psychotherapie* in mehreren Sprachen herausgegeben, der die einzelnen Schritte auf dem Weg zur Behandlung eingehend beschreibt. Diesen kann man auf der Seite der Bundespsychotherapeutenkammer herunterladen:
https://www.bptk.de/ratgeber/wege-zur-psychotherapie/

Eine weitere Möglichkeit der Suche nach Psychotherapeutinnen und Psychotherapeuten, aber auch nach Fachärztinnen und Fachärzte bietet die **Kassenärztliche Bundesvereinigung**. Sie hat den 116117-Terminservice eingerichtet. Hier lassen sich allerdings nur die Praxen finden, die mit den gesetzlichen Krankenkassen abrechnen, nicht die Privatpraxen:
https://www.116117-termine.de

Die **Nationale Kontakt- und Informationsstelle zur Anregung und Unterstützung von Selbsthilfegruppen (NAKOS)** hilft im Internet bei der Suche nach einer wohnortnahen Selbsthilfegruppe:
https://www.nakos.de

Der **Krisenchat** ist ein kostenlose Chatberatung für alle unter 25 Jahren. Hier lässt sich mit SMS oder Whatsapp jederzeit kostenlos und vertraulich chatten. Junge Menschen werden bei ihren Sorgen und Problemen unterstützt:
https://krisenchat.de

Jeder braucht mal Hilfe! Dies ist das Motto der **Telefonseelsorge**, die per Telefon aber auch im Internet erreichbar ist und Hilfe bei Sorgen und Problemen bietet:
0800 111 0 111
0800 111 0 222
https://online.telefonseelsorge.de

Die Stiftung Deutsche Depressionshilfe und Suizidprävention bietet ein kostenfreies **Info-Telefon Depression** an. Es

soll auf Anlaufstellen im Versorgungssystem hinweisen und bietet Informationen zur Depression einschließlich deren Behandlung:
0800/3 344 533
Sprechzeiten: Mo, Di, Do: 13:00–17:00 Uhr und Mi, Fr: 08:30–12:30 Uhr.

Das **Online-Forum Depression** ist ebenfalls ein Angebot der Stiftung Deutsche Depressionshilfe und Suizidprävention. Es bietet die Möglichkeit für Betroffene und Angehörige, sich anonym und kostenfrei auszutauschen:
https://www.diskussionsforum-depression.de

Die Webseite **Fideo des Diskussionsforum Depression e. V.** unter dem Dach der Stiftung Deutsche Depressionshilfe und Suizidprävention bietet eine Onlineplattform extra für Jugendliche ab 14 Jahre, um sich über Depression zu informieren und gegenseitig auszutauschen. Diese Webseite wird fachlich von einer Kinder- und Jugendpsychotherapeutin moderiert. In einem bestimmten Bereich finden auch die Familienangehörigen, Schulen oder Freunde Informationen:
https://fideo.de

Ein weiteres von der Stiftung Deutsche Depressionshilfe und Suizidprävention bereitgestelltes Werkzeug ist das **Online-Selbstmanagementprogramm iFightDepression Tool**. Hier erlernen Betroffene hilfreiche Bewältigungsstrategien im Umgang mit der Depression. Es ist kostenfrei und für Jugendliche ab 15 Jahren sowie Erwachsene konzipiert, und der Umstand, dass es ein begleitetes Onlineprogramm ist, macht es erforderlich, dass eine Ärztin/ein Arzt oder eine Psychotherapeutin/ein Psychotherapeut darin einführt und während des Absolvierens der einzelnen Komponenten begleitet.
https://www.deutsche-depressionshilfe.de/depression-infos-und-hilfe/wo-finde-ich-hilfe/selbstmanagement

Der **Familiencoach Depression** ist ein Angebot der AOK-Versicherung und soll Angehörigen in fünf Trainingsbereichen bei der Bewältigung des Alltags mit einem Betroffenen unterstützen:
https://depression.aok.de

Ausblick

Depression ist eine Erkrankung. Sie kann jeden von uns treffen. Glücklicherweise ist sie gut behandelbar. Wenn Sie diese Botschaften mitnehmen, hat sich mein Buch gelohnt. Die Depression ist keine neue Erfindung des gestressten, aber übersättigten Großstadtmenschen. Es gibt sie vermutlich, seit es Menschen gibt. Sie ist keine Frage der Befindlichkeit, des mangelnden Zusammenreißens oder von Trägheit, Faulheit und Motivationslosigkeit. Nein, sie ist eine Erkrankung – eine unsichtbare Erkrankung, das macht es für einen selbst – aber auch für andere – schwerer, sie zu begreifen und anzuerkennen. Deshalb versuchen manche, den Betroffenen lieber aus dem Weg zu gehen – aber genau das ist nicht in Ordnung. Depression ist nicht ansteckend, Betroffene haben es genauso wie jemand mit gebrochenem Bein oder Lungenentzündung verdient, von ihren Nächsten unterstützt zu werden. Die Forschung hat ganz klar gezeigt – wobei es ja eigentlich auf der Hand liegt –, dass soziale Unterstützung Betroffenen hilft, schneller wieder aus der Depression zu kommen, eine soziale Isolation wäre hingegen fatal. Soziale Bindungen sind wichtig, als Mensch sind wir soziale Wesen und auf die Kontakte mit anderen angewiesen, daher können gute soziale Verbindungen und soziale Interaktionen bis zu einem gewissen Grad auch vor einer psychischen Erkrankung schützen.

Die Behandlung sollte entsprechend dem Schweregrad der Depression erfolgen. Ist die Symptomatik leicht ausgeprägt, können schon unterstützende Maßnahmen, Apps auf dem Smartphone oder auch der Kontakt zu Selbsthilfegruppen helfen. Bei einer mittelgradigen Ausprägung sollte entweder eine Psychotherapie oder eine Medikation mit einem Antidepressivum begonnen werden, natürlich kann man beides auch kombinieren. Ist die Symptomatik schwer ausgeprägt, sollte unbedingt ein Antidepressivum zusammen mit der Psychotherapie verschrieben werden.

Viele haben Vorbehalte gegen Antidepressiva. Manche reagieren sogar aggressiv und verständnislos auf die Empfehlung, eine Depression mit einem Antidepressivum zu behandeln. Ich frage mich da immer: Würden diejenigen auch genauso reagieren, wenn man ihnen ein Antibiotikum gegen eine Lungenentzündung anbieten würde? Natürlich ist es völlig in Ordnung, wenn ich kein ausgesprochener Fan von Medikamenten bin, wenn ich erst mal versuchen möchte, nicht medikamentöse Möglichkeiten auszuschöpfen. Dies ist auch in der Depressionsbehandlung mit der Psychotherapie gut möglich. Leider wissen wir aber, dass in einigen Fällen eine Behandlung nur mit der Psychotherapie nicht ausreicht, und dann sollte man über eine Medikation nachdenken. Es gibt viele Vorurteile gegenüber Antidepressiva: Sie würden abhängig machen, die Persönlichkeit verändern, man müsse sie ein Leben lang einnehmen, sehe alles durch eine rosarote Brille und werde auch noch dick.

Im Kapitel »10 Wege aus der Depression« habe ich zu all diesen Vorwürfen Stellung genommen. Antidepressiva haben natürlich Nebenwirkungen wie alle anderen Medikamente auch. Aber nicht alle Antidepressiva führen zu einer Gewichtszunahme. Die rosarote Brille gibt's nicht, jedenfalls nicht mit Antidepressiva. Sie machen nicht abhängig, verändern auch nicht die Persönlichkeit, ganz im Gegenteil, sie stellen eher die Persönlichkeit wieder her, wie sie vor der Depression war. Es wird weiterhin zu Stimmungsschwankungen kommen, wenn etwas Trauriges passiert, wird diese Trauer nicht unterdrückt. Ein Leben ohne Stimmungsschwankungen wäre sehr fad. Antidepressiva helfen nur gegen die krankhaften Stimmungsschwankungen.

Manche meiner Patienten berichten mir dann von Menschen aus ihrem Bekannten- oder Verwandtenkreis, die Antidepressiva ohne Erfolg nähmen und sich sehr darunter verändert hätten. Dabei wird aber nicht berücksichtigt, welchen Einfluss die Erkrankung hatte, außerdem gibt es auch sehr komplizierte Behandlungsverläufe wie bei allen anderen Erkrankungen auch. Sollte jemand aus der Bekanntschaft unter massiven Nebenwirkungen auf Antibiotika bei einer Lungenentzündung gelitten haben, würde man dann auch Antibiotika ablehnen?

Aus der Sorge über Abhängigkeit, Persönlichkeitsveränderung und schwere Nebenwirkungen kann es dann passieren, dass einem Patienten mit einer schwer ausgeprägten Depression keine Antidepressiva, dafür aber Beruhigungsmittel wie die Benzodiazepine verschrieben werden. Dann jedoch tritt leider genau das ein, was befürchtet wurde: Diese Beruhigungsmittel machen nämlich wirklich abhängig und können nach langer Einnahme auch die Persönlichkeit verändern. Außerdem lässt sich mit ihnen die Depression nicht behandeln. Aggressive Reaktionen oder Anfeindungen auf medizinische Behandlungen wie mit Antidepressiva sind hingegen nicht akzeptabel. Dies geht weit über ein Unverständnis der Erkrankung und der Behandlungsoptionen hinaus. Vielmehr spiegelt dies eine Ignoranz über Erkrankung wider, denn Depression wird nicht als Erkrankung anerkannt, sondern gilt als etwas, das die Persönlichkeit oder den Charakter betrifft. Diese Haltung stigmatisiert die Betroffenen, die Erkrankung und die Behandlungsoptionen.

Ich kann wirklich nur empfehlen, sich beim Verdacht auf eine Depression schnellstmöglich Hilfe zu holen. Noch einmal: Die Depression ist gut behandelbar. Und je früher sie behandelt wird, desto unkomplizierter und kürzer ist der Behandlungsverlauf. Denn – auch dies sei noch einmal betont – die Depression ist heilbar, sie muss kein Dauerzustand sein.

Zwar gibt es ein erhöhtes Risiko für bereits Erkrankte, noch einmal zu erkranken, aber dies hätte ich bei anderen Erkrankungen wie der hier schon mehrfach zitierten Lungenentzündung auch. Die Behandlungsoptionen mit Psychotherapie und Antidepressiva sind sehr gut. Was aus meiner Sicht in den nächsten Jahren sehr spannend werden wird, ist die – hoffentlich kommende – Einführung der Psychedelika mit Psilocybin in der Depressionsbehandlung. Dann haben wir neue Möglichkeiten, mit der Kombination von Psilocybin und Psychotherapie deutlich schnellere Verbesserungen zu erreichen. Außerdem bietet diese Kombination die Chance, eingefahrene Signalwege und Denkschleifen aufzubrechen und durch psychotherapeutische Interventionen neu zu strukturieren.

Prävention: Steinzeitmenschen auf der Überholspur …

Mit einer weiteren Empfehlung möchte ich dieses Buch abschließen. Achten Sie auf Ihre psychische Gesundheit, dafür sind Sie selbst verantwortlich. Sie können dies nicht abschieben auf Partner oder Arbeitgeber. Nein, Sie selbst haben es in der Hand. Jetzt fallen Ihnen vermutlich einige Punkte ein, weshalb dies nicht auf Sie zutrifft. Dies mag sein, aber wenn Sie diese Punkte kritisch hinterfragen, gibt es immer eine Lösung. Sei es eine radikale Änderung im Berufs- oder Privatleben mit – im ersten Moment – sehr unangenehmen Begleiterscheinungen oder das nicht bewertende Akzeptieren einer Situation, die tatsächlich nicht veränderbar ist. Auf den Punkt gebracht, kann ich eine Situation mit chronischem toxischem Stress nicht ändern, dann hilft nur das nicht bewertende Akzeptieren und Finden von Bewältigungsstrategien.

Auf die psychische Gesundheit zu achten heißt aber auch, ein gesundes Leben zu führen. Dies mag langweilig klingen, viele rollen bei solchen Ratschlägen – vielleicht auch zu Recht – die Augen. Die Buchhandlungen sind voll von Ratgebern. Und jetzt gibt es einen Ratgeber mehr. Aber warten Sie es ab. Ein sehr aufschlussreicher Artikel aus der anthropologischen Abteilung der Emory-Universität in Atlanta, USA, hat mit dem Titel »Steinzeitmenschen auf der Überholspur« unser heutiges Leben in eine evolutionäre Perspektive eingeordnet [649]. Unser Erbgut hat sich die letzten 10000 Jahre nicht verändert. Es ist angepasst und optimiert für ein Leben als Jäger und Sammler im Paläolithikum, in der Steinzeit.

Wie sah dieses Leben aus? Natürlich anders als heute, und das betrifft auch die Ernährung, die Bewegung sowie den Kontakt zu Krankheitserregern und toxischen Substanzen. Die Ernährung war reich an Proteinen, Ballaststoffen, Vitaminen, aber arm an Fett, insbesondere gesättigten Fettsäuren und Zucker. Sie war saisonalen Bedingungen unterworfen und alles andere als im Überfluss vorhanden. Die Nahrung war ursprünglich und nicht verarbeitet. Wenn unsere steinzeitlichen Vorfahren Stress hatten, dann mussten sie ein Tier jagen, um etwas zu essen zu haben, oder vor einem Raubtier weglaufen, um nicht selbst gefressen zu werden. Sie waren immer in Bewegung. Sie lebten nicht in Städten mit künstlichem Licht, sondern in der Natur, in Wäldern und savannenartigen Landschaften. Ihre Lebenserwartung fiel im Vergleich zu heute um etwa die Hälfte geringer aus, Krankheitserreger waren unter anderem ihre größten Feinde.

In den letzten 200 Jahren hat sich das Leben mit der industriellen Revolution aber substanziell verändert. Krankheitserreger spielen meist eine nur noch untergeordnete Rolle. Wir halten uns nicht mehr in der Natur auf, sitzen im Büro und vermeiden Bewegungen, wo wir es können. Wenn wir gestresst sind, ärgern wir uns vielleicht über eine lästige E-Mail, während wir vor dem Computer in künstlichem Licht sitzen und gerade einen Schokoriegel essen. Der Stress hat sich verändert, aber auch unsere Reaktion auf den Stress. Wir kompensieren durch Alkohol und Nikotin, was es beides in der Steinzeit nicht gab – zumindest nicht in gleichem Umfang. Zudem kompensieren wir mit fett- und zuckerreichem Essen, mit Süßigkeiten und Chips, nehmen mehrfach prozessierte Nahrung auf. Unsere Genetik und somit unser System ist an diesen Lebensstil nicht angepasst. Somit sind chronische Erkrankungen wie die typischen Zivilisationskrankheiten entstanden, die es früher nicht in dem gleichen Ausmaß gegeben hat, z. B. hoher Blutdruck oder Diabetes.

Die Diskrepanz zwischen dem Leben als Steinzeitmensch und dem heute erklärt aber sehr gut, weshalb die »Lifestyle«-Interventionen, die ich Ihnen im Kapitel »10 Wege aus der Depression« vorgestellt habe, so gut funktionieren und so wichtig sind für ein gesundes, insbesondere ein psychisch gesundes Leben. Eine Ernährung, die sich auf natürliche, unverarbeitete Produkte stützt, schneidet in den Studien am besten ab. Sportliche Betätigung und Bewegung eignen sich perfekt, um Stress abzubauen. Und nicht zuletzt: Raus an die Luft und in die Natur! Waldbaden ist eine Form, sich wieder im Einklang mit der Natur zu befinden.

Wenn Sie also Ihr Depressionsrisiko senken oder auch nur Ihre Resilienz und Leistungsfähigkeit steigern möchten, achten Sie auf Ihre psychische Gesundheit. Umgeben Sie sich mit Menschen, die Ihnen guttun, integrieren Sie Sport in Ihr Leben, pflegen Sie – zumindest häufig – eine ursprüngliche Ernährung, vermeiden Sie häufigen Konsum von Alkohol, Nikotin oder anderen Suchtstoffen, und gehen Sie wieder in die Natur.

Anhang

Tabelle 1: Patient Health Questionnaire 9 (PHQ-9) zur Erfassung depressiver Beschwerden. Ein Wert von mindestens 5 definiert eine milde depressive Symptomatik, ein Wert von mindestens 10 eine moderate Depression, ein Wert von mindestens 15 eine mittlere schwere Depression und ein Wert von mindestens 20 eine schwere Depression [22]. Wenn Sie bei dem neunten, dem letzten Punkt mehr als 0 erreichen, sollten Sie dringend Hilfe in Anspruch nehmen, zum Beispiel bei Ihrem behandelnden Arzt oder Psychotherapeuten, der nächsten psychiatrischen Klinik, dem Notruf 112 oder der Telefonseelsorge 0800 1 110 111.

Wie oft fühlten Sie sich im Verlauf der letzten zwei Wochen durch die folgenden Beschwerden beeinträchtigt?	**Überhaupt nicht**	**An einzelnen Tagen**	**An mehr als der Hälfte der Tage**	**Beinahe jeden Tag**
Wenig Interesse oder Freude an Ihren Tätigkeiten	0	1	2	3
Niedergeschlagenheit, Schwermut, Hoffnungslosigkeit	0	1	2	3
Schwierigkeiten, ein- oder durchzuschlafen, oder vermehrter Schlaf	0	1	2	3
Müdigkeit oder Gefühl, keine Energie zu haben	0	1	2	3
Verminderter Appetit oder übermäßiges Bedürfnis zu essen	0	1	2	3

(Fortsetzung Tabelle 1)

Wie oft fühlten Sie sich im Verlauf der letzten zwei Wochen durch die folgenden Beschwerden beeinträchtigt?	**Überhaupt nicht**	**An einzelnen Tagen**	**An mehr als der Hälfte der Tage**	**Beinahe jeden Tag**
Schlechte Meinung von sich selbst; Gefühl, ein Versager zu sein oder die Familie enttäuscht zu haben	0	1	2	3
Schwierigkeiten, sich auf etwas zu konzentrieren, z. B. beim Zeitungslesen oder Fernsehen	0	1	2	3
Waren Ihre Bewegungen oder Ihre Sprache so verlangsamt, dass es auch anderen auffallen würde? Oder waren Sie im Gegenteil »zappelig« oder ruhelos und hatten dadurch einen stärkeren Bewegungsdrang als sonst?	0	1	2	3
Gedanken, dass Sie lieber tot wären oder sich Leid zufügen möchten?	0	1	2	3

Tabelle 2: Um eine depressive Episode diagnostizieren zu können, müssen mindestens zwei von drei Hauptsymptomen über zwei Wochen bestehen. Bei einer leichten depressiven Episode müssen noch zwei weitere häufige Symptome vorliegen, bei einer mittelgradigen drei bis vier häufige Symptome, wobei einige in ihrem Schweregrad besonders ausgeprägt sein sollten. Bei einer schweren depressiven Episode müssen alle drei Hauptsymptome und mindestens vier häufige Symptome vorliegen, zusätzlich sollten einige besonders ausgeprägt sein.

Haupt- und Nebensymptome einer depressiven Episode nach ICD-10

Hauptsymptome	**Weitere häufige Symptome**
Gedrückte Stimmung	Verminderte Konzentration und Aufmerksamkeit
	Vermindertes Selbstwertgefühl und Selbstvertrauen
Interessenverlust, Freudlosigkeit	Schuldgefühle und Wertlosigkeit
	Negative Zukunftsperspektiven
	Verminderter Appetit
Verminderung des Antriebs	Schlafstörungen
	Suizidgedanken, Selbstverletzungen, Suizidhandlungen

Tabelle 3: Um eine Depression diagnostizieren zu können, müssen die zwei Hauptsymptome mindestens zwei Wochen vorliegen. Zusätzlich können eine Reihe an Nebensymptomen bestehen. Bei einer leichten depressiven Episode ist keines der Symptome stark ausgeprägt, bei einer mittelgradigen depressiven Episode sind einige Symptome ausgeprägt, aber die Patienten sind noch in der Lage, zumindest in einigen Bereichen zurechtzukommen. Bei einer schweren depressiven Episode sind die meisten Symptome stark ausgeprägt, sodass es zu erheblichen Einschränkungen im sozialen und beruflichen Leben kommt.

Haupt- und Nebensymptome einer depressiven Episode nach ICD-11

Hauptsymptome	**Nebensymptome**
Fast täglich gedrückte Stimmung	Antriebsminderung
	Antriebssteigerung
	Konzentrationsschwierigkeiten
	Vermindertes Selbstwertgefühl/Selbstvertrauen
Interessenlosigkeit	Gefühle der Wertlosigkeit/unangemessener Schuld
	Hoffnungslosigkeit
	Negative Zukunftsperspektiven
	Gedanken an den Tod oder Suizid
	Veränderungen in Appetit/Schlaf/Libido
	Psychomotorische Agitation
	Psychomotorische Verlangsamung
	Verminderte Energie/Müdigkeit

Tabelle 4: Eine leichte depressive Episode lässt sich gemäß DSM-V diagnostizieren, wenn mindestens die notwendige Symptomatik für die generelle Diagnosestellung vorhanden ist und die Intensität der Symptomatik zwar belastend, aber bewältigbar. Bei einer moderaten depressiven Episode befinden sich die Anzahl und die Ausprägung der Symptome sowie die Beeinträchtigung des sozialen und beruflichen Lebens im Mittelfeld zwischen leichter und schwerer depressiver Episode. Bei einer schweren depressiven Episode bestehen deutlich mehr Symptome, als für die Diagnosestellung der Depression notwendig wäre. Die Intensität der Symptome ist sehr ausgeprägt, die Symptome sind nicht bewältigbar. Es kommt zu deutlichen Einschränkungen im sozialen und beruflichen Leben.

Symptome einer Depression nach DSM-V
A Fünf oder mehr der folgenden Symptome liegen für mindestens zwei Wochen vor und stellen eine Änderung des Zustandes dar. Mindestens eines der Symptome ist (1) niedergedrückte Stimmung oder (2) Verlust von Interesse oder Freude
1. Niedergedrückte Stimmung für die meiste Zeit des Tages, fast jeden Tag
2. Verminderung von Interesse/Freude bei allen/fast allen Aktivitäten
3. Deutlicher Gewichtsverlust (ohne Diät) bzw. deutliche Gewichtszunahme oder Verminderung oder Zunahme des Appetits
4. Schlaflosigkeit oder Zunahme des Schlafes
5. Psychomotorische Unruhe oder Hemmung
6. Fatigue oder Energieverlust
7. Gedanken von Wertlosigkeit oder Grübeln über Schuld
8. Konzentrationsstörungen oder Ambivalenz
9. Suizidgedanken, Suizidplan, Suizidversuch
B Die Symptome führen zu einer ausgeprägten Belastung oder Störung bei sozialen oder beruflichen oder anderen wichtigen Bereichen des Lebens.
C Die Episode lässt sich nicht auf eine andere Erkrankung oder auf eine Substanzwirkung zurückführen.
D Aufgrund der Symptomatik lässt sich keine schizoaffektive Erkrankung, Schizophrenie, psychotische Störung oder andere Erkrankung aus dem schizophrenen Formenkreis diagnostizieren.
E Es trat nie eine manische oder eine hypomane Episode auf.

Tabelle 5: Symptome einer manischen Episode nach ICD-10, die mindestens eine Woche vorhanden sein müssen, um die Diagnose zu stellen.

Haupt- und Nebensymptome einer manischen Episode nach ICD-10	
Hauptsymptome	**Andere häufige Symptome**
Gehobene Stimmung	Antriebssteigerung
	Rededrang, Ideenflucht
	Reduzierte soziale Hemmungen
	Vermindertes Schlafbedürfnis
Gereizte Stimmung	Überhöhte Selbsteinschätzung
	Riskantes Verhalten
	Gesteigerte Libido

Quellen

1 Corrigan, P.W., *Don't call me nuts: an international perspective on the stigma of mental illness.* Acta Psychiatr Scand, 2004. **109**(6): p.403–4.

2 Henderson, C., S. Evans-Lacko, and G. Thornicroft, *Mental illness stigma, help seeking, and public health programs.* Am J Public Health, 2013. **103**(5): p.777–80.

3 Thornicroft, G., et al., *Evidence for effective interventions to reduce mental-health-related stigma and discrimination.* Lancet, 2016. **387**(10023): p.1123–1132.

4 O'Connor, R.C., et al., *Gone Too Soon: priorities for action to prevent premature mortality associated with mental illness and mental distress.* Lancet Psychiatry, 2023. **10**(6): p.452–464.

5 Thornicroft, G., et al., *The Lancet Commission on ending stigma and discrimination in mental health.* Lancet, 2022. **400**(10361): p.1438–1480.

6 Statistisches Bundesamt, *Todesursachenstatistik.* 2023.

7 Jacobi, F., et al., *Prevalence, co-morbidity and correlates of mental disorders in the general population: results from the German Health Interview and Examination Survey (GHS).* Psychol Med, 2004. **34**(4): p.597–611.

8 Jacobi, F., et al., *[Erratum to: Mental disorders in the general population. Study on the health of adults in Germany and the additional module mental health (DEGS1-MH)].* Nervenarzt, 2016. **87**(1): p.88–90.

9 Bundespsychotherapeutenkammer, *BPtK-Studie zur Arbeits- und Erwerbsunfähigkeit: Psychische Erkrankungen und gesundheitsbedingte Frühverrentung.* 2013: Berlin.

10 Deutsche Rentenversicherung Bund, *Rentenversicherung in Zeitreihen.* 2020: Berlin.

11 Techniker Krankenkasse, *Gesundheitsreport 2024 – Arbeitsunfähigkeiten.* 2024: Hamburg.

12 DAK – Gesundheit, *Psychreport 2022: Entwicklungen der Psychischen Erkrankungen im Job: 2011–2021.* 2022: Hamburg.

13 Global Burden of Disease Study, C., *Global, regional, and national incidence, prevalence, and years lived with disability for 301 acute and chronic diseases and injuries in 188 countries, 1990–2013: a systematic analysis for the Global Burden of Disease Study 2013.* Lancet, 2015. **386**(9995): p.743–800.

14 Otte, C., et al., *Major depressive disorder.* Nat Rev Dis Primers, 2016. **2**: p.16065.

15 Marx, W., et al., *Major depressive disorder.* Nat Rev Dis Primers, 2023. **9**(1): p.44.

16 Chang, C.K., et al., *Life expectancy, mortality risks and cause of death in patients with serious mental illness in South East London: a comparison between 2008–2012 and 2013–2017.* Psychol Med, 2023. **53**(3): p.887–896.

17 Wittchen, H. U., et al., *The size and burden of mental disorders and other disorders of the brain in Europe 2010.* Eur Neuropsychopharmacol, 2011. **21**(9): p. 655–79.

18 Allianz Deutschland AG, *Depression – wie die Krankheit unsere Seele belastet.* 2011: München.

19 Stiftung Deutsche Depressionshilfe und Suizidprävention, *Deutschland-Barometer Depression 2022: Das Spektrum an Behandlungsangeboten von der Psychotherapie bis zu Heilsteinen.* 2022: Leipzig.

20 Bundespsychotherapeutenkammer, *Psychisch Kranke warten 142 Tage auf eine Psychotherapie; BPtK zur Befragung des GKV-Spitzenverbandes.* 2022: Berlin.

21 Bridgland, V. M. E., J. F. Barnard, and M. K. T. Takarangi, *Unprepared: Thinking of a trigger warning does not prompt preparation for trauma-related content.* J Behav Ther Exp Psychiatry, 2022. **75**: p. 101708.

22 Kroenke, K., R. L. Spitzer, and J. B. Williams, *The PHQ-9: validity of a brief depression severity measure.* J Gen Intern Med, 2001. **16**(9): p. 606–13.

23 Beck, A. T., et al., *Cognitive Therapy of Depression.* 1979, New York: Guilford Press.

24 Fava, M., et al., *Clinical correlates and symptom patterns of anxious depression among patients with major depressive disorder in STAR*D.* Psychol Med, 2004. **34**(7): p. 1299–308.

25 Fava, M., et al., *Difference in treatment outcome in outpatients with anxious versus nonanxious depression: a STAR*D report.* Am J Psychiatry, 2008. **165**(3): p. 342–51.

26 Domschke, K., et al., *Anxious versus non-anxious depression: difference in treatment outcome.* J Psychopharmacol, 2010. **24**(4): p. 621–2.

27 Tollefson, G. D., et al., *Fluoxetine, placebo, and tricyclic antidepressants in major depression with and without anxious features.* J Clin Psychiatry, 1994. **55**(2): p. 50–9.

28 Menke, A., et al., *Childhood trauma dependent anxious depression sensitizes HPA axis function.* Psychoneuroendocrinology, 2018. **98**: p. 22–29.

29 Baffa, A., et al., *Norepinephrine and serotonin transporter genes: impact on treatment response in depression.* Neuropsychobiology, 2010. **62**(2): p. 121–31.

30 Ludwig-Walz, H., et al., *Increase of depression among children and adolescents after the onset of the COVID-19 pandemic in Europe: a systematic review and meta-analysis.* Child Adolesc Psychiatry Ment Health, 2022. **16**(1): p. 109.

31 Madigan, S., et al., *Changes in Depression and Anxiety Among Children and Adolescents From Before to During the COVID-19 Pandemic: A Systematic Review and Meta-analysis.* JAMA Pediatr, 2023. **177**(6): p. 567–581.

32 Nevermann, C. and H. Reicher, *Depressionen im Kindes- und Jugendalter.* 3th ed. 2020: C. H. Beck.

33 Berger, M., D. van Calker, and E. L. Brakemeier, *Affektive Störungen*, in *Psychische Erkrankungen: Klinik und Therapie in Zusammenarbeit mit der Cochrane Deutschland Stiftung*, M. Berger, Editor. 2019, Elsevier: Edinburgh. p. 363–435.
34 Kessler, R. C., et al., *The epidemiology of major depressive disorder: results from the National Comorbidity Survey Replication (NCS-R).* Jama, 2003. **289**(23): p. 3095–105.
35 Freudenberger, H. J., *Staff Burn-Out.* Journal of Social Issues, 1974. **30**(1): p. 159–165.
36 Schaufeli, W. B., et al., *Maslach Burnout Inventory – General Survey (MBI-GS)*, ed. C. Maslach, S. E. Jackson, and M. P. Leiter. 1996, Palo Alto (CA): Consulting Psychologists Press.
37 DGPPN, *Positionspapier der Deutschen Gesellschaft für Psychiatrie, Psychotherapie und Nervenheilkunde (DGPPN) zum Thema*, P. u. N. e. V. Deutsche Gesellschaft für Psychiatrie und Psychotherapie, Editor. 2012: Berlin.
38 Mommersteeg, P. M., et al., *Immune and endocrine function in burnout syndrome.* Psychosom Med, 2006. **68**(6): p. 879–86.
39 Tokumitsu, K., et al., *Real-world predictors of divorce among outpatients with bipolar disorder: sex differences and clinical implications.* Ann Gen Psychiatry, 2023. **22**(1): p. 52.
40 Perlick, D. A., et al., *Impact of family burden and patient symptom status on clinical outcome in bipolar affective disorder.* J Nerv Ment Dis, 2001. **189**(1): p. 31–7.
41 Vieta, E., et al., *Bipolar disorders.* Nat Rev Dis Primers, 2018. **4**: p. 18008.
42 Roshanaei-Moghaddam, B. and W. Katon, *Premature mortality from general medical illnesses among persons with bipolar disorder: a review.* Psychiatr Serv, 2009. **60**(2): p. 147–56.
43 Chan, J. K. N., et al., *Life expectancy and years of potential life lost in bipolar disorder: systematic review and meta-analysis.* Br J Psychiatry, 2022. **221**(3): p. 567–576.
44 Gonda, X., et al., *Suicidal behavior in bipolar disorder: epidemiology, characteristics and major risk factors.* J Affect Disord, 2012. **143**(1–3): p. 16–26.
45 Schaffer, A., et al., *International Society for Bipolar Disorders Task Force on Suicide: meta-analyses and meta-regression of correlates of suicide attempts and suicide deaths in bipolar disorder.* Bipolar Disord, 2015. **17**(1): p. 1–16.
46 Nolen, W. A., et al., *New vision on the mental problems of Vincent van Gogh; results from a bottom-up approach using (semi-)structured diagnostic interviews.* Int J Bipolar Disord, 2020. **8**(1): p. 30.
47 Voskuil, P., *Vincent van Gogh and his illness. A reflection on a posthumous diagnostic exercise.* Epilepsy Behav, 2020. **111**: p. 107258.
48 Merikangas, K. R., et al., *Prevalence and correlates of bipolar spectrum disorder in the world mental health survey initiative.* Arch Gen Psychiatry, 2011. **68**(3): p. 241–51.

49 Angst, J., et al., *Diagnostic conversion from depression to bipolar disorders: results of a long-term prospective study of hospital admissions.* J Affect Disord, 2005. **84**(2–3): p. 149–57.
50 Kerner, B., *Genetics of bipolar disorder.* Appl Clin Genet, 2014. **7**: p. 33–42.
51 Menke, A., T. Klengel, and E. B. Binder, *Epigenetics, depression and antidepressant treatment.* Curr Pharm Des, 2012. **18**(36): p. 5879–89.
52 Keller, M. C. and G. Miller, *Resolving the paradox of common, harmful, heritable mental disorders: which evolutionary genetic models work best?* Behav Brain Sci, 2006. **29**(4): p. 385–404; discussion 405–52.
53 Karlsson, J. L., *Inheritance of Creative Intelligence.* 1978, Chicago: Nelson-Hall.
54 Andreasen, N. C., *Creativity and mental illness: prevalence rates in writers and their first-degree relatives.* Am J Psychiatry, 1987. **144**(10): p. 1288–92.
55 Jamison, K. R., *Mood disorders and patterns of creativity in British writers and artists.* Psychiatry, 1989. **52**(2): p. 125–34.
56 Jamison, K. R., *Touched with fire: manic-depressive illness and the artistic temperament.* 1993, New York: Free Press Paperback.
57 Kaufman, J. C., M. L. Bromley, and J. C. Cole, *Insane, Poetic, Lovable: Creativity and Endorsement of the »Mad Genius« Stereotype.* Imagination, Cognition and Personality, 2006. **26**(1): p. 149–161.
58 Forthmann, B., et al., *The Manic Idea Creator? A Review and Meta-Analysis of the Relationship between Bipolar Disorder and Creative Cognitive Potential.* Int J Environ Res Public Health, 2023. **20**(13).
59 Runco, M. A. and G. J. Jaeger, *The Standard Definition of Creativity.* Creativity Research Journal, 2012. **24**(1): p. 92–96.
60 Dalsimer, K., *Virginia Woolf (1882–1941).* American Journal of Psychiatry, 2004. **161**(5): p. 809–809.
61 Koutsantoni, K., *Manic depression in literature: the case of Virginia Woolf.* Medical Humanities, 2012. **38**(1): p. 7–14.
62 Slater, E. and A. Meyer, *Contributions to a pathography of the musicians: 1. Robert Schumann.* Confin Psychiatr, 1959. **2**(2): p. 65–94.
63 Weisberg, R. W., *Genius and Madness?: A Quasi-Experimental Test of the Hypothesis That Manic-Depression Increases Creativity.* Psychological Science, 1994. **5**(6): p. 361–367.
64 Carson, S. H., *Creativity and Psychopathology: A Shared Vulnerability Model.* The Canadian Journal of Psychiatry, 2011. **56**(3): p. 144–153.
65 Raz, S. and D. Leykin, *Psychological and cortisol reactivity to experimentally induced stress in adults with ADHD.* Psychoneuroendocrinology, 2015. **60**: p. 7–17.
66 Angeli, E., et al., *Salivary cortisol and alpha-amylase diurnal profiles and stress reactivity in children with Attention Deficit Hyperactivity Disorder.* Psychoneuroendocrinology, 2018. **90**: p. 174–181.
67 Polanczyk, G. V., et al., *ADHD prevalence estimates across three decades: an updated systematic review and meta-regression analysis.* Int J Epidemiol, 2014. **43**(2): p. 434–42.

68 Simon, V., et al., *Prevalence and correlates of adult attention-deficit hyperactivity disorder: meta-analysis.* Br J Psychiatry, 2009. **194**(3): p. 204–11.
69 de Zwaan, M., et al., *The estimated prevalence and correlates of adult ADHD in a German community sample.* Eur Arch Psychiatry Clin Neurosci, 2012. **262**(1): p. 79–86.
70 Thapar, A., M. O'Donovan, and M. J. Owen, *The genetics of attention deficit hyperactivity disorder.* Hum Mol Genet, 2005. **14 Spec No. 2**: p. R275–82.
71 Faraone, S. V., et al., *Attention-deficit/hyperactivity disorder.* Nature Reviews Disease Primers, 2015. **1**: p. 15020.
72 Daviss, W. B., *A Review of Co-Morbid Depression in Pediatric ADHD: Etiologies, Phenomenology, and Treatment.* Journal of Child and Adolescent Psychopharmacology, 2008. **18**(6): p. 565–571.
73 Drabick, D. A., K. D. Gadow, and J. Sprafkin, *Co-occurrence of conduct disorder and depression in a clinic-based sample of boys with ADHD.* J Child Psychol Psychiatry, 2006. **47**(8): p. 766–74.
74 Rice, F., G. Harold, and A. Thapar, *The genetic aetiology of childhood depression: a review.* J Child Psychol Psychiatry, 2002. **43**(1): p. 65–79.
75 Faraone, S. V. and J. Biederman, *Do Attention Deficit Hyperactivity Disorder and Major Depression Share Familial Risk Factors?* The Journal of Nervous and Mental Disease, 1997. **185**(9): p. 533–541.
76 Biederman, J., et al., *Patterns of psychiatric comorbidity, cognition, and psychosocial functioning in adults with attention deficit hyperactivity disorder.* Am J Psychiatry, 1993. **150**(12): p. 1792–8.
77 Ratey, J. J., et al., *Unrecognized attention-deficit hyperactivity disorder in adults presenting for outpatient psychotherapy.* J Child Adolesc Psychopharmacol, 1992. **2**(4): p. 267–75.
78 Alpert, J. E., et al., *Attention deficit hyperactivity disorder in childhood among adults with major depression.* Psychiatry Res, 1996. **62**(3): p. 213–9.
79 Salla, J., et al., *ADHD Symptomatology and Perceived Stress Among French College Students.* J Atten Disord, 2019. **23**(14): p. 1711–1718.
80 Combs, M. A., et al., *Perceived stress and ADHD symptoms in adults.* J Atten Disord, 2015. **19**(5): p. 425–34.
81 Brook, J. S., et al., *Adolescent ADHD and adult physical and mental health, work performance, and financial stress.* Pediatrics, 2013. **131**(1): p. 5–13.
82 Turel, O. and A. Bechara, *Social Networking Site Use While Driving: ADHD and the Mediating Roles of Stress, Self-Esteem and Craving.* Front Psychol, 2016. **7**: p. 455.
83 Samiei, M., et al., *Attention Deficit Hyper Activity Disorder (ADHD) and Stress: A Mutual Relationship between Children and Mothers.* Basic Clin Neurosci, 2015. **6**(2): p. 113–21.
84 Heath, C. L., et al., *The association between parenting stress, parenting self-efficacy, and the clinical significance of child ADHD symptom change following behavior therapy.* Child Psychiatry Hum Dev, 2015. **46**(1): p. 118–29.

85 Galloway, H., et al., *Does Parent Stress Predict the Quality of Life of Children With a Diagnosis of ADHD? A Comparison of Parent and Child Perspectives.* J Atten Disord, 2019. **23**(5): p. 435–450.
86 Schilpzand, E. J., et al., *Trauma exposure in children with and without ADHD: prevalence and functional impairment in a community-based study of 6–8-year-old Australian children.* Eur Child Adolesc Psychiatry, 2018. **27**(6): p. 811–819.
87 Shapero, B. G., et al., *Risk Factors for Depression in Adolescents With ADHD: The Impact of Cognitive Biases and Stress.* J Atten Disord, 2021. **25**(3): p. 340–354.
88 Chen, M. H., et al., *Coaggregation of Major Psychiatric Disorders in First-Degree Relatives of Individuals With Attention-Deficit/Hyperactivity Disorder: A Nationwide Population-Based Study.* J Clin Psychiatry, 2019. **80**(3).
89 Kessler, R. C., et al., *The prevalence and correlates of adult ADHD in the United States: results from the National Comorbidity Survey Replication.* Am J Psychiatry, 2006. **163**(4): p. 716–23.
90 Han, D. H., et al., *The effect of methylphenidate on Internet video game play in children with attention-deficit/hyperactivity disorder.* Compr Psychiatry, 2009. **50**(3): p. 251–6.
91 Grall-Bronnec, M., et al., *Attention deficit hyperactivity disorder among pathological and at-risk gamblers seeking treatment: a hidden disorder.* Eur Addict Res, 2011. **17**(5): p. 231–40.
92 Sobanski, E., et al., *Psychiatric comorbidity and functional impairment in a clinically referred sample of adults with attention-deficit/hyperactivity disorder (ADHD).* Eur Arch Psychiatry Clin Neurosci, 2007. **257**(7): p. 371–7.
93 Soares, L. S., et al., *Common Venues in Romantic Relationships of Adults With Symptoms of Autism and Attention Deficit/Hyperactivity Disorder.* Front Psychiatry, 2021. **12**: p. 593150.
94 Ramos Olazagasti, M. A., et al., *Does childhood attention-deficit/hyperactivity disorder predict risk-taking and medical illnesses in adulthood?* J Am Acad Child Adolesc Psychiatry, 2013. **52**(2): p. 153–162 e4.
95 Chaulagain, A., et al., *A systematic meta-review of systematic reviews on attention deficit hyperactivity disorder.* Eur Psychiatry, 2023. **66**(1): p. e90.
96 Hoogman, M., et al., *Creativity and ADHD: A review of behavioral studies, the effect of psychostimulants and neural underpinnings.* Neurosci Biobehav Rev, 2020. **119**: p. 66–85.
97 Girard-Joyal, O. and B. Gauthier, *Creativity in the Predominantly Inattentive and Combined Presentations of ADHD in Adults.* J Atten Disord, 2022. **26**(9): p. 1187–1198.
98 Westmeyer, H., *The Social Construction and Psychological Assessment of Creativity.* High Ability Studies, 1998. **9**(1): p. 11–21.
99 Zabelina, D., A. Saporta, and M. Beeman, *Flexible or leaky attention in creative people? Distinct patterns of attention for different types of creative thinking.* Mem Cognit, 2016. **44**(3): p. 488–98.

100 Nijstad, B. A., et al., *The dual pathway to creativity model: Creative ideation as a function of flexibility and persistence.* European Review of Social Psychology, 2010. **21**(1): p. 34–77.
101 Brown, A. S., *An empirical verification of Mednick's associative theory of creativity.* Bulletin of the Psychonomic Society, 1973. **2**(6): p. 429–430.
102 White, H. A. and P. Shah, *Scope of Semantic Activation and Innovative Thinking in College Students with ADHD.* Creativity Research Journal, 2016. **28**(3): p. 275–282.
103 WHO, *Suicide worldwide in 2019: global health estimates.* 2021, World Health Organization: Geneva.
104 Eurostat, https://ec.europa.eu/eurostat/web/main/home. 2023: Luxembourg.
105 Statistisches Bundesamt, *Todesursachenstatistik.* 2020.
106 Cerel, J., et al., *How Many People Are Exposed to Suicide? Not Six.* Suicide Life Threat Behav, 2019. **49**(2): p. 529–534.
107 Arsenault-Lapierre, G., C. Kim, and G. Turecki, *Psychiatric diagnoses in 3275 suicides: a meta-analysis.* BMC Psychiatry, 2004. **4**: p. 37.
108 Turecki, G. and D. A. Brent, *Suicide and suicidal behaviour.* Lancet, 2016. **387**(10024): p. 1227–39.
109 Holma, K. M., et al., *Differences in incidence of suicide attempts between bipolar I and II disorders and major depressive disorder.* Bipolar Disord, 2014. **16**(6): p. 652–61.
110 Knipe, D., et al., *Suicide and self-harm.* Lancet, 2022. **399**(10338): p. 1903–1916.
111 Office of National Statistics. *Suicides in England and Wales: 2019 registrations.* 2020; Available from: https://www.ons.gov.uk/peoplepopulationandcommunity/birthsdeathsandmarriages/deaths/bulletins/suicidesintheunitedkingdom/2019registrations#suicide-patterns-by-age.
112 Patel, V., et al., *Suicide mortality in India: a nationally representative survey.* Lancet, 2012. **379**(9834): p. 2343–51.
113 National Institute of Health. 2020; Available from: https://www.nimh.nih.gov/health/statistics/suicide.
114 Hong Kong Jockey Club Centre for Suicide Research and Prevention. *Method used in completed suicide in Hong Kong 1999–2019.* 2022; Available from: https://csrp.hku.hk/statistics/.
115 Fu, Q., et al., *A twin study of genetic and environmental influences on suicidality in men.* Psychol Med, 2002. **32**(1): p. 11–24.
116 Statham, D. J., et al., *Suicidal behaviour: an epidemiological and genetic study.* Psychol Med, 1998. **28**(4): p. 839–55.
117 Heim, C., et al., *Neurobiological and psychiatric consequences of child abuse and neglect.* Dev Psychobiol, 2010. **52**(7): p. 671–90.
118 Brezo, J., et al., *Predicting suicide attempts in young adults with histories of childhood abuse.* Br J Psychiatry, 2008. **193**(2): p. 134–9.

119 Gould, M. S., *Suicide and the media.* Ann N Y Acad Sci, 2001. **932**: p. 200–21; discussion 221–4.
120 Phillips, D. P., *The influence of suggestion on suicide: substantive and theoretical implications of the Werther effect.* Am Sociol Rev, 1974. **39**(3): p. 340–54.
121 Pirkis, J., et al., *Media guidelines on the reporting of suicide.* Crisis, 2006. **27**(2): p. 82–7.
122 Presserat. *Pressekodex.* Available from: https://www.presserat.de/pressekodex.html.
123 Sonneck, G., E. Etzersdorfer, and S. Nagel-Kuess, *Imitative suicide on the Viennese subway.* Soc Sci Med, 1994. **38**(3): p. 453–7.
124 Ladwig, K. H., et al., *The railway suicide death of a famous German football player: impact on the subsequent frequency of railway suicide acts in Germany.* J Affect Disord, 2012. **136**(1–2): p. 194–198.
125 Bridge, J. A., et al., *Association Between the Release of Netflix's 13 Reasons Why and Suicide Rates in the United States: An Interrupted Time Series Analysis.* J Am Acad Child Adolesc Psychiatry, 2020. **59**(2): p. 236–243.
126 Niederkrotenthaler, T., et al., *Role of media reports in completed and prevented suicide: Werther v. Papageno effects.* Br J Psychiatry, 2010. **197**(3): p. 234–43.
127 Till, B., et al., *Effect of Educative Suicide Prevention News Articles Featuring Experts With vs Without Personal Experience of Suicidal Ideation: A Randomized Controlled Trial of the Papageno Effect.* J Clin Psychiatry, 2018. **80**(1).
128 Saiz, J., et al., *Religiosity and Suicide: A Large-Scale International and Individual Analysis Considering the Effects of Different Religious Beliefs.* J Relig Health, 2021. **60**(4): p. 2503–2526.
129 Han, B., R. McKeon, and J. Gfroerer, *Suicidal ideation among community-dwelling adults in the United States.* Am J Public Health, 2014. **104**(3): p. 488–97.
130 Kuramoto-Crawford, S. J., B. Han, and R. T. McKeon, *Self-Reported Reasons for Not Receiving Mental Health Treatment in Adults With Serious Suicidal Thoughts.* J Clin Psychiatry, 2017. **78**(6): p. e631–e637.
131 Hegerl, U., et al., *The alliance against depression: 2-year evaluation of a community-based intervention to reduce suicidality.* Psychol Med, 2006. **36**(9): p. 1225–33.
132 Hegerl, U., et al., *Sustainable effects on suicidality were found for the Nuremberg alliance against depression.* Eur Arch Psychiatry Clin Neurosci, 2010. **260**(5): p. 401–6.
133 Linskens, E. J., et al., *Population- and Community-Based Interventions to Prevent Suicide.* Crisis, 2023. **44**(4): p. 330–340.
134 Schott, H. and R. Tölle, *Geschichte der Psychiatrie.* 2006, München: C. H. Beck.
135 Brückner, B., *Kurze Geschichte der Psychiatrie.* 2023, Köln: Psychiatrie Verlag.

136 Bright, T., *The Treatise of Melancholie*. 1940, New York: Columbia University Press.
137 Brink, A., *Depression and Loss: A Theme in Robert Burton's »Anatomy of Melancholy« (1621).* The Canadian Journal of Psychiatry, 1979. **24**(8): p. 767–772.
138 Shorter, E., *A History of Psychiatry*. 1997, New York: John Wiley & Sons, Inc.
139 Laborit, H., P. Huguenard, and R. Alluaume, *[A new vegetative stabilizer; 4560 R. P.]*. Presse Med (1893), 1952. **60**(10): p. 206–8.
140 Pereira, V. S. and V. A. Hiroaki-Sato, *A brief history of antidepressant drug development: from tricyclics to beyond ketamine.* Acta Neuropsychiatr, 2018. **30**(6): p. 307–322.
141 Shore, P. A., S. L. Silver, and B. B. Brodie, *Interaction of reserpine, serotonin, and lysergic acid diethylamide in brain.* Science, 1955. **122**(3163): p. 284–5.
142 Hirschfeld, R. M., *History and evolution of the monoamine hypothesis of depression.* J Clin Psychiatry, 2000. **61 Suppl 6**: p. 4–6.
143 Lopez-Munoz, F. and C. Alamo, *Monoaminergic neurotransmission: the history of the discovery of antidepressants from 1950s until today.* Curr Pharm Des, 2009. **15**(14): p. 1563–86.
144 Cipriani, A., et al., *Comparative efficacy and acceptability of 12 new-generation antidepressants: a multiple-treatments meta-analysis.* Lancet, 2009. **373**(9665): p. 746–58.
145 Cipriani, A., et al., *Comparative efficacy and acceptability of 21 antidepressant drugs for the acute treatment of adults with major depressive disorder: a systematic review and network meta-analysis.* Lancet, 2018. **391**(10128): p. 1357–1366.
146 Moncrieff, J., et al., *The serotonin theory of depression: a systematic umbrella review of the evidence.* Mol Psychiatry, 2023. **28**(8): p. 3243–3256.
147 Möller, H. J. and P. Falkai, *Is the serotonin hypothesis/theory of depression still relevant? Methodological reflections motivated by a recently published umbrella review.* Eur Arch Psychiatry Clin Neurosci, 2023. **273**(1): p. 1–3.
148 Bartova, L., et al., *Reply to: »The serotonin theory of depression: a systematic umbrella review of the evidence« published by Moncrieff J, Cooper RE, Stockmann T, Amendola S, Hengartner MP, Horowitz MA in Molecular Psychiatry (2022 Jul 20. doi: 10.1038/s41380-022-01661-0).* Mol Psychiatry, 2023. **28**(8): p. 3153–3154.
149 Almulla, A. F. and M. Maes, *Although serotonin is not a major player in depression, its precursor is.* Mol Psychiatry, 2023. **28**(8): p. 3155–3156.
150 Jauhar, S., et al., *A leaky umbrella has little value: evidence clearly indicates the serotonin system is implicated in depression.* Mol Psychiatry, 2023. **28**(8): p. 3149–3152.
151 Berman, R. M., et al., *Antidepressant effects of ketamine in depressed patients.* Biol Psychiatry, 2000. **47**(4): p. 351–4.
152 Menke, A. and E. B. Binder, *Epigenetic alterations in depression and antidepressant treatment.* Dialogues Clin Neurosci, 2014. **16**(3): p. 395–404.

153 Menke, A. and E. B. Binder, *Genetics of Major Depression.* Psychotherapie, 2011. **16**(2): p. 247–264.
154 Sullivan, P. F., M. C. Neale, and K. S. Kendler, *Genetic epidemiology of major depression: review and meta-analysis.* Am J Psychiatry, 2000. **157**(10): p. 1552–62.
155 Havinga, P. J., et al., *Doomed for Disorder? High Incidence of Mood and Anxiety Disorders in Offspring of Depressed and Anxious Patients: A Prospective Cohort Study.* J Clin Psychiatry, 2017. **78**(1): p. e8–e17.
156 Rasic, D., et al., *Risk of mental illness in offspring of parents with schizophrenia, bipolar disorder, and major depressive disorder: a meta-analysis of family high-risk studies.* Schizophr Bull, 2014. **40**(1): p. 28–38.
157 Burmeister, M., M. G. McInnis, and S. Zollner, *Psychiatric genetics: progress amid controversy.* Nat Rev Genet, 2008. **9**(7): p. 527–40.
158 Levey, D. F., et al., *Bi-ancestral depression GWAS in the Million Veteran Program and meta-analysis in >1.2 million individuals highlight new therapeutic directions.* Nat Neurosci, 2021. **24**(7): p. 954–963.
159 Wray, N. R., et al., *Genome-wide association analyses identify 44 risk variants and refine the genetic architecture of major depression.* Nat Genet, 2018. **50**(5): p. 668–681.
160 Howard, D. M., et al., *Genome-wide meta-analysis of depression identifies 102 independent variants and highlights the importance of the prefrontal brain regions.* Nat Neurosci, 2019. **22**(3): p. 343–352.
161 Caspi, A., et al., *Influence of life stress on depression: moderation by a polymorphism in the 5-HTT gene.* Science, 2003. **301**(5631): p. 386–9.
162 Zimmermann, P., et al., *Interaction of FKBP5 gene variants and adverse life events in predicting depression onset: results from a 10-year prospective community study.* Am J Psychiatry, 2011. **168**(10): p. 1107–16.
163 Kendall, K. M., et al., *The genetic basis of major depression.* Psychol Med, 2021. **51**(13): p. 2217–2230.
164 Han, L. K. M., et al., *Epigenetic Aging in Major Depressive Disorder.* Am J Psychiatry, 2018. **175**(8): p. 774–782.
165 McGowan, P. O., et al., *Epigenetic regulation of the glucocorticoid receptor in human brain associates with childhood abuse.* Nat Neurosci, 2009. **12**(3): p. 342–8.
166 Aberg, K. A., et al., *Methylome-wide association findings for major depressive disorder overlap in blood and brain and replicate in independent brain samples.* Mol Psychiatry, 2020. **25**(6): p. 1344–1354.
167 Egervari, G., et al., *Alcohol and the brain: from genes to circuits.* Trends Neurosci, 2021. **44**(12): p. 1004–1015.
168 Joehanes, R., et al., *Epigenetic Signatures of Cigarette Smoking.* Circ Cardiovasc Genet, 2016. **9**(5): p. 436–447.
169 Szutorisz, H. and Y. L. Hurd, *Epigenetic Effects of Cannabis Exposure.* Biol Psychiatry, 2016. **79**(7): p. 586–94.

170 Mazzeo, F. and R. Meccariello, *Cannabis and Paternal Epigenetic Inheritance.* Int J Environ Res Public Health, 2023. **20**(9).
171 Barrès, R., et al., *Acute exercise remodels promoter methylation in human skeletal muscle.* Cell Metab, 2012. **15**(3): p. 405–11.
172 Jacques, M., et al., *Epigenetic changes in healthy human skeletal muscle following exercise – a systematic review.* Epigenetics, 2019. **14**(7): p. 633–648.
173 Kumsta, R., *The role of epigenetics for understanding mental health difficulties and its implications for psychotherapy research.* Psychol Psychother, 2019. **92**(2): p. 190–207.
174 Carvalho Silva, R., et al., *DNA methylation changes in association with trauma-focused psychotherapy efficacy in treatment-resistant depression patients: a prospective longitudinal study.* Eur J Psychotraumatol, 2024. **15**(1): p. 2314913.
175 Wilker, S., et al., *Epigenetics of traumatic stress: The association of NR3C1 methylation and posttraumatic stress disorder symptom changes in response to narrative exposure therapy.* Transl Psychiatry, 2023. **13**(1): p. 14.
176 Schiele, M. A., M. G. Gottschalk, and K. Domschke, *The applied implications of epigenetics in anxiety, affective and stress-related disorders – A review and synthesis on psychosocial stress, psychotherapy and prevention.* Clin Psychol Rev, 2020. **77**: p. 101830.
177 Chung, A. N., T. T. Chen, and Y. F. Lin, *Genetics of antidepressant response and treatment-resistant depression.* Prog Brain Res, 2023. **278**: p. 25–60.
178 Schurgers, G., et al., *Longitudinal alterations in mRNA expression of the BDNF neurotrophin signaling cascade in blood correlate with changes in depression scores in patients undergoing electroconvulsive therapy.* Eur Neuropsychopharmacol, 2022. **63**: p. 60–70.
179 Wang, P., et al., *Association of DNA methylation in BDNF with escitalopram treatment response in depressed Chinese Han patients.* Eur J Clin Pharmacol, 2018. **74**(8): p. 1011–1020.
180 Ziegler, C., et al., *MAOA gene hypomethylation in panic disorder-reversibility of an epigenetic risk pattern by psychotherapy.* Transl Psychiatry, 2016. **6**(4): p. e773.
181 Klein, D. N., R. Kotov, and S. J. Bufferd, *Personality and depression: explanatory models and review of the evidence.* Annu Rev Clin Psychol, 2011. **7**: p. 269–95.
182 Keller, A., et al., *Does the perception that stress affects health matter? The association with health and mortality.* Health Psychol, 2012. **31**(5): p. 677–84.
183 McEwen, B. S., *Protective and damaging effects of stress mediators.* N Engl J Med, 1998. **338**(3): p. 171–9.
184 McEwen, B. S., *Allostasis and the Epigenetics of Brain and Body Health Over the Life Course: The Brain on Stress.* JAMA Psychiatry, 2017. **74**(6): p. 551–552.

185 McEwen, B. S., *Protection and damage from acute and chronic stress: allostasis and allostatic overload and relevance to the pathophysiology of psychiatric disorders.* Ann N Y Acad Sci, 2004. **1032**: p. 1–7.

186 Li, M., C. D'Arcy, and X. Meng, *Maltreatment in childhood substantially increases the risk of adult depression and anxiety in prospective cohort studies: systematic review, meta-analysis, and proportional attributable fractions.* Psychol Med, 2016. **46**(4): p. 717–30.

187 Cohen, S., D. Janicki-Deverts, and G. E. Miller, *Psychological stress and disease.* JAMA, 2007. **298**(14): p. 1685–7.

188 Monroe, S. M. and A. D. Simons, *Diathesis-stress theories in the context of life stress research: implications for the depressive disorders.* Psychol Bull, 1991. **110**(3): p. 406–25.

189 van Praag, H., E. de Kloet, and J. van Os, *Stress, the Brain and Depression.* 2004, Cambridge, England: Cambridge University Press.

190 Zuelke, A. E., et al., *The association between unemployment and depression-Results from the population-based LIFE-adult-study.* J Affect Disord, 2018. **235**: p. 399–406.

191 Kessler, R. C., *The effects of stressful life events on depression.* Annu Rev Psychol, 1997. **48**: p. 191–214.

192 Paul, K. I., E. Geithner, and K. Moser, *Latent deprivation among people who are employed, unemployed, or out of the labor force.* J Psychol, 2009. **143**(5): p. 477–91.

193 Marmot, M. G., et al., *Contribution of job control and other risk factors to social variations in coronary heart disease incidence.* Lancet, 1997. **350**(9073): p. 235–9.

194 World Health Organization, *World mental health report: transforming mental health for all.* 2022: Geneva.

195 Karasek, R., et al., *Job decision latitude, job demands, and cardiovascular disease: a prospective study of Swedish men.* Am J Public Health, 1981. **71**(7): p. 694–705.

196 Siegrist, J., *Adverse health effects of high-effort/low-reward conditions.* J Occup Health Psychol, 1996. **1**(1): p. 27–41.

197 Gallo, L. C., et al., *Marital status, marital quality, and atherosclerotic burden in postmenopausal women.* Psychosom Med, 2003. **65**(6): p. 952–62.

198 Cacioppo, J. T. and S. Cacioppo, *The growing problem of loneliness.* Lancet, 2018. **391**(10119): p. 426.

199 Cacioppo, J. T., et al., *Loneliness as a specific risk factor for depressive symptoms: cross-sectional and longitudinal analyses.* Psychol Aging, 2006. **21**(1): p. 140–51.

200 Zhu, S., et al., *Association between social isolation and depression: Evidence from longitudinal and Mendelian randomization analyses.* J Affect Disord, 2024. **350**: p. 182–187.

201 Herrman, H., et al., *Time for united action on depression: a Lancet-World Psychiatric Association Commission.* Lancet, 2022. **399**(10328): p. 957–1022.

202 WHO, *Child maltreatment.* 2022.
203 Danese, A. and B. S. McEwen, *Adverse childhood experiences, allostasis, allostatic load, and age-related disease.* Physiol Behav, 2012. **106**(1): p. 29–39.
204 Shonkoff, J. P., W. T. Boyce, and B. S. McEwen, *Neuroscience, molecular biology, and the childhood roots of health disparities: building a new framework for health promotion and disease prevention.* JAMA, 2009. **301**(21): p. 2252–9.
205 Nusslock, R. and G. E. Miller, *Early-Life Adversity and Physical and Emotional Health Across the Lifespan: A Neuroimmune Network Hypothesis.* Biol Psychiatry, 2016. **80**(1): p. 23–32.
206 Danese, A., et al., *Childhood maltreatment predicts adult inflammation in a life-course study.* Proc Natl Acad Sci U S A, 2007. **104**(4): p. 1319–24.
207 Danese, A. and S. J. Lewis, *Psychoneuroimmunology of Early-Life Stress: The Hidden Wounds of Childhood Trauma?* Neuropsychopharmacology, 2017. **42**(1): p. 99–114.
208 Tjora, T., et al., *The association between smoking and depression from adolescence to adulthood.* Addiction, 2014. **109**(6): p. 1022–30.
209 Boden, J. M. and D. M. Fergusson, *Alcohol and depression.* Addiction, 2011. **106**(5): p. 906–14.
210 Hawton, K., et al., *Risk factors for suicide in individuals with depression: a systematic review.* J Affect Disord, 2013. **147**(1–3): p. 17–28.
211 Gobbi, G., et al., *Association of Cannabis Use in Adolescence and Risk of Depression, Anxiety, and Suicidality in Young Adulthood: A Systematic Review and Meta-analysis.* JAMA Psychiatry, 2019. **76**(4): p. 426–434.
212 Jefsen, O. H., et al., *Cannabis Use Disorder and Subsequent Risk of Psychotic and Nonpsychotic Unipolar Depression and Bipolar Disorder.* JAMA Psychiatry, 2023. **80**(8): p. 803–810.
213 Li, Y., et al., *Dietary patterns and depression risk: A meta-analysis.* Psychiatry Res, 2017. **253**: p. 373–382.
214 Lane, M. M., et al., *Ultra-processed food exposure and adverse health outcomes: umbrella review of epidemiological meta-analyses.* BMJ, 2024. **384**: p. e077310.
215 Martini, D., et al., *Ultra-Processed Foods and Nutritional Dietary Profile: A Meta-Analysis of Nationally Representative Samples.* Nutrients, 2021. **13**(10).
216 Marino, M., et al., *A Systematic Review of Worldwide Consumption of Ultra-Processed Foods: Findings and Criticisms.* Nutrients, 2021. **13**(8).
217 Lane, M. M., et al., *Ultra-Processed Food Consumption and Mental Health: A Systematic Review and Meta-Analysis of Observational Studies.* Nutrients, 2022. **14**(13).
218 Rahe, C., M. Unrath, and K. Berger, *Dietary patterns and the risk of depression in adults: a systematic review of observational studies.* European Journal of Nutrition, 2014. **53**(4): p. 997–1013.

219 Lassale, C., et al., *Healthy dietary indices and risk of depressive outcomes: a systematic review and meta-analysis of observational studies.* Mol Psychiatry, 2019. **24**(7): p. 965–986.

220 Pearce, M., et al., *Association Between Physical Activity and Risk of Depression: A Systematic Review and Meta-analysis.* JAMA Psychiatry, 2022. **79**(6): p. 550–559.

221 Zhao, G., et al., *Dissecting the causal association between social or physical inactivity and depression: a bidirectional two-sample Mendelian Randomization study.* Transl Psychiatry, 2023. **13**(1): p. 194.

222 Schuch, F. B., et al., *Physical Activity and Incident Depression: A Meta-Analysis of Prospective Cohort Studies.* Am J Psychiatry, 2018. **175**(7): p. 631–648.

223 Luppino, F. S., et al., *Overweight, obesity, and depression: a systematic review and meta-analysis of longitudinal studies.* Arch Gen Psychiatry, 2010. **67**(3): p. 220–9.

224 Vgontzas, A. N., et al., *Adverse effects of modest sleep restriction on sleepiness, performance, and inflammatory cytokines.* J Clin Endocrinol Metab, 2004. **89**(5): p. 2119–26.

225 Spiegel, K., et al., *Brief communication: Sleep curtailment in healthy young men is associated with decreased leptin levels, elevated ghrelin levels, and increased hunger and appetite.* Ann Intern Med, 2004. **141**(11): p. 846–50.

226 Spiegel, K., R. Leproult, and E. Van Cauter, *Impact of sleep debt on metabolic and endocrine function.* Lancet, 1999. **354**(9188): p. 1435–9.

227 Leproult, R., et al., *Sleep loss results in an elevation of cortisol levels the next evening.* Sleep, 1997. **20**(10): p. 865–70.

228 Depner, C. M., et al., *Ad libitum Weekend Recovery Sleep Fails to Prevent Metabolic Dysregulation during a Repeating Pattern of Insufficient Sleep and Weekend Recovery Sleep.* Curr Biol, 2019. **29**(6): p. 957–967 e4.

229 Adli, M., *Stress and the City: Warum Städte uns krank machen. Und warum sie trotzdem gut für uns sind.* 2017, München: C. Bertelsmann.

230 van den Bosch, M. and A. Meyer-Lindenberg, *Environmental Exposures and Depression: Biological Mechanisms and Epidemiological Evidence.* Annu Rev Public Health, 2019. **40**: p. 239–259.

231 Peen, J., et al., *The current status of urban-rural differences in psychiatric disorders.* Acta Psychiatr Scand, 2010. **121**(2): p. 84–93.

232 Krabbendam, L. and J. van Os, *Schizophrenia and urbanicity: a major environmental influence-conditional on genetic risk.* Schizophr Bull, 2005. **31**(4): p. 795–9.

233 Tost, H., et al., *Neural correlates of individual differences in affective benefit of real-life urban green space exposure.* Nat Neurosci, 2019. **22**(9): p. 1389–1393.

234 Lederbogen, F., et al., *City living and urban upbringing affect neural social stress processing in humans.* Nature, 2011. **474**(7352): p. 498–501.

235 Sarkar, C., C. Webster, and J. Gallacher, *Residential greenness and prevalence of major depressive disorders: a cross-sectional, observational, associa-*

tional study of 94879 adult UK Biobank participants. Lancet Planet Health, 2018. **2**(4): p. e162–e173.

236 Stenfors, C. U. D., et al., *More green, less depressed: Residential greenspace is associated with lower antidepressant redemptions in a nationwide population-based study.* Landscape and Urban Planning, 2024. **249**: p. 105109.

237 Geary, R. S., et al., *Ambient greenness, access to local green spaces, and subsequent mental health: a 10-year longitudinal dynamic panel study of 2.3 million adults in Wales.* Lancet Planet Health, 2023. **7**(10): p. e809–e818.

238 Helbich, M., et al., *Natural environments and suicide mortality in the Netherlands: a cross-sectional, ecological study.* Lancet Planet Health, 2018. **2**(3): p. e134–e139.

239 Alcock, I., et al., *Longitudinal effects on mental health of moving to greener and less green urban areas.* Environ Sci Technol, 2014. **48**(2): p. 1247–55.

240 Grinde, B. and G. G. Patil, *Biophilia: does visual contact with nature impact on health and well-being?* Int J Environ Res Public Health, 2009. **6**(9): p. 2332–43.

241 Twohig-Bennett, C. and A. Jones, *The health benefits of the great outdoors: A systematic review and meta-analysis of greenspace exposure and health outcomes.* Environ Res, 2018. **166**: p. 628–637.

242 McEwen, B. S., *Mood disorders and allostatic load.* Biol Psychiatry, 2003. **54**(3): p. 200–7.

243 McEwen, B. S. and H. Akil, *Revisiting the Stress Concept: Implications for Affective Disorders.* The Journal of Neuroscience, 2020. **40**(1): p. 12–21.

244 McEwen, B. S., *The Brain on Stress: Toward an Integrative Approach to Brain, Body, and Behavior.* Perspect Psychol Sci, 2013. **8**(6): p. 673–5.

245 Pariante, C. M. and A. H. Miller, *Glucocorticoid receptors in major depression: relevance to pathophysiology and treatment.* Biol Psychiatry, 2001. **49**(5): p. 391–404.

246 Leistner, C. and A. Menke, *How to measure glucocorticoid receptor's sensitivity in patients with stress-related psychiatric disorders.* Psychoneuroendocrinology, 2018.

247 Leistner, C. and A. Menke, *Hypothalamic-pituitary-adrenal axis and stress.* Handb Clin Neurol, 2020. **175**: p. 55–64.

248 Holsboer, F., *The corticosteroid receptor hypothesis of depression.* Neuropsychopharmacology, 2000. **23**(5): p. 477–501.

249 Holsboer, F., *The rationale for corticotropin-releasing hormone receptor (CRH-R) antagonists to treat depression and anxiety.* J Psychiatr Res, 1999. **33**(3): p. 181–214.

250 Holsboer, F. and M. Ising, *Stress hormone regulation: biological role and translation into therapy.* Annu Rev Psychol, 2010. **61**: p. 81–109, C1–11.

251 Stetler, C. and G. E. Miller, *Depression and hypothalamic-pituitary-adrenal activation: a quantitative summary of four decades of research.* Psychosom Med, 2011. **73**(2): p. 114–26.

252 Schatzberg, A. F., *Anna-Monika Award Lecture, DGPPN Kongress, 2013: the role of the hypothalamic-pituitary-adrenal (HPA) axis in the pathogenesis of psychotic major depression.* World J Biol Psychiatry, 2015. **16**(1): p. 2–11.

253 Halldorsdottir, T. and E. B. Binder, *Gene x Environment Interactions: From Molecular Mechanisms to Behavior.* Annu Rev Psychol, 2017. **68**: p. 215–241.

254 Binder, E. B., et al., *Polymorphisms in FKBP5 are associated with increased recurrence of depressive episodes and rapid response to antidepressant treatment.* Nat Genet, 2004. **36**(12): p. 1319–25.

255 Binder, E. B., *The role of FKBP5, a co-chaperone of the glucocorticoid receptor in the pathogenesis and therapy of affective and anxiety disorders.* Psychoneuroendocrinology, 2009. **34 Suppl 1**: p. S186–95.

256 Burke, H. M., et al., *Depression and cortisol responses to psychological stress: a meta-analysis.* Psychoneuroendocrinology, 2005. **30**(9): p. 846–56.

257 Harris, T. O., et al., *Morning cortisol as a risk factor for subsequent major depressive disorder in adult women.* Br J Psychiatry, 2000. **177**: p. 505–10.

258 Fardet, L., I. Petersen, and I. Nazareth, *Suicidal behavior and severe neuropsychiatric disorders following glucocorticoid therapy in primary care.* Am J Psychiatry, 2012. **169**(5): p. 491–7.

259 Menke, A., et al., *Genetic variation in FKBP5 associated with the extent of stress hormone dysregulation in major depression.* Genes Brain Behav, 2013. **12**(3): p. 289–96.

260 Maiaru, M., et al., *The stress regulator FKBP51: a novel and promising druggable target for the treatment of persistent pain states across sexes.* Pain, 2018. **159**(7): p. 1224–1234.

261 Gopalakrishnan, R., et al., *Exploration of Pipecolate Sulfonamides as Binders of the FK506-Binding Proteins 51 and 52.* J Med Chem, 2012. **55**(9): p. 4123–31.

262 Gopalakrishnan, R., et al., *Evaluation of Synthetic FK506 Analogues as Ligands for the FK506-Binding Proteins 51 and 52.* J Med Chem, 2012. **55**(9): p. 4114–22.

263 Gaali, S., et al., *Selective inhibitors of the FK506-binding protein 51 by induced fit.* Nat Chem Biol, 2015. **11**(1): p. 33–7.

264 Menke, A., *The HPA Axis as Target for Depression.* Curr Neuropharmacol, 2024. **22**(5): p. 904–915.

265 Menke, A., *Is the HPA Axis as Target for Depression Outdated, or Is There a New Hope?* Front Psychiatry, 2019. **10**: p. 101.

266 Menke, A., *Precision pharmacotherapy: psychiatry's future direction in preventing, diagnosing, and treating mental disorders.* Pharmgenomics Pers Med, 2018. **11**: p. 211–222.

267 Pariante, C. M., et al., *Four days of citalopram increase suppression of cortisol secretion by prednisolone in healthy volunteers.* Psychopharmacology (Berl), 2004. **177**(1–2): p. 200–6.

268 Pariante, C. M., et al., *Antidepressants enhance glucocorticoid receptor function in vitro by modulating the membrane steroid transporters.* Br J Pharmacol, 2001. **134**(6): p. 1335–43.

269 Pariante, C. M., et al., *Antidepressant fluoxetine enhances glucocorticoid receptor function in vitro by modulating membrane steroid transporters.* Br J Pharmacol, 2003. **139**(6): p. 1111–8.

270 Pariante, C. M., et al., *The antidepressant clomipramine regulates cortisol intracellular concentrations and glucocorticoid receptor expression in fibroblasts and rat primary neurones.* Neuropsychopharmacology, 2003. **28**(9): p. 1553–61.

271 Carvalho, L. A., et al., *Antidepressants, but not antipsychotics, modulate GR function in human whole blood: an insight into molecular mechanisms.* Eur Neuropsychopharmacol, 2010. **20**(6): p. 379–87.

272 Dantzer, R., et al., *From inflammation to sickness and depression: when the immune system subjugates the brain.* Nat Rev Neurosci, 2008. **9**(1): p. 46–56.

273 Raison, C. L., L. Capuron, and A. H. Miller, *Cytokines sing the blues: inflammation and the pathogenesis of depression.* Trends Immunol, 2006. **27**(1): p. 24–31.

274 Dantzer, R., *Cytokine-induced sickness behaviour: a neuroimmune response to activation of innate immunity.* Eur J Pharmacol, 2004. **500**(1–3): p. 399–411.

275 Osimo, E. F., et al., *Inflammatory markers in depression: A meta-analysis of mean differences and variability in 5,166 patients and 5,083 controls.* Brain Behav Immun, 2020. **87**: p. 901–909.

276 Mac Giollabhui, N., et al., *The longitudinal associations of inflammatory biomarkers and depression revisited: systematic review, meta-analysis, and meta-regression.* Mol Psychiatry, 2021. **26**(7): p. 3302–3314.

277 Lee, C. H. and F. Giuliani, *The Role of Inflammation in Depression and Fatigue.* Front Immunol, 2019. **10**: p. 1696.

278 Patten, S. B., R. A. Marrie, and M. G. Carta, *Depression in multiple sclerosis.* Int Rev Psychiatry, 2017. **29**(5): p. 463–472.

279 Chiu, W. C., et al., *Recurrence of depressive disorders after interferon-induced depression.* Transl Psychiatry, 2017. **7**(2): p. e1026.

280 Miller, A. H. and C. L. Raison, *The role of inflammation in depression: from evolutionary imperative to modern treatment target.* Nat Rev Immunol, 2016. **16**(1): p. 22–34.

281 Raison, C. L., et al., *A randomized controlled trial of the tumor necrosis factor antagonist infliximab for treatment-resistant depression: the role of baseline inflammatory biomarkers.* JAMA Psychiatry, 2013. **70**(1): p. 31–41.

282 Hellmann-Regen, J., et al., *Effect of Minocycline on Depressive Symptoms in Patients With Treatment-Resistant Depression: A Randomized Clinical Trial.* JAMA Netw Open, 2022. **5**(9): p. e2230367.

283 Baune, B. T., et al., *No evidence for clinical efficacy of adjunctive celecoxib with vortioxetine in the treatment of depression: A 6-week double-blind placebo controlled randomized trial.* Eur Neuropsychopharmacol, 2021. **53**: p. 34–46.
284 Kohler-Forsberg, O., et al., *Efficacy of anti-inflammatory treatment on major depressive disorder or depressive symptoms: meta-analysis of clinical trials.* Acta Psychiatr Scand, 2019. **139**(5): p. 404–419.
285 Holsboer, F., *How can we realize the promise of personalized antidepressant medicines?* Nat Rev Neurosci, 2008. **9**(8): p. 638–46.
286 Wang, L., et al., *Effects of SSRIs on peripheral inflammatory markers in patients with major depressive disorder: A systematic review and meta-analysis.* Brain Behav Immun, 2019. **79**: p. 24–38.
287 Gay, F., et al., *Cytokines changes associated with electroconvulsive therapy in patients with treatment-resistant depression: a Meta-analysis.* Psychiatry Res, 2021. **297**: p. 113735.
288 Goldstein, D. S., *Differential responses of components of the autonomic nervous system.* Handb Clin Neurol, 2013. **117**: p. 13–22.
289 Scott-Solomon, E., E. Boehm, and R. Kuruvilla, *The sympathetic nervous system in development and disease.* Nat Rev Neurosci, 2021. **22**(11): p. 685–702.
290 Vinkers, C. H., et al., *An integrated approach to understand biological stress system dysregulation across depressive and anxiety disorders.* J Affect Disord, 2021. **283**: p. 139–146.
291 Meng, L., et al., *Depression increases the risk of hypertension incidence: a meta-analysis of prospective cohort studies.* J Hypertens, 2012. **30**(5): p. 842–51.
292 Taylor, C. B., *Depression, heart rate related variables and cardiovascular disease.* Int J Psychophysiol, 2010. **78**(1): p. 80–8.
293 Wong, M. L., et al., *Pronounced and sustained central hypernoradrenergic function in major depression with melancholic features: relation to hypercortisolism and corticotropin-releasing hormone.* Proc Natl Acad Sci U S A, 2000. **97**(1): p. 325–30.
294 Gold, P. W. and G. P. Chrousos, *Organization of the stress system and its dysregulation in melancholic and atypical depression: high vs low CRH/NE states.* Mol Psychiatry, 2002. **7**(3): p. 254–75.
295 Kemp, A. H., et al., *Impact of depression and antidepressant treatment on heart rate variability: a review and meta-analysis.* Biol Psychiatry, 2010. **67**(11): p. 1067–74.
296 Koch, C., et al., *A meta-analysis of heart rate variability in major depression.* Psychol Med, 2019. **49**(12): p. 1948–1957.
297 Schiweck, C., et al., *Heart rate and high frequency heart rate variability during stress as biomarker for clinical depression. A systematic review.* Psychol Med, 2019. **49**(2): p. 200–211.

298 Wilson, S. T., et al., *Heart rate variability and suicidal behavior.* Psychiatry Res, 2016. **240**: p. 241–247.
299 Lin, Y., et al., *Resting respiratory sinus arrhythmia is related to longer hospitalization in mood-disordered repetitive suicide attempters.* World J Biol Psychiatry, 2015. **16**(5): p. 323–33.
300 Craig, A. D., *How do you feel-now? The anterior insula and human awareness.* Nat Rev Neurosci, 2009. **10**(1): p. 59–70.
301 Craig, A. D., *How do you feel? Interoception: the sense of the physiological condition of the body.* Nat Rev Neurosci, 2002. **3**(8): p. 655–66.
302 Schultchen, D., et al., *On the Relationship of Interoceptive Accuracy and Attention: A Controlled Study With Depressed Inpatients and a Healthy Cohort.* Front Psychol, 2020. **11**: p. 597488.
303 Terhaar, J., et al., *Heartbeat evoked potentials mirror altered body perception in depressed patients.* Clin Neurophysiol, 2012. **123**(10): p. 1950–7.
304 Blickle, M., et al., *Heart rate variability, interoceptive accuracy and functional connectivity in middle-aged and older patients with depression.* J Psychiatry Res, 2024. **170**: p. 122–129.
305 Li, Q., et al., *Early Transmission Dynamics in Wuhan, China, of Novel Coronavirus-Infected Pneumonia.* N Engl J Med, 2020. **382**(13): p. 1199–1207.
306 Zhu, N., et al., *A Novel Coronavirus from Patients with Pneumonia in China, 2019.* N Engl J Med, 2020. **382**(8): p. 727–733.
307 World Health Organization, *WHO Director – General's opening remarks at the media briefing on COVID-10.* 2020.
308 Team, C. P. E. R. E., *Vital surveillances: the epidemiological characteristics of an outbreak of 2019 novel coronavirus diseases (COVID-19) – China 2020. China CDC Wkly 2, 113–122* 2020.
309 Gates, B., *Responding to Covid-19 – A Once-in-a-Century Pandemic?* N Engl J Med, 2020. **382**(18): p. 1677–1679.
310 Haldane, V., et al., *Health systems resilience in managing the COVID-19 pandemic: lessons from 28 countries.* Nat Med, 2021. **27**(6): p. 964–980.
311 Walsh, E. E., et al., *Safety and Immunogenicity of Two RNA-Based Covid-19 Vaccine Candidates.* N Engl J Med, 2020. **383**(25): p. 2439–2450.
312 Halle, M., et al., *Exercise and sports after COVID-19-Guidance from a clinical perspective.* Transl Sports Med, 2021. **4**(3): p. 310–318.
313 Crook, H., et al., *Long covid-mechanisms, risk factors, and management.* BMJ, 2021. **374**: p. n1648.
314 Holmes, E. A., et al., *Multidisciplinary research priorities for the COVID-19 pandemic: a call for action for mental health science.* Lancet Psychiatry, 2020. 7(6): p. 547–560.
315 Yao, H., J. H. Chen, and Y. F. Xu, *Patients with mental health disorders in the COVID-19 epidemic.* Lancet Psychiatry, 2020. **7**(4): p. e21.
316 Taquet, M., et al., *Bidirectional associations between COVID-19 and psychiatric disorder: retrospective cohort studies of 62354 COVID-19 cases in the USA.* Lancet Psychiatry, 2021. **8**(2): p. 130–140.

317 COVID-19 Mental Disorders Collaborators, *Global prevalence and burden of depressive and anxiety disorders in 204 countries and territories in 2020 due to the COVID-19 pandemic.* Lancet, 2021. **398**(10312): p.1700–1712.

318 Wang, Q., R. Xu, and N. D. Volkow, *Increased risk of COVID-19 infection and mortality in people with mental disorders: analysis from electronic health records in the United States.* World Psychiatry, 2021. **20**(1): p.124–130.

319 Brasseur, G. P., D. Jacob, and S. Schuck-Zöller, *Klimawandel in Deutschland.* 2017, Heidelberg: Springer Spektrum.

320 Walinski, A., et al., *The Effects of Climate Change on Mental Health.* Dtsch Arztebl Int, 2023. **120**(8): p.117–124.

321 Palinkas, L.A. and M.Wong, *Global climate change and mental health.* Curr Opin Psychol, 2020. **32**: p.12–16.

322 Schumann, G., et al., *Addressing Global Environmental Challenges to Mental Health Using Population Neuroscience: A Review.* JAMA Psychiatry, 2023. **80**(10): p.1066–1074.

323 Galea, S., et al., *Exposure to hurricane-related stressors and mental illness after Hurricane Katrina.* Arch Gen Psychiatry, 2007. **64**(12): p.1427–34.

324 Augustin, J., et al., *[The impact of the Ahr Valley flood on the health of the local population – an analysis based on SHI routine data].* Bundesgesundheitsblatt Gesundheitsforschung Gesundheitsschutz, 2024. **67**(1): p.5–13.

325 Cruz, J., et al., *Effect of Extreme Weather Events on Mental Health: A Narrative Synthesis and Meta-Analysis for the UK.* Int J Environ Res Public Health, 2020. **17**(22).

326 Nasir, R., A. Z. Zainah, and R. Khairudin, *Psychological effects on victims of the Johor flood 2006/2007.* Asian Social Science, 2012. **8**(8): p.126–133.

327 Silveira, S., et al., *Chronic Mental Health Sequelae of Climate Change Extremes: A Case Study of the Deadliest Californian Wildfire.* Int J Environ Res Public Health, 2021. **18**(4).

328 To, P., E. Eboreime, and V. I. O. Agyapong, *The Impact of Wildfires on Mental Health: A Scoping Review.* Behav Sci (Basel), 2021. **11**(9).

329 McFarlane, A. C. and M. Van Hooff, *Impact of childhood exposure to a natural disaster on adult mental health: 20-year longitudinal follow-up study.* Br J Psychiatry, 2009. **195**(2): p.142–8.

330 Liu, J., et al., *Is there an association between hot weather and poor mental health outcomes? A systematic review and meta-analysis.* Environ Int, 2021. **153**: p.106533.

331 Oudin Åström, D., et al., *The effect of heat waves on mortality in susceptible groups: a cohort study of a mediterranean and a northern European City.* Environ Health, 2015. **14**: p.30.

332 Bouchama, A., et al., *Prognostic factors in heat wave related deaths: a meta-analysis.* Arch Intern Med, 2007. **167**(20): p.2170–6.

333 Casas, L., et al., *High temperatures trigger suicide mortality in Brussels, Belgium: A case-crossover study (2002–2011).* Environ Res, 2022. **207**: p. 112159.

334 Burke, M., et al., *Higher temperatures increase suicide rates in the United States and Mexico.* Nature Climate Change, 2018. **8**(8): p. 723–729.

335 Hanigan, I. C., et al., *Suicide and drought in New South Wales, Australia, 1970–2007.* Proc Natl Acad Sci U S A, 2012. **109**(35): p. 13950–5.

336 Edwards, B., M. Gray, and B. Hunter, *The Impact of Drought on Mental Health in Rural and Regional Australia.* Social Indicators Research, 2015. **121**(1): p. 177–194.

337 Shultz, J. M., et al., *Public Health and Mental Health Implications of Environmentally Induced Forced Migration.* Disaster Med Public Health Prep, 2019. **13**(2): p. 116–122.

338 Kjellstrom, T. and A. J. McMichael, *Climate change threats to population health and well-being: the imperative of protective solutions that will last.* Glob Health Action, 2013. **6**: p. 20816.

339 Burke, S. E. L., A. V. Sanson, and J. Van Hoorn, *The Psychological Effects of Climate Change on Children.* Current Psychiatry Reports, 2018. **20**(5): p. 35.

340 Albrecht, G., *»Solastalgia«. A New Concept in Health and Identity.* Philosophy Activism Nature, 2005(3): p. 41–55.

341 Albrecht, G., et al., *Solastalgia: the distress caused by environmental change.* Australas Psychiatry, 2007. **15 Suppl 1**: p. S95–8.

342 Connor, L., et al., *Environmental Change and Human Health in Upper Hunter Communities of New South Wales, Australia.* EcoHealth, 2004. **1**(2): p. SU47–SU58.

343 Clayton, S., *Climate anxiety: Psychological responses to climate change.* Journal of Anxiety Disorders, 2020. **74**: p. 102263.

344 Hajek, A. and H. H. König, *Climate anxiety in Germany.* Public Health, 2022. **212**: p. 89–94.

345 Bhullar, N., et al., *Climate anxiety does not need a diagnosis of a mental health disorder.* Lancet Planet Health, 2022. **6**(5): p. e383.

346 Murthy, R. S. and R. Lakshminarayana, *Mental health consequences of war: a brief review of research findings.* World Psychiatry, 2006. **5**(1): p. 25–30.

347 Galea, S. and K. Wortman, *The population health argument against war.* World Psychiatry, 2006. **5**(1): p. 31.

348 Frounfelker, R., et al., *Civilians in World War II and DSM-IV mental disorders: results from the World Mental Health Survey Initiative.* Soc Psychiatry Psychiatr Epidemiol, 2018. **53**(2): p. 207–219.

349 Kurapov, A., et al., *Six months into the war: a first-wave study of stress, anxiety, and depression among in Ukraine.* Front Psychiatry, 2023. **14**: p. 1190465.

350 Lass-Hennemann, J., et al., *Generation climate crisis, COVID-19, and Russia-Ukraine-War: global crises and mental health in adolescents.* Eur Child Adolesc Psychiatry, 2023.

351 Schmaal, L., et al., *Cortical abnormalities in adults and adolescents with major depression based on brain scans from 20 cohorts worldwide in the ENIGMA Major Depressive Disorder Working Group.* Mol Psychiatry, 2017. **22**(6): p. 900–909.

352 Lupien, S. J., et al., *Cortisol levels during human aging predict hippocampal atrophy and memory deficits.* Nat Neurosci, 1998. **1**(1): p. 69–73.

353 Han, L. K. M., et al., *Brain aging in major depressive disorder: results from the ENIGMA major depressive disorder working group.* Mol Psychiatry, 2021. **26**(9): p. 5124–5139.

354 van Velzen, L. S., et al., *White matter disturbances in major depressive disorder: a coordinated analysis across 20 international cohorts in the ENIGMA MDD working group.* Mol Psychiatry, 2020. **25**(7): p. 1511–1525.

355 Phillips, J. L., et al., *A Prospective, Longitudinal Study of the Effect of Remission on Cortical Thickness and Hippocampal Volume in Patients with Treatment-Resistant Depression.* Int J Neuropsychopharmacol, 2015. **18**(8).

356 Phillips, J. L., et al., *Brain-volume increase with sustained remission in patients with treatment-resistant unipolar depression.* J Clin Psychiatry, 2012. **73**(5): p. 625–31.

357 Boldrini, M., et al., *Hippocampal granule neuron number and dentate gyrus volume in antidepressant-treated and untreated major depression.* Neuropsychopharmacology, 2013. **38**(6): p. 1068–77.

358 Toda, T., et al., *The role of adult hippocampal neurogenesis in brain health and disease.* Mol Psychiatry, 2019. **24**(1): p. 67–87.

359 Williams, L. M., *Precision psychiatry: a neural circuit taxonomy for depression and anxiety.* Lancet Psychiatry, 2016. **3**(5): p. 472–80.

360 Goldstein-Piekarski, A. N., et al., *Mapping Neural Circuit Biotypes to Symptoms and Behavioral Dimensions of Depression and Anxiety.* Biol Psychiatry, 2022. **91**(6): p. 561–571.

361 Tang, S., et al., *Abnormal amygdala resting-state functional connectivity in adults and adolescents with major depressive disorder: A comparative meta-analysis.* EBioMedicine, 2018. **36**: p. 436–445.

362 Kaiser, R. H., et al., *Large-Scale Network Dysfunction in Major Depressive Disorder: A Meta-analysis of Resting-State Functional Connectivity.* JAMA Psychiatry, 2015. **72**(6): p. 603–11.

363 Yan, C. G., et al., *Reduced default mode network functional connectivity in patients with recurrent major depressive disorder.* Proc Natl Acad Sci U S A, 2019. **116**(18): p. 9078–9083.

364 Mousten, I. V., et al., *Cerebrospinal Fluid Biomarkers in Patients With Unipolar Depression Compared With Healthy Control Individuals: A Systematic Review and Meta-analysis.* JAMA Psychiatry, 2022. **79**(6): p. 571–581.

365 Molendijk, M. L., et al., *Serum BDNF concentrations as peripheral manifestations of depression: evidence from a systematic review and meta-analyses on 179 associations (N = 9484).* Mol Psychiatry, 2014. **19**(7): p. 791–800.

366 Luan, S., et al., *Brain-derived neurotrophic factor blood levels after electroconvulsive therapy in patients with major depressive disorder: A systematic review and meta-analysis.* Asian J Psychiatr, 2020. **51**: p. 101983.

367 Shi, Y., et al., *Value of peripheral neurotrophin levels for the diagnosis of depression and response to treatment: A systematic review and meta-analysis.* Eur Neuropsychopharmacol, 2020. **41**: p. 40–51.

368 Morais, L. H., H. L. T. Schreiber, and S. K. Mazmanian, *The gut microbiota-brain axis in behaviour and brain disorders.* Nat Rev Microbiol, 2021. **19**(4): p. 241–255.

369 Collins, S. M., M. Surette, and P. Bercik, *The interplay between the intestinal microbiota and the brain.* Nat Rev Microbiol, 2012. **10**(11): p. 735–42.

370 Cryan, J. F., et al., *The Microbiota-Gut-Brain Axis.* Physiol Rev, 2019. **99**(4): p. 1877–2013.

371 Sudo, N., et al., *Postnatal microbial colonization programs the hypothalamic-pituitary-adrenal system for stress response in mice.* J Physiol, 2004. **558**(Pt 1): p. 263–75.

372 van de Wouw, M., et al., *Short-chain fatty acids: microbial metabolites that alleviate stress-induced brain-gut axis alterations.* J Physiol, 2018. **596**(20): p. 4923–4944.

373 Berding, K., et al., *Diet and the Microbiota-Gut-Brain Axis: Sowing the Seeds of Good Mental Health.* Adv Nutr, 2021. **12**(4): p. 1239–1285.

374 Green, J. E., et al., *Feasibility, Acceptability, and Safety of Faecal Microbiota Transplantation in the Treatment of Major Depressive Disorder: A Pilot Randomized Controlled Trial.* Can J Psychiatry, 2023. **68**(5): p. 315–326.

375 Liu, R. T., R. F. L. Walsh, and A. E. Sheehan, *Prebiotics and probiotics for depression and anxiety: A systematic review and meta-analysis of controlled clinical trials.* Neurosci Biobehav Rev, 2019. **102**: p. 13–23.

376 Carvalho, L. A. and C. M. Pariante, *In vitro modulation of the glucocorticoid receptor by antidepressants.* Stress, 2008. **11**(6): p. 411–24.

377 Gold, S. M., et al., *Comorbid depression in medical diseases.* Nat Rev Dis Primers, 2020. **6**(1): p. 69.

378 Plana-Ripoll, O., et al., *A comprehensive analysis of mortality-related health metrics associated with mental disorders: a nationwide, register-based cohort study.* Lancet, 2019. **394**(10211): p. 1827–1835.

379 Freedland, K. E., et al., *Prevalence of depression in hospitalized patients with congestive heart failure.* Psychosom Med, 2003. **65**(1): p. 119–28.

380 Wallenborn, J., et al., *Prevalence of depression, frequency of antidepressant pharmacotherapy and survival in systolic heart failure patients.* ESC Abstract P4641, 2014.

381 Abramson, J., et al., *Depression and risk of heart failure among older persons with isolated systolic hypertension.* Arch Intern Med, 2001. **161**(14): p. 1725–30.

382 Penninx, B. W., et al., *Depression and cardiac mortality: results from a community-based longitudinal study.* Arch Gen Psychiatry, 2001. **58**(3): p. 221–7.

383 Brostow, D. P., et al., *Depression in patients with peripheral arterial disease: A systematic review.* Eur J Cardiovasc Nurs, 2017. **16**(3): p. 181–193.

384 Feng, L., et al., *Prevalence of depression in myocardial infarction: A PRISMA-compliant meta-analysis.* Medicine (Baltimore), 2019. **98**(8): p. e14596.

385 Doyle, F., et al., *Systematic Review and Individual Patient Data Meta-Analysis of Sex Differences in Depression and Prognosis in Persons With Myocardial Infarction: A MINDMAPS Study.* Psychosom Med, 2015. **77**(4): p. 419–28.

386 Ayerbe, L., et al., *Natural history, predictors and outcomes of depression after stroke: systematic review and meta-analysis.* Br J Psychiatry, 2013. **202**(1): p. 14–21.

387 Morris, P. L., et al., *Association of depression with 10-year poststroke mortality.* Am J Psychiatry, 1993. **150**(1): p. 124–9.

388 Boeschoten, R. E., et al., *Prevalence of depression and anxiety in Multiple Sclerosis: A systematic review and meta-analysis.* J Neurol Sci, 2017. **372**: p. 331–341.

389 McKay, K. A., et al., *Psychiatric comorbidity is associated with disability progression in multiple sclerosis.* Neurology, 2018. **90**(15): p. e1316-e1323.

390 Mitchell, A. J., et al., *Prevalence of depression, anxiety, and adjustment disorder in oncological, haematological, and palliative-care settings: a meta-analysis of 94 interview-based studies.* Lancet Oncol, 2011. **12**(2): p. 160–74.

391 Krebber, A. M., et al., *Prevalence of depression in cancer patients: a meta-analysis of diagnostic interviews and self-report instruments.* Psychooncology, 2014. **23**(2): p. 121–30.

392 Mehnert, A., et al., *Four-week prevalence of mental disorders in patients with cancer across major tumor entities.* J Clin Oncol, 2014. **32**(31): p. 3540–6.

393 Khaledi, M., et al., *The prevalence of comorbid depression in patients with type 2 diabetes: an updated systematic review and meta-analysis on huge number of observational studies.* Acta Diabetol, 2019. **56**(6): p. 631–650.

394 van der Feltz-Cornelis, C., et al., *Treatment for comorbid depressive disorder or subthreshold depression in diabetes mellitus: Systematic review and meta-analysis.* Brain Behav, 2021. **11**(2): p. e01981.

395 Creed, F., et al., *The cost-effectiveness of psychotherapy and paroxetine for severe irritable bowel syndrome.* Gastroenterology, 2003. **124**(2): p. 303–17.

396 Fuller-Thomson, E. and J. Sulman, *Depression and inflammatory bowel disease: findings from two nationally representative Canadian surveys.* Inflamm Bowel Dis, 2006. **12**(8): p. 697–707.

397 Mittermaier, C., et al., *Impact of depressive mood on relapse in patients with inflammatory bowel disease: a prospective 18-month follow-up study.* Psychosom Med, 2004. **66**(1): p. 79–84.

398 Maunder, R. G. and S. Levenstein, *The role of stress in the development and clinical course of inflammatory bowel disease: epidemiological evidence.* Curr Mol Med, 2008. **8**(4): p. 247–52.
399 Neuendorf, R., et al., *Depression and anxiety in patients with Inflammatory Bowel Disease: A systematic review.* J Psychosom Res, 2016. **87**: p. 70–80.
400 Mulugeta, A., et al., *Association between major depressive disorder and multiple disease outcomes: a phenome-wide Mendelian randomisation study in the UK Biobank.* Mol Psychiatry, 2020. **25**(7): p. 1469–1476.
401 Milaneschi, Y., et al., *Genetic Association of Major Depression With Atypical Features and Obesity-Related Immunometabolic Dysregulations.* JAMA Psychiatry, 2017. **74**(12): p. 1214–1225.
402 Otte, C., et al., *Depression and 24-hour urinary cortisol in medical outpatients with coronary heart disease: The Heart and Soul Study.* Biol Psychiatry, 2004. **56**(4): p. 241–7.
403 Otte, C., et al., *Depressive symptoms and 24-hour urinary norepinephrine excretion levels in patients with coronary disease: findings from the Heart and Soul Study.* Am J Psychiatry, 2005. **162**(11): p. 2139–45.
404 Kop, W. J., S. J. Synowski, and S. S. Gottlieb, *Depression in heart failure: biobehavioral mechanisms.* Heart Fail Clin, 2011. **7**(1): p. 23–38.
405 Jimenez, J. A. and P. J. Mills, *Neuroimmune mechanisms of depression in heart failure.* Methods Mol Biol, 2012. **934**: p. 165–82.
406 Parati, G. and M. Esler, *The human sympathetic nervous system: its relevance in hypertension and heart failure.* Eur Heart J, 2012. **33**(9): p. 1058–66.
407 Braunwald, E., *Heart Failure.* JACC Heart Fail, 2013. **1**(1): p. 1–20.
408 Lymperopoulos, A., G. Rengo, and W. J. Koch, *Adrenergic nervous system in heart failure: pathophysiology and therapy.* Circ Res, 2013. **113**(6): p. 739–53.
409 Kappelmann, N., et al., *Antidepressant activity of anti-cytokine treatment: a systematic review and meta-analysis of clinical trials of chronic inflammatory conditions.* Mol Psychiatry, 2018. **23**(2): p. 335–343.
410 Duivis, H. E., et al., *Depressive symptoms, health behaviors, and subsequent inflammation in patients with coronary heart disease: prospective findings from the heart and soul study.* Am J Psychiatry, 2011. **168**(9): p. 913–20.
411 Laake, J. P., et al., *The association between depressive symptoms and systemic inflammation in people with type 2 diabetes: findings from the South London Diabetes Study.* Diabetes Care, 2014. **37**(8): p. 2186–92.
412 Kovacs, D., et al., *Psychological side effects of immune therapies: symptoms and pathomechanism.* Curr Opin Pharmacol, 2016. **29**: p. 97–103.
413 Udina, M., et al., *Interferon-induced depression in chronic hepatitis C: a systematic review and meta-analysis.* J Clin Psychiatry, 2012. **73**(8): p. 1128–38.
414 Weinberger, A. H., et al., *Depression and cigarette smoking behavior: A critical review of population-based studies.* Am J Drug Alcohol Abuse, 2017. **43**(4): p. 416–431.

415 Chaiton, M. O., et al., *A systematic review of longitudinal studies on the association between depression and smoking in adolescents.* BMC Public Health, 2009. **9**: p. 356.
416 Ho, S. Y., et al., *Systematic review and meta-analysis of the impact of depression on subsequent smoking cessation in patients with chronic respiratory conditions.* Gen Hosp Psychiatry, 2015. **37**(5): p. 399–407.
417 Patten, S. B., J. V. Williams, and A. G. Bulloch, *Major depressive episodes and mortality in the Canadian household population.* J Affect Disord, 2019. **242**: p. 165–171.
418 Fink, A., et al., *Alcohol-related problems in older persons. Determinants, consequences, and screening.* Arch Intern Med, 1996. **156**(11): p. 1150–6.
419 Choi, K. W., et al., *Assessment of Bidirectional Relationships Between Physical Activity and Depression Among Adults: A 2-Sample Mendelian Randomization Study.* JAMA Psychiatry, 2019. **76**(4): p. 399–408.
420 Whooley, M. A., et al., *Depressive symptoms, health behaviors, and risk of cardiovascular events in patients with coronary heart disease.* JAMA, 2008. **300**(20): p. 2379–88.
421 Koyanagi, A., et al., *Mortality in unipolar depression preceding and following chronic somatic diseases.* Acta Psychiatr Scand, 2018. **138**(6): p. 500–508.
422 Sirois, F. M., R. Kitner, and J. K. Hirsch, *Self-compassion, affect, and health-promoting behaviors.* Health Psychol, 2015. **34**(6): p. 661–9.
423 Trudel-Fitzgerald, C., et al., *The relationship of perfectionism with psychological symptoms in cancer patients and the contributing role of hyperarousability and coping.* Psychol Health, 2017. **32**(4): p. 381–401.
424 Leventhal, H., I. Brisette, and E. A. Leventhal, *The Self-regulation of Health and Illness Behaviour*, L. D. Cameron and H. Leventhal, Editors. 2003, Psychology Press. p. 42–65.
425 Hagger, M. S., et al., *The common sense model of self-regulation: Meta-analysis and test of a process model.* Psychol Bull, 2017. **143**(11): p. 1117–1154.
426 Uhlenbusch, N., et al., *Depression and anxiety in patients with different rare chronic diseases: A cross-sectional study.* PLoS One, 2019. **14**(2): p. e0211343.
427 Edwards, R. R., et al., *Pain, catastrophizing, and depression in the rheumatic diseases.* Nat Rev Rheumatol, 2011. **7**(4): p. 216–24.
428 Hudson, J. L. and R. Moss-Morris, *Treating illness distress in chronic illness.* Eur Psychol, 2019. **24**: p. 26–37.
429 Bundesärztekammer (BÄK), Kassenärztliche Bundesvereinigung (KBV), and Arbeitsgemeinschaft der Wissenschaftlichen Medizinischen Fachgesellschaften (AWMF), *Nationale VersorgungsLeitlinie Unipolare Depression – Langfassung*. 2022.
430 Bäuml, J., et al., *Handbuch der Psychoedukation für Psychiatrie, Psychotherapie und Psychosomatische Medizin*. 2016, Stuttgart: Schattauer.

431 Angenendt, J. and R. D. Stieglitz, *Psychoedukation, Patientenratgeber und Selbsthilfe-Manuale*, in *Kompendium Psychiatrie Psychotherapie Psychosomatische Medizin*, H. J. Freyberger, W. Schneider, and R. D. Stieglitz, Editors. 2012, Huber: Bern. p. 575–587.

432 Strotzka, H., *Psychotherapie*. 1975, München: Urban & Schwarzenberg.

433 Prochaska, J. and J. C. Norcross, *Systems of Psychotherapy*. 9th ed. 2018, New York: Oxford University Press.

434 Cuijpers, P., et al., *A meta-analysis of cognitive-behavioural therapy for adult depression, alone and in comparison with other treatments*. Can J Psychiatry, 2013. **58**(7): p. 376–85.

435 Cuijpers, P., et al., *Psychotherapy for depression in adults: a meta-analysis of comparative outcome studies*. J Consult Clin Psychol, 2008. **76**(6): p. 909–22.

436 Cuijpers, P., et al., *The effects of fifteen evidence-supported therapies for adult depression: A meta-analytic review*. Psychother Res, 2020. **30**(3): p. 279–293.

437 Cuijpers, P., *Are all psychotherapies equally effective in the treatment of adult depression? The lack of statistical power of comparative outcome studies*. Evid Based Ment Health, 2016. **19**(2): p. 39–42.

438 Cuijpers, P., et al., *Psychotherapies for depression: a network meta-analysis covering efficacy, acceptability and long-term outcomes of all main treatment types*. World Psychiatry, 2021. **20**(2): p. 283–293.

439 Grawe, K., *Grundriß einer allgemeinen Psychotherapie*. Psychotherapeut, 1995. **40**: p. 130–145.

440 Grawe, K., *Psychologische Therapie*. 1998, Göttingen: Hogrefe.

441 Norcross, J. C. and B. E. Wampold, *Psychotherapy Relationships that Work: Volume 2: Evidence-Based Therapist Responsiveness*, ed. J. C. Norcross and B. E. Wampold. 2019: Oxford University Press.

442 Norcross, J. C. and M. J. Lambert, *Accounting for psychotherapy outcome*, in *Psychotherapy Relationships That Work*, J. C. Norcross and M. J. Lambert, Editors. 2019, Oxford University Press: New York. p. 11–14.

443 Reimer, C., et al., *Psychotherapie: Ein Lehrbuch für Ärzte und Psychologen*. 2007, Heidelberg: Springer Medizin Verlag

444 Berger, M., *Psychische Erkrankungen: Klinik und Therapie*. 2018, München: Elsevier.

445 Rief, W., E. Schramm, and B. Strauß, *Psychotherapie – Ein kompetenzorientiertes Lehrbuch*. 1. ed. 2021, München: Elsevier.

446 Köhle, K., et al., *Uexküll: Psychosomatische Medizin*. 8. ed. 2018, München: Elsevier.

447 Möller, H. J., G. Laux, and H.-P. Kapfhammer, *Psychiatrie und Psychotherapie*. 3. ed. 2008, Heidelberg: Springer Medizin Verlag.

448 Linehan, M. M., *Skills Training Manual: Zur Behandlung psychischer Störungen*. Handbuch der Dialektisch-Behavioralen Therapie (DBT), ed. M. M. Linehan. Vol. 1. 2016, Gießen: Psychosozial-Verlag.

449 Wells, A., *Metakognitive Therapie bei Angststörungen und Depression*. 2011, Weinheim: Beltz.
450 Goldberg, S. B., et al., *Mindfulness-based interventions for psychiatric disorders: A systematic review and meta-analysis.* Clin Psychol Rev, 2018. **59**: p. 52–60.
451 Hyman, S. E. and E. J. Nestler, *Initiation and adaptation: a paradigm for understanding psychotropic drug action.* Am J Psychiatry, 1996. **153**(2): p. 151–62.
452 Duman, R. S., et al., *Synaptic plasticity and depression: new insights from stress and rapid-acting antidepressants.* Nat Med, 2016. **22**(3): p. 238–49.
453 Duman, R. S. and L. M. Monteggia, *A neurotrophic model for stress-related mood disorders.* Biol Psychiatry, 2006. **59**(12): p. 1116–27.
454 Masand, P., S. Gupta, and M. Dewan, *Suicidal ideation related to fluoxetine treatment.* N Engl J Med, 1991. **324**(6): p. 420.
455 Teicher, M. H., C. Glod, and J. O. Cole, *Emergence of intense suicidal preoccupation during fluoxetine treatment.* Am J Psychiatry, 1990. **147**(2): p. 207–10.
456 Menke, A., et al., *Genome-wide association study of antidepressant treatment-emergent suicidal ideation.* Neuropsychopharmacology, 2012. **37**(3): p. 797–807.
457 Menke, A., et al., *Genetic Markers Within Glutamate Receptors Associated With Antidepressant Treatment-Emergent Suicidal Ideation.* Am J Psychiatry, 2008. **165**(7): p. 917–918.
458 Hall, W. D., et al., *Association between antidepressant prescribing and suicide in Australia, 1991–2000: trend analysis.* BMJ, 2003. **326**(7397): p. 1008.
459 Licinio, J. and M. L. Wong, *Depression, antidepressants and suicidality: a critical appraisal.* Nat Rev Drug Discov, 2005. **4**(2): p. 165–71.
460 Angst, J., et al., *Suicide in 406 mood-disorder patients with and without long-term medication: a 40 to 44 years' follow-up.* Arch Suicide Res, 2005. **9**(3): p. 279–300.
461 Libby, A. M., et al., *Decline in Treatment of Pediatric Depression After FDA Advisory on Risk of Suicidality With SSRIs.* Am J Psychiatry, 2007. **164**(6): p. 884–891.
462 Olfson, M., S. C. Marcus, and B. G. Druss, *Effects of Food and Drug Administration warnings on antidepressant use in a national sample.* Arch Gen Psychiatry, 2008. **65**(1): p. 94–101.
463 Gibbons, R. D., et al., *Relationship between antidepressants and suicide attempts: an analysis of the Veterans Health Administration data sets.* Am J Psychiatry, 2007. **164**(7): p. 1044–9.
464 Rucci, P., et al., *Treatment-emergent suicidal ideation during 4 months of acute management of unipolar major depression with SSRI pharmacotherapy or interpersonal psychotherapy in a randomized clinical trial.* Depress Anxiety, 2011. **28**(4): p. 303–9.

465 Brent, D. A., *Antidepressants and Suicidality.* Psychiatr Clin North Am, 2016. **39**(3): p. 503–12.
466 Benkert, O. and H. Hippius, *Kompendium der Psychiatrischen Pharmakotherapie.* 14. ed. 2023, Berlin: Springer.
467 Zanos, P. and T. D. Gould, *Mechanisms of ketamine action as an antidepressant.* Mol Psychiatry, 2018. **23**(4): p. 801–811.
468 Niciu, M. J., et al., *Features of dissociation differentially predict antidepressant response to ketamine in treatment-resistant depression.* J Affect Disord, 2018. **232**: p. 310–315.
469 Drozdz, S. J., et al., *Ketamine Assisted Psychotherapy: A Systematic Narrative Review of the Literature.* J Pain Res, 2022. **15**: p. 1691–1706.
470 Krupitsky, E. M. and A. Y. Grinenko, *Ketamine psychedelic therapy (KPT): a review of the results of ten years of research.* J Psychoactive Drugs, 1997. **29**(2): p. 165–83.
471 Ivan Ezquerra-Romano, I., et al., *Ketamine for the treatment of addiction: Evidence and potential mechanisms.* Neuropharmacology, 2018. **142**: p. 72–82.
472 Becker, J., *Regarding the transpersonal nature of ketamine therapy: an approach to the work.* Int J Transpers Stud, 2014. **33(2)**: p. 151–159.
473 Dore, J., et al., *Ketamine Assisted Psychotherapy (KAP): Patient Demographics, Clinical Data and Outcomes in Three Large Practices Administering Ketamine with Psychotherapy.* J Psychoactive Drugs, 2019. **51**(2): p. 189–198.
474 Keizer, B. M., et al., *Continuous Ketamine Infusion for Pain as an Opportunity for Psychotherapy for PTSD: A Case Series of Ketamine-Enhanced Psychotherapy for PTSD and Pain (KEP-P2).* Psychother Psychosom, 2020. **89**(5): p. 326–329.
475 Baldessarini, R. J., L. Tondo, and G. H. Vazquez, *Pharmacological treatment of adult bipolar disorder.* Mol Psychiatry, 2018.
476 Baldessarini, R. J., et al., *Decreased risk of suicides and attempts during long-term lithium treatment: a meta-analytic review.* Bipolar Disord, 2006. **8**(5 Pt 2): p. 625–39.
477 Kessing, L. V., et al., *Association of Lithium in Drinking Water With the Incidence of Dementia.* JAMA Psychiatry, 2017. **74**(10): p. 1005–1010.
478 Gijsman, H. J., et al., *Antidepressants for bipolar depression: a systematic review of randomized, controlled trials.* Am J Psychiatry, 2004. **161**(9): p. 1537–47.
479 Viktorin, A., et al., *The risk of switch to mania in patients with bipolar disorder during treatment with an antidepressant alone and in combination with a mood stabilizer.* Am J Psychiatry, 2014. **171**(10): p. 1067–73.
480 Osmond, H., *A review of the clinical effects of psychotomimetic agents.* Ann N Y Acad Sci, 1957. **66**(3): p. 418–34.
481 Hofmann, A., *My Problem Child: Reflections on Sacred Drugs, Mysticism, and Science.* 2009, Santa Cruz: Multidisciplinary Association for Psychedelic Studies (MAPS).

482 Pollan, M., *How to Change Your Mind: The New Science of Psychedelics.* 2019: Penguin.
483 Nichols, D. E., *Psychedelics.* Pharmacol Rev, 2016. **68**(2): p. 264–355.
484 Reiff, C. M., et al., *Psychedelics and Psychedelic-Assisted Psychotherapy.* Am J Psychiatry, 2020. **177**(5): p. 391–410.
485 Griffiths, R. R., et al., *Psilocybin can occasion mystical-type experiences having substantial and sustained personal meaning and spiritual significance.* Psychopharmacology (Berl), 2006. **187**(3): p. 268–83; discussion 284–92.
486 Griffiths, R., et al., *Mystical-type experiences occasioned by psilocybin mediate the attribution of personal meaning and spiritual significance 14 months later.* J Psychopharmacol, 2008. **22**(6): p. 621–32.
487 Wasson, R., *Seeking the magic mushroom*, in *LIFE Magazine.* 1957. p. 100–102.
488 Hofmann, A., et al., *[Psilocybin, a psychotropic substance from the Mexican mushroom Psilicybe mexicana Heim].* Experientia, 1958. **14**(3): p. 107–9.
489 Nutt, D., *Psychedelic drugs-a new era in psychiatry?* Dialogues Clin Neurosci, 2019. **21**(2): p. 139–147.
490 Calder, A. E. and G. Hasler, *Towards an understanding of psychedelic-induced neuroplasticity.* Neuropsychopharmacology, 2023. **48**(1): p. 104–112.
491 Griffiths, R. R., et al., *Psilocybin produces substantial and sustained decreases in depression and anxiety in patients with life-threatening cancer: A randomized double-blind trial.* J Psychopharmacol, 2016. **30**(12): p. 1181–1197.
492 Ross, S., et al., *Rapid and sustained symptom reduction following psilocybin treatment for anxiety and depression in patients with life-threatening cancer: a randomized controlled trial.* J Psychopharmacol, 2016. **30**(12): p. 1165–1180.
493 Grob, C. S., et al., *Pilot study of psilocybin treatment for anxiety in patients with advanced-stage cancer.* Arch Gen Psychiatry, 2011. **68**(1): p. 71–8.
494 Gukasyan, N., et al., *Efficacy and safety of psilocybin-assisted treatment for major depressive disorder: Prospective 12-month follow-up.* J Psychopharmacol, 2022. **36**(2): p. 151–158.
495 Johnson, M. W., et al., *Pilot study of the 5-HT2AR agonist psilocybin in the treatment of tobacco addiction.* J Psychopharmacol, 2014. **28**(11): p. 983–92.
496 Bogenschutz, M. P., et al., *Psilocybin-assisted treatment for alcohol dependence: a proof-of-concept study.* J Psychopharmacol, 2015. **29**(3): p. 289–99.
497 Bogenschutz, M. P., et al., *Percentage of Heavy Drinking Days Following Psilocybin-Assisted Psychotherapy vs Placebo in the Treatment of Adult Patients With Alcohol Use Disorder: A Randomized Clinical Trial.* JAMA Psychiatry, 2022. **79**(10): p. 953–962.
498 Moreno, F. A., et al., *Safety, tolerability, and efficacy of psilocybin in 9 patients with obsessive-compulsive disorder.* J Clin Psychiatry, 2006. **67**(11): p. 1735–40.

499 Ehrmann, K., J. J. B. Allen, and F. A. Moreno, *Psilocybin for the Treatment of Obsessive-Compulsive Disorders.* Curr Top Behav Neurosci, 2022. **56**: p. 247–259.

500 Hipólito, I., et al., *Pattern breaking: a complex systems approach to psychedelic medicine.* Neurosci Conscious, 2023. **2023**(1): p. niad017.

501 Nutt, D. J., et al., *Psilocybin and Other Classic Psychedelics in Depression.* Curr Top Behav Neurosci, 2023.

502 Carhart-Harris, R. L., et al., *The entropic brain: a theory of conscious states informed by neuroimaging research with psychedelic drugs.* Front Hum Neurosci, 2014. **8**: p. 20.

503 Mediano, P. A. M., et al., *Effects of External Stimulation on Psychedelic State Neurodynamics.* ACS Chem Neurosci, 2024. **15**(3): p. 462–471.

504 Carhart-Harris, R. L. and G. M. Goodwin, *The Therapeutic Potential of Psychedelic Drugs: Past, Present, and Future.* Neuropsychopharmacology, 2017. **42**(11): p. 2105–2113.

505 Carbonaro, T. M., et al., *Survey study of challenging experiences after ingesting psilocybin mushrooms: Acute and enduring positive and negative consequences.* J Psychopharmacol, 2016. **30**(12): p. 1268–1278.

506 Johansen, P. O. and T. S. Krebs, *Psychedelics not linked to mental health problems or suicidal behavior: a population study.* J Psychopharmacol, 2015. **29**(3): p. 270–9.

507 Gründer, G. and H. Jungaberle, *The Potential Role of Psychedelic Drugs in Mental Health Care of the Future.* Pharmacopsychiatry, 2021. **54**(4): p. 191–199.

508 Goodwin, G. M., et al., *Must Psilocybin Always »Assist Psychotherapy«?* Am J Psychiatry, 2024. **181**(1): p. 20–25.

509 Gründer, G., et al., *Treatment with psychedelics is psychotherapy: beyond reductionism.* Lancet Psychiatry, 2024. **11**(3): p. 231–236.

510 von Rotz, R., et al., *Single-dose psilocybin-assisted therapy in major depressive disorder: A placebo-controlled, double-blind, randomised clinical trial.* EClinicalMedicine, 2023. **56**: p. 101809.

511 Goodwin, G. M., et al., *Single-Dose Psilocybin for a Treatment-Resistant Episode of Major Depression.* N Engl J Med, 2022. **387**(18): p. 1637–1648.

512 Goodwin, G. M., et al., *Single-dose psilocybin for a treatment-resistant episode of major depression: Impact on patient-reported depression severity, anxiety, function, and quality of life.* J Affect Disord, 2023. **327**: p. 120–127.

513 Metaxa, A. M. and M. Clarke, *Efficacy of psilocybin for treating symptoms of depression: systematic review and meta-analysis.* Bmj, 2024. **385**: p. e078084.

514 Carhart-Harris, R. L., et al., *Psilocybin for treatment-resistant depression: fMRI-measured brain mechanisms.* Sci Rep, 2017. **7**(1): p. 13187.

515 Gattuso, J. J., et al., *Default Mode Network Modulation by Psychedelics: A Systematic Review.* Int J Neuropsychopharmacol, 2023. **26**(3): p. 155–188.

516 Mohan, A., et al., *The Significance of the Default Mode Network (DMN) in Neurological and Neuropsychiatric Disorders: A Review.* Yale J Biol Med, 2016. **89**(1): p. 49–57.
517 Garrison, K. A., et al., *Meditation leads to reduced default mode network activity beyond an active task.* Cogn Affect Behav Neurosci, 2015. **15**(3): p. 712–20.
518 Fincham, G. W., et al., *Effect of breathwork on stress and mental health: A meta-analysis of randomised-controlled trials.* Sci Rep, 2023. **13**(1): p. 432.
519 Jungaberle, A., *Yoga, Tee, LSD.* 2022, Stuttgart: Schattauer.
520 Lewy, A. J., et al., *Bright artificial light treatment of a manic-depressive patient with a seasonal mood cycle.* Am J Psychiatry, 1982. **139**(11): p. 1496–8.
521 Kosanovic Rajacic, B., et al., *Illuminating the way: the role of bright light therapy in the treatment of depression.* Expert Rev Neurother, 2023. **23**(12): p. 1157–1171.
522 Huang, X., Q. Tao, and C. Ren, *A Comprehensive Overview of the Neural Mechanisms of Light Therapy.* Neurosci Bull, 2024. **40**(3): p. 350–362.
523 Bais, B., W. J. G. Hoogendijk, and M. P. Lambregtse-van den Berg, *Light therapy for mood disorders.* Handb Clin Neurol, 2021. **182**: p. 49–61.
524 Folkerts, H. W., et al., *Electroconvulsive therapy vs. paroxetine in treatment-resistant depression – a randomized study.* Acta Psychiatr Scand, 1997. **96**(5): p. 334–42.
525 Kellner, C. H., et al., *ECT in treatment-resistant depression.* Am J Psychiatry, 2012. **169**(12): p. 1238–44.
526 Sackeim, H. A., et al., *Continuation pharmacotherapy in the prevention of relapse following electroconvulsive therapy: a randomized controlled trial.* JAMA, 2001. **285**(10): p. 1299–307.
527 Jelovac, A., E. Kolshus, and D. M. McLoughlin, *Relapse following successful electroconvulsive therapy for major depression: a meta-analysis.* Neuropsychopharmacology, 2013. **38**(12): p. 2467–74.
528 Lisanby, S. H., *Transcranial Magnetic Stimulation in Psychiatry: Historical Reflections and Future Directions.* Biol Psychiatry, 2024. **95**(6): p. 488–490.
529 Höflich, G., et al., *Application of transcranial magnetic stimulation in treatment of drug-resistant major depression – A report of 2 cases.* Hum Psychopharmacol, 1993. **8**: p. 361–365.
530 Vida, R. G., et al., *Efficacy of repetitive transcranial magnetic stimulation (rTMS) adjunctive therapy for major depressive disorder (MDD) after two antidepressant treatment failures: meta-analysis of randomized sham-controlled trials.* BMC Psychiatry, 2023. **23**(1): p. 545.
531 Chen, J. J., et al., *Comparative efficacy and acceptability of electroconvulsive therapy versus repetitive transcranial magnetic stimulation for major depression: A systematic review and multiple-treatments meta-analysis.* Behav Brain Res, 2017. **320**: p. 30–36.

532 Palm, U., et al., *Transcranial direct current stimulation in treatment resistant depression: a randomized double-blind, placebo-controlled study.* Brain Stimul, 2012. **5**(3): p. 242–251.

533 Palm, U., et al., *tDCS for the treatment of depression: a comprehensive review.* Eur Arch Psychiatry Clin Neurosci, 2016. **266**(8): p. 681–694.

534 Bindman, L. J., O. C. Lippold, and J. W. Redfearn, *The Action of Brief Polarizing Currents on the Cerebral Cortex of the Rat (1) during Current Flow and (2) in the Production of Long-Lasting after-Effects.* J Physiol, 1964. **172**(3): p. 369–82.

535 Burkhardt, G., et al., *Transcranial direct current stimulation as an additional treatment to selective serotonin reuptake inhibitors in adults with major depressive disorder in Germany (DepressionDC): a triple-blind, randomised, sham-controlled, multicentre trial.* Lancet, 2023. **402**(10401): p. 545–554.

536 Hiemke, C., et al., *Consensus Guidelines for Therapeutic Drug Monitoring in Neuropsychopharmacology: Update 2017.* Pharmacopsychiatry, 2018. **51**(1–02): p. 9–62.

537 Stingl, J. C., J. Brockmoller, and R. Viviani, *Genetic variability of drug-metabolizing enzymes: the dual impact on psychiatric therapy and regulation of brain function.* Mol Psychiatry, 2013. **18**(3): p. 273–87.

538 Benedetti, M. S., et al., *Drug metabolism and pharmacokinetics.* Drug Metab Rev, 2009. **41**(3): p. 344–90.

539 Hiemke, C., et al., *AGNP Consensus Guidelines for Therapeutic Drug Monitoring in Psychiatry: Update 2011.* Pharmacopsychiatry, 2011. **44**(6): p. 195–235.

540 Scherf-Clavel, M., et al., *Higher venlafaxine serum concentrations necessary for clinical improvement? Time to re-evaluate the therapeutic reference range of venlafaxine.* J Psychopharmacol, 2020. **34**(10): p. 1105–1111.

541 Stamm, T. J., et al., *Prediction of antidepressant response to venlafaxine by a combination of early response assessment and therapeutic drug monitoring.* Pharmacopsychiatry, 2014. **47**(4–5): p. 174–9.

542 Ostad Haji, E., et al., *Potential cost-effectiveness of therapeutic drug monitoring for depressed patients treated with citalopram.* Ther Drug Monit, 2013. **35**(3): p. 396–401.

543 Lundmark, J., et al., *Therapeutic drug monitoring of selective serotonin reuptake inhibitors influences clinical dosing strategies and reduces drug costs in depressed elderly patients.* Acta Psychiatr Scand, 2000. **101**(5): p. 354–9.

544 Scherf-Clavel, M., et al., *Nortriptyline serum concentration as a predictor for cardiac risk in amitriptyline-treated patients.* Eur J Clin Pharmacol, 2020. **76**(1): p. 73–80.

545 Burke, M. J. and S. H. Preskorn, *Therapeutic drug monitoring of antidepressants: cost implications and relevance to clinical practice.* Clin Pharmacokinet, 1999. **37**(2): p. 147–65.

546 Scherf-Clavel, M., J. Deckert, and S. Unterecker, *[TDM of antidepressants shortens length of hospital stay: Reduction in length of stay by routine therapeutic drug monitoring of antidepressants on admission to hospital].* Nervenarzt, 2024.
547 Menke, A., H. Weber, and J. Deckert, *Roadmap for Routine Pharmacogenetic Testing in a Psychiatric University Hospital.* Pharmacopsychiatry, 2019.
548 Jones, C. and C. B. Nemeroff, *Precision Psychiatry: Biomarker-Guided Tailored Therapy for Effective Treatment and Prevention in Major Depression.* Adv Exp Med Biol, 2021. **1305**: p. 535–563.
549 Nemeroff, C. B., *The State of Our Understanding of the Pathophysiology and Optimal Treatment of Depression: Glass Half Full or Half Empty?* Am J Psychiatry, 2020. **177**(8): p. 671–685.
550 Uhr, M., et al., *Polymorphisms in the drug transporter gene ABCB1 predict antidepressant treatment response in depression.* Neuron, 2008. **57**(2): p. 203–9.
551 Breitenstein, B., et al., *ABCB1 gene variants and antidepressant treatment outcome: A meta-analysis.* Am J Med Genet B Neuropsychiatr Genet, 2015. **168 b**(4): p. 274–83.
552 Magarbeh, L., et al., *ABCB1 Gene Variants and Antidepressant Treatment Outcomes: A Systematic Review and Meta-Analysis Including Results from the CAN-BIND-1 Study.* Clin Pharmacol Ther, 2023. **114**(1): p. 88–117.
553 Ueda, M., et al., *The impact of CYP2D6 genotypes on the plasma concentration of paroxetine in Japanese psychiatric patients.* Prog Neuropsychopharmacol Biol Psychiatry, 2006. **30**(3): p. 486–91.
554 Bousman, C. A. and M. Hopwood, *Commercial pharmacogenetic-based decision-support tools in psychiatry.* Lancet Psychiatry, 2016. **3**(6): p. 585–90.
555 Arnone, D., et al., *Effectiveness of pharmacogenomic tests including CYP2D6 and CYP2C19 genomic variants for guiding the treatment of depressive disorders: Systematic review and meta-analysis of randomised controlled trials.* Neurosci Biobehav Rev, 2023. **144**: p. 104965.
556 Wang, X., et al., *Effect of pharmacogenomics testing guiding on clinical outcomes in major depressive disorder: a systematic review and meta-analysis of RCT.* BMC Psychiatry, 2023. **23**(1): p. 334.
557 Bousman, C. A., et al., *Review and Consensus on Pharmacogenomic Testing in Psychiatry.* Pharmacopsychiatry, 2021. **54**(1): p. 5–17.
558 Sztein, D. M., et al., *Efficacy of cognitive behavioural therapy delivered over the Internet for depressive symptoms: A systematic review and meta-analysis.* J Telemed Telecare, 2018. **24**(8): p. 527–539.
559 Cuijpers, P., et al., *Effectiveness and Acceptability of Cognitive Behavior Therapy Delivery Formats in Adults With Depression: A Network Meta-analysis.* JAMA Psychiatry, 2019. **76**(7): p. 700–707.
560 Carlbring, P., et al., *Internet-based vs. face-to-face cognitive behavior therapy for psychiatric and somatic disorders: an updated systematic review and meta-analysis.* Cogn Behav Ther, 2018. **47**(1): p. 1–18.

561 Erbe, D., et al., *Blending Face-to-Face and Internet-Based Interventions for the Treatment of Mental Disorders in Adults: Systematic Review.* J Med Internet Res, 2017. **19**(9): p. e306.
562 Zwerenz, R., et al., *Online Self-Help as an Add-On to Inpatient Psychotherapy: Efficacy of a New Blended Treatment Approach.* Psychother Psychosom, 2017. **86**(6): p. 341–350.
563 Kohnen, M., et al., *Effectiveness and Acceptance of Technology-Based Psychological Interventions for the Acute Treatment of Unipolar Depression: Systematic Review and Meta-analysis.* J Med Internet Res, 2021. **23**(6): p. e24584.
564 Lukas, C. A. and M. Berking, *Blending group-based psychoeducation with a smartphone intervention for the reduction of depressive symptoms: results of a randomized controlled pilot study.* Pilot Feasibility Stud, 2021. **7**(1): p. 57.
565 Schwarz, J., et al., *[»iFightDepression« in inpatient treatment: Evaluation of a web-based, therapist-guided self-management program on a specialized ward for affective disorders].* Nervenarzt, 2022. **93**(5): p. 459–467.
566 Oehler, C., et al., *Efficacy of a Guided Web-Based Self-Management Intervention for Depression or Dysthymia: Randomized Controlled Trial With a 12-Month Follow-Up Using an Active Control Condition.* J Med Internet Res, 2020. **22**(7): p. e15361.
567 Varga, A., et al., *Effectiveness of iFightDepression(®) onlîine guided self-help tool in depression: A pilot study.* J Telemed Telecare, 2024. **30**(4): p. 696–705.
568 Schreiter, S., et al., *Digital Health Applications in the Area of Mental Health.* Dtsch Arztebl Int, 2023. **120**(47): p. 797–803.
569 Haaf, R., et al., *[Efficacy of internet-based interventions for depression available in Germany-A systematic review and meta-analysis].* Nervenarzt, 2024. **95**(3): p. 206–215.
570 Liu, R. T. and L. B. Alloy, *Stress generation in depression: A systematic review of the empirical literature and recommendations for future study.* Clin Psychol Rev, 2010. **30**(5): p. 582–93.
571 Kabat-Zinn, J., *Full Catastrophy Living: Using the Wisdom of Your Body and Mind to Face Stress, Pain and Illness.* 2013, New York: Bantam.
572 Segal, Z. V., J. M. G. Williams, and J. D. Teasdale, *Mindfulness-Based Cognitive Therapy for Depression.* 2nd ed. 2013, New York: Guilford Press.
573 Kohl, H. W., 3rd, et al., *The pandemic of physical inactivity: global action for public health.* Lancet, 2012. **380**(9838): p. 294–305.
574 Lee, I. M., et al., *Effect of physical inactivity on major non-communicable diseases worldwide: an analysis of burden of disease and life expectancy.* Lancet, 2012. **380**(9838): p. 219–29.
575 Ding, D., et al., *The economic burden of physical inactivity: a global analysis of major non-communicable diseases.* Lancet, 2016. **388**(10 051): p. 1311–24.
576 World Health Organization, *Global Recommendations on Physical Activity for Health.* 2010: Geneva.

577 Rütten, A. and A. Pfeiffer, *Nationale Empfehlungen für Bewegung und Bewegungsförderung*, Bundesministerium für Gesundheit, Editor. 2016, FAU: Erlangen-Nürnberg.

578 Vancampfort, D., et al., *Sedentary behavior and physical activity levels in people with schizophrenia, bipolar disorder and major depressive disorder: a global systematic review and meta-analysis.* World Psychiatry, 2017. **16**(3): p. 308–315.

579 Chekroud, S. R., et al., *Association between physical exercise and mental health in 1.2 million individuals in the USA between 2011 and 2015: a cross-sectional study.* Lancet Psychiatry, 2018. **5**(9): p. 739–746.

580 Harvey, S. B., et al., *Exercise and the Prevention of Depression: Results of the HUNT Cohort Study.* Am J Psychiatry, 2018. **175**(1): p. 28–36.

581 Schuch, F. B., et al., *Exercise as a treatment for depression: A meta-analysis adjusting for publication bias.* J Psychiatr Res, 2016. **77**: p. 42–51.

582 Trivedi, M. H., et al., *Exercise as an augmentation treatment for non-remitted major depressive disorder: a randomized, parallel dose comparison.* J Clin Psychiatry, 2011. **72**(5): p. 677–84.

583 Dunn, A. L., et al., *Exercise treatment for depression: efficacy and dose response.* Am J Prev Med, 2005. **28**(1): p. 1–8.

584 Garber, C. E., et al., *American College of Sports Medicine position stand. Quantity and quality of exercise for developing and maintaining cardiorespiratory, musculoskeletal, and neuromotor fitness in apparently healthy adults: guidance for prescribing exercise.* Med Sci Sports Exerc, 2011. **43**(7): p. 1334–59.

585 Gordon, B. R., et al., *Association of Efficacy of Resistance Exercise Training With Depressive Symptoms: Meta-analysis and Meta-regression Analysis of Randomized Clinical Trials.* JAMA Psychiatry, 2018. **75**(6): p. 566–576.

586 Marx, W., et al., *Clinical guidelines for the use of lifestyle-based mental health care in major depressive disorder: World Federation of Societies for Biological Psychiatry (WFSBP) and Australasian Society of Lifestyle Medicine (ASLM) taskforce.* World J Biol Psychiatry, 2023. **24**(5): p. 333–386.

587 Duclos, M., et al., *Reversibility of endurance training-induced changes on glucocorticoid sensitivity of monocytes by an acute exercise.* Clin Endocrinol (Oxf), 1999. **51**(6): p. 749–56.

588 Nabkasorn, C., et al., *Effects of physical exercise on depression, neuroendocrine stress hormones and physiological fitness in adolescent females with depressive symptoms.* Eur J Public Health, 2006. **16**(2): p. 179–84.

589 Duclos, M., C. Gouarne, and D. Bonnemaison, *Acute and chronic effects of exercise on tissue sensitivity to glucocorticoids.* J Appl Physiol (1985), 2003. **94**(3): p. 869–75.

590 Hallgren, M., et al., *Exercise, Physical Activity, and Sedentary Behavior in the Treatment of Depression: Broadening the Scientific Perspectives and Clinical Opportunities.* Front Psychiatry, 2016. **7**: p. 36.

591 Wilckens, K. A., et al., *Exercise interventions preserve hippocampal volume: A meta-analysis.* Hippocampus, 2021. **31**(3): p. 335–347.
592 Erickson, K. I., et al., *Exercise training increases size of hippocampus and improves memory.* Proc Natl Acad Sci U S A, 2011. **108**(7): p. 3017–22.
593 Zhai, L., Y. Zhang, and D. Zhang, *Sedentary behaviour and the risk of depression: a meta-analysis.* Br J Sports Med, 2015. **49**(11): p. 705–9.
594 Kandola, A. A., et al., *Impact of replacing sedentary behaviour with other movement behaviours on depression and anxiety symptoms: a prospective cohort study in the UK Biobank.* BMC Med, 2021. **19**(1): p. 133.
595 Werneck, A. O., et al., *Associations between mentally-passive and mentally-active sedentary behaviours during adolescence and psychological distress during adulthood.* Prev Med, 2021. **145**: p. 106436.
596 Hallgren, M., et al., *Cross-sectional and prospective relationships of passive and mentally active sedentary behaviours and physical activity with depression.* Br J Psychiatry, 2020. **217**(2): p. 413–419.
597 Kratzer, A., et al., *Bouldering psychotherapy is effective in enhancing perceived self-efficacy in people with depression: results from a multicenter randomized controlled trial.* BMC Psychol, 2021. **9**(1): p. 126.
598 Strohle, A., *Sports psychiatry: mental health and mental disorders in athletes and exercise treatment of mental disorders.* Eur Arch Psychiatry Clin Neurosci, 2019. **269**(5): p. 485–498.
599 Gorczynski, P. F., M. Coyle, and K. Gibson, *Depressive symptoms in high-performance athletes and non-athletes: a comparative meta-analysis.* Br J Sports Med, 2017. **51**(18): p. 1348–1354.
600 Rice, S. M., et al., *The Mental Health of Elite Athletes: A Narrative Systematic Review.* Sports Med, 2016. **46**(9): p. 1333–53.
601 Nixdorf, I., R. Frank, and J. Beckmann, *Comparison of Athletes' Proneness to Depressive Symptoms in Individual and Team Sports: Research on Psychological Mediators in Junior Elite Athletes.* Front Psychol, 2016. **7**: p. 893.
602 Hammond, T., et al., *The prevalence of failure-based depression among elite athletes.* Clin J Sport Med, 2013. **23**(4): p. 273–7.
603 Du Preez, E. J., et al., *Depression, Anxiety, and Alcohol Use in Elite Rugby League Players Over a Competitive Season.* Clin J Sport Med, 2017. **27**(6): p. 530–535.
604 Firth, J., et al., *A meta-review of »lifestyle psychiatry«: the role of exercise, smoking, diet and sleep in the prevention and treatment of mental disorders.* World Psychiatry, 2020. **19**(3): p. 360–380.
605 O'Neil, A., et al., *Relationship between diet and mental health in children and adolescents: a systematic review.* Am J Public Health, 2014. **104**(10): p. e31–42.
606 Khalid, S., C. M. Williams, and S. A. Reynolds, *Is there an association between diet and depression in children and adolescents? A systematic review.* Br J Nutr, 2016. **116**(12): p. 2097–2108.

607 Borge, T. C., et al., *The importance of maternal diet quality during pregnancy on cognitive and behavioural outcomes in children: a systematic review and meta-analysis.* BMJ Open, 2017. **7**(9): p. e016777.
608 Lane, M. M., et al., *Higher Ultra-Processed Food Consumption Is Associated with Greater High-Sensitivity C-Reactive Protein Concentration in Adults: Cross-Sectional Results from the Melbourne Collaborative Cohort Study.* Nutrients, 2022. **14**(16).
609 Firth, J., et al., *The Effects of Dietary Improvement on Symptoms of Depression and Anxiety: A Meta-Analysis of Randomized Controlled Trials.* Psychosom Med, 2019. **81**(3): p. 265–280.
610 Segal, L., et al., *Cost effectiveness and cost-utility analysis of a group-based diet intervention for treating major depression – the HELFIMED trial.* Nutr Neurosci, 2020. **23**(10): p. 770–778.
611 Chatterton, M. L., et al., *Economic evaluation of a dietary intervention for adults with major depression (the »SMILES« trial).* BMC Public Health, 2018. **18**(1): p. 599.
612 Marx, W., et al., *Diet and depression: exploring the biological mechanisms of action.* Mol Psychiatry, 2021. **26**(1): p. 134–150.
613 Liu, T., et al., *A Meta-Analysis of Oxidative Stress Markers in Depression.* PLoS One, 2015. **10**(10): p. e0138904.
614 Moylan, S., et al., *Oxidative & nitrosative stress in depression: why so much stress?* Neurosci Biobehav Rev, 2014. **45**: p. 46–62.
615 Pyndt Jorgensen, B., et al., *Dietary magnesium deficiency affects gut microbiota and anxiety-like behaviour in C57BL/6N mice.* Acta Neuropsychiatr, 2015. **27**(5): p. 307–11.
616 Ohland, C. L., et al., *Effects of Lactobacillus helveticus on murine behavior are dependent on diet and genotype and correlate with alterations in the gut microbiome.* Psychoneuroendocrinology, 2013. **38**(9): p. 1738–47.
617 Burokas, A., et al., *Targeting the Microbiota-Gut-Brain Axis: Prebiotics Have Anxiolytic and Antidepressant-like Effects and Reverse the Impact of Chronic Stress in Mice.* Biol Psychiatry, 2017. **82**(7): p. 472–487.
618 Willett, W., et al., *Food in the Anthropocene: the EAT-Lancet Commission on healthy diets from sustainable food systems.* Lancet, 2019. **393**(10170): p. 447–492.
619 Sarris, J., et al., *Clinician guidelines for the treatment of psychiatric disorders with nutraceuticals and phytoceuticals: The World Federation of Societies of Biological Psychiatry (WFSBP) and Canadian Network for Mood and Anxiety Treatments (CANMAT) Taskforce.* World J Biol Psychiatry, 2022. **23**(6): p. 424–455.
620 Park, B. J., et al., *The physiological effects of Shinrin-yoku (taking in the forest atmosphere or forest bathing): evidence from field experiments in 24 forests across Japan.* Environ Health Prev Med, 2010. **15**(1): p. 18–26.
621 Park, B. J., et al., *Physiological effects of Shinrin-yoku (taking in the atmosphere of the forest) – using salivary cortisol and cerebral activity as indicators.* J Physiol Anthropol, 2007. **26**(2): p. 123–8.

622 Morita, E., et al., *Psychological effects of forest environments on healthy adults: Shinrin-yoku (forest-air bathing, walking) as a possible method of stress reduction.* Public Health, 2007. **121**(1): p. 54–63.
623 Bielinis, E., et al., *The Effects of a Forest Therapy Programme on Mental Hospital Patients with Affective and Psychotic Disorders.* Int J Environ Res Public Health, 2019. **17**(1).
624 Kim, W., et al., *The effect of cognitive behavior therapy-based psychotherapy applied in a forest environment on physiological changes and remission of major depressive disorder.* Psychiatry Investig, 2009. **6**(4): p. 245–54.
625 Shin, W. S., C. S. Shin, and P. S. Yeoun, *The influence of forest therapy camp on depression in alcoholics.* Environ Health Prev Med, 2012. **17**(1): p. 73–6.
626 Wen, Y., et al., *Medical empirical research on forest bathing (Shinrin-yoku): a systematic review.* Environ Health Prev Med, 2019. **24**(1): p. 70.
627 Stier-Jarmer, M., et al., *The Psychological and Physical Effects of Forests on Human Health: A Systematic Review of Systematic Reviews and Meta-Analyses.* Int J Environ Res Public Health, 2021. **18**(4).
628 Ideno, Y., et al., *Blood pressure-lowering effect of Shinrin-yoku (Forest bathing): a systematic review and meta-analysis.* BMC Complement Altern Med, 2017. **17**(1): p. 409.
629 Yau, K. K. and A. Y. Loke, *Effects of forest bathing on pre-hypertensive and hypertensive adults: a review of the literature.* Environ Health Prev Med, 2020. **25**(1): p. 23.
630 Mao, G. X., et al., *Therapeutic effect of forest bathing on human hypertension in the elderly.* J Cardiol, 2012. **60**(6): p. 495–502.
631 Lee, I., et al., *Effects of Forest Therapy on Depressive Symptoms among Adults: A Systematic Review.* Int J Environ Res Public Health, 2017. **14**(3).
632 Yeon, P. S., et al., *Effect of Forest Therapy on Depression and Anxiety: A Systematic Review and Meta-Analysis.* Int J Environ Res Public Health, 2021. **18**(23).
633 Sinharay, R., et al., *Respiratory and cardiovascular responses to walking down a traffic-polluted road compared with walking in a traffic-free area in participants aged 60 years and older with chronic lung or heart disease and age-matched healthy controls: a randomised, crossover study.* Lancet, 2018. **391**(10118): p. 339–349.
634 Tsunetsugu, Y., B. J. Park, and Y. Miyazaki, *Trends in research related to »Shinrin-yoku« (taking in the forest atmosphere or forest bathing) in Japan.* Environ Health Prev Med, 2010. **15**(1): p. 27–37.
635 Li, Q., et al., *Effect of phytoncide from trees on human natural killer cell function.* Int J Immunopathol Pharmacol, 2009. **22**(4): p. 951–9.
636 Yanguas, J., S. Pinazo-Henandis, and F. J. Tarazona-Santabalbina, *The complexity of loneliness.* Acta Biomed, 2018. **89**(2): p. 302–314.
637 Cacioppo, J. T. and W. Patrick, *Loneliness: Human Nature and the Need for Social Connection.* 2008, New York: Norton.

638 Wang, J., et al., *Associations between loneliness and perceived social support and outcomes of mental health problems: a systematic review.* BMC Psychiatry, 2018. **18**(1): p. 156.

639 Meltzer, H., et al., *Feelings of loneliness among adults with mental disorder.* Soc Psychiatry Psychiatr Epidemiol, 2013. **48**(1): p. 5–13.

640 Stickley, A. and A. Koyanagi, *Loneliness, common mental disorders and suicidal behavior: Findings from a general population survey.* J Affect Disord, 2016. **197**: p. 81–7.

641 Mann, F., et al., *A life less lonely: the state of the art in interventions to reduce loneliness in people with mental health problems.* Soc Psychiatry Psychiatr Epidemiol, 2017. **52**(6): p. 627–638.

642 Seabrook, E. M., M. L. Kern, and N. S. Rickard, *Social Networking Sites, Depression, and Anxiety: A Systematic Review.* JMIR Ment Health, 2016. **3**(4): p. e50.

643 Cunningham, S., C. C. Hudson, and K. Harkness, *Social Media and Depression Symptoms: a Meta-Analysis.* Res Child Adolesc Psychopathol, 2021. **49**(2): p. 241–253.

644 Finfgeld-Connett, D., *Clarification of social support.* J Nurs Scholarsh, 2005. **37**(1): p. 4–9.

645 Seeman, T. E., et al., *Social relationships, gender, and allostatic load across two age cohorts.* Psychosom Med, 2002. **64**(3): p. 395–406.

646 Holt-Lunstad, J., T. B. Smith, and J. B. Layton, *Social relationships and mortality risk: a meta-analytic review.* PLoS Med, 2010. **7**(7): p. e1000316.

647 Waldinger, R. and M. Schulz, *The good life … und wie es gelingen kann.* 2024, München: Kösel Verlag.

648 Stiftung Deutsche Depressionshilfe und Suizidprävention, *Deutschland-Barometer Depression 2018: Auswirkungen der Depression auf soziale Beziehungen.* 2018: Leipzig.

649 Eaton, S. B., M. Konner, and M. Shostak, *Stone agers in the fast lane: chronic degenerative diseases in evolutionary perspective.* Am J Med, 1988. **84**(4): p. 739–49.